彩色图解

《温病条辨》

张 振 编著

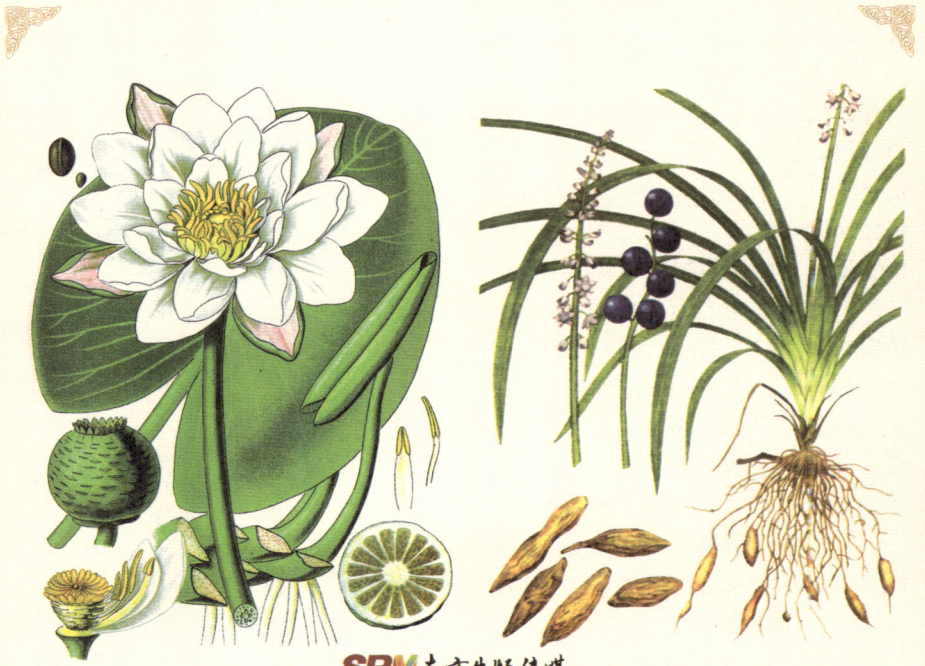

SPM 南方出版传媒

广东科技出版社｜全国优秀出版社

·广州·

图书在版编目（CIP）数据

彩色图解《温病条辨》/ 张振编著 . –– 广州：广
东科技出版社 , 2019.11

ISBN 978–7–5359–7284–2

Ⅰ . ①彩… Ⅱ . ①张… Ⅲ . ①《温病条辨》– 图解
Ⅳ . ① R254.2–64

中国版本图书馆 CIP 数据核字（2019）第 233824 号

彩色图解《温病条辨》

Caise Tujie《Wenbingtiaobian》

出 版 人：朱文清
责任编辑：马霄行　汤景清
封面设计：李　荣
责任校对：李云柯
责任印制：吴华莲
出版发行：广东科技出版社
　　　　　（广州市环市东路水荫路 11 号　邮政编码：510075）
销售热线：020–37592148 / 37607413
htpp://www.gdstp.com.cn
E–mail:gdkjzbb@gdstp.com.cn（编务室）
经　　销：广东新华发行集团股份有限公司
印　　刷：北京中振源印务有限公司
　　　　　（北京市通州区宋庄镇小堡村委会东北 800 米　邮政编码：101118）
规　　格：787mm×1092mm　1/16　印张 16　字数 320 千
版　　次：2019 年 11 月第 1 版
　　　　　2019 年 11 月第 1 次印刷
定　　价：58.00 元

如发现因印装质量问题影响阅读，请与广东科技出版社印制室联系调换（电话：020–37607272）。

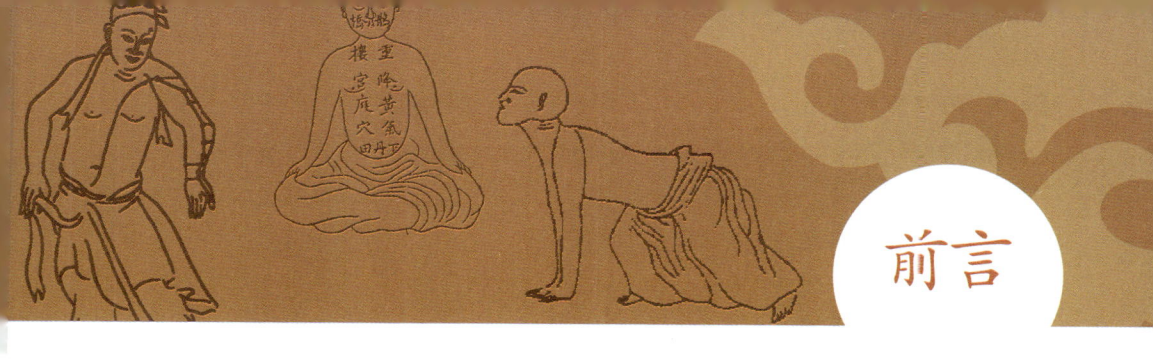

《温病条辨》是清代医学家吴鞠通所著的温病学重要著作。为明清医学中温热学派的名著之一。书中详细论述了各种温病的临床表现和证治方法，成为其后中医诊治温病的主要参考书，直到现代仍在指导着中医治疗各种外感热病和多种内科病证，有很高的理论和实用价值。原书序如下：

昔淳于公有言：人之所病，病病多；医之所病，病方少。夫病多而方少，未有甚于温病者矣！何也？六气之中，君相二火无论已，风湿与燥，无不兼温，惟寒水与温相反，然伤寒者必病热，天下之病，孰有多于温病者乎？方书始于仲景，仲景之书专论伤寒，此六气中之一气耳。其中有兼言风者，亦有兼言温者，然所谓风者，寒中之风，所谓温者，寒中之温，以其书本论伤寒也。其余五气，概未之及，是以后世无传焉。虽然，作者谓圣，述者谓明，学者诚能究其文，通其义，化而裁之，推而行之，以治六气可也，以治内伤可也。亡如，世鲜知十之才士，以阙如为耻，不能举一反三，惟务按图索骥。盖自叔和而下，大约皆以伤寒之法，疗六气之疴，御风以缔，指鹿为马，迨试而辄困，亦知其术之疏也。因而沿习故方，略变药味，冲和、解肌诸汤，纷然著录。至陶氏之书出，遂居然以杜撰之伤寒，治天下之六气，不独仲景之书所未言者，不能发明，并仲景已定之书，尽遭窜易。世俗乐其浅近，相与宗之，而生民之祸亟矣！又有吴又可者，著《温疫论》，其书本治一时之时疫，而世误以治常候之温热。最后若方中行、喻嘉言诸子，虽列温病于伤寒之外，而治法则终未离乎伤寒之中。惟金源刘河间守真氏者，独知热病，超出诸家，所著《六书》，分三焦论治，而不墨守六经，庶几幽室一灯，中流一柱。惜其人朴而少文，其论简而未畅，其方时亦杂而不精，承其后者，又不能阐明其意，

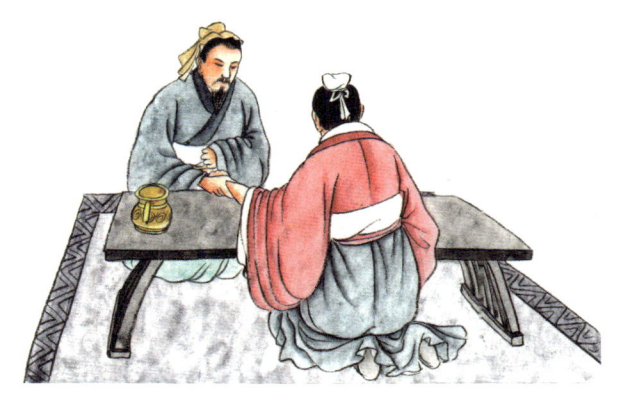

裨补其疏，而下士闻道，若张景岳之徒，方且怪而訾之，于是其学不明，其说不行。而世之俗医，遇温热之病，无不首先发表，杂以消导，继则峻投攻下，或妄用温补，轻者以重，重者以死，幸免则自谓己功，致死则不言己过。即病者亦但知膏肓难挽，而不悟药石杀人，父以授子，师以传弟，举世同风，牢不可破，肺腑无语，冤鬼夜嗥，二千余年，略同一辙，可胜慨哉！我朝治洽学明，名贤辈出，咸知溯原《灵》《素》，问道长沙。自吴人叶天士氏《温病论》《温病续论》出，然后当名辨物，好学之士，咸知向方，而贪常习故之流，犹且各是师说，恶闻至论，其粗工则又略知疏节，未达精旨，施之于用，罕得十全。吾友鞠通吴子，怀救世之心，秉超悟之哲，嗜学不厌，研理务精，抗志以希古人，虚心而师百氏，病斯世之贸贸也，述先贤之格言，摅生平之心得，穷源竟委，作为是书，然犹未敢自信，且惧世之未信之也，藏诸笥者久之。予谓学者之心，固无自信时也，然以天下至多之病，而竟无应病之方，幸而得之，亟宜出而公之，譬如拯溺救焚，岂待整冠束发，况乎心理无异，大道不孤，是书一出，子云其人，必当旦暮遇之，且将有阐明其意，裨补其疏，使天札之民，咸登仁寿者，此天下后世之幸，亦吴子之幸也。若夫折杨皇荂，听然而笑，阳春白雪，和仅数人，自古如斯，知我罪我，一任当世，岂不善乎！吴子以为然，遂相与评骘而授之梓。

　　在温病学诸多著作中，本书堪称是一部全面、系统、集大成、有创新、超实用的温病学专著。中国中医研究院自1978年招收首届研究生起，即将《温病条辨》列为系统学习的四部古典医著之一，并作为研究生专业必修的一门学位课程。本次出版，借鉴了《温病条辨》权威版本，不仅阐发了该书在温病学理论方面的意义，而且对书中多种方剂的作用和临床运用要点结合点评者的认识和临床经验作出了一些提示。同时对于该书原文中某些在后世有争议的论述提出了自己的见解，以供学习者参考。本书对学习中医温病学理论和运用该书的治法方药治疗外感热病及多种内科杂病有重要的参考意义。

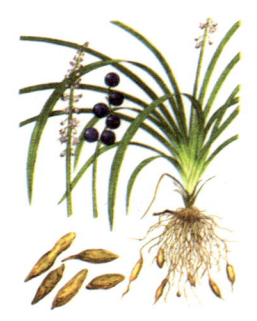

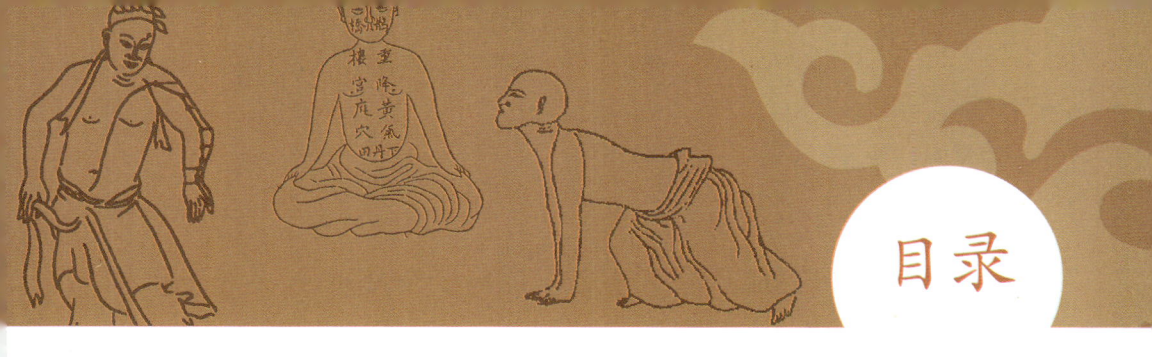

目录

卷四 杂 说

卷六　论温病的治法、方药与临床运用

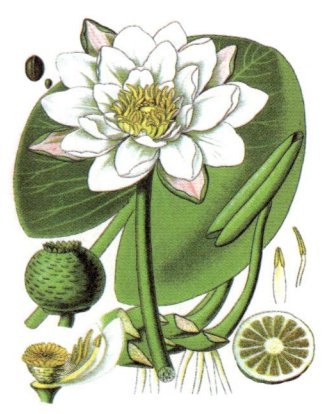

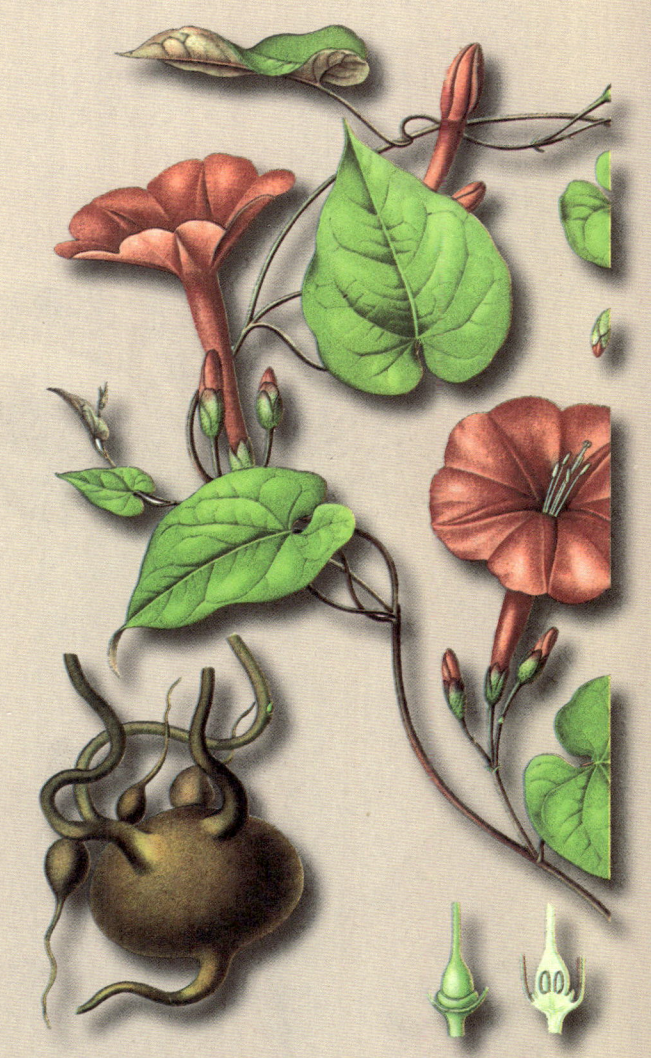

【卷一】

上焦篇

☙◎风温 温热 温疫 温毒 冬温◎❧

一、所谓温病，包括风温、温热、温疫、温毒、暑温、湿温、秋燥、冬温、温疟等。

上述九种疾病在晋代王叔和所著的《伤寒例》一篇中大多已经提到。王叔和在论述时援引《难经》原文，以便使他的阐述显得更加圆满。从时令季节发病特点来看，上述病证的存在是客观的，而王叔和在临床医疗实践中也确实遇到过这些病证。不过王叔和不能提出有别于伤寒的相应治法，却将上述病证统统列述于《伤寒例》中，实际上是把伤寒和温病相混淆了。他认为《伤寒论》中的条文是治疗外感疾病的良好方法，于是便将所有外感疾病全部收录进《伤寒例》，并全部都以治疗狭义伤寒病的方法进行治疗。后来的医家也没有能够突破这一认识上的狭隘，仍然沿袭王叔和的学说，因循守旧。一千多年来，遗患无穷，这都是王叔和误导所致。难怪王氏学说被方有执、喻嘉言诸位医家所驳斥。然而，方、喻诸位医家虽然辩驳了王叔和之非，但他们却没有制定新的治疗方法。喻嘉言虽然另外提出了治法，但仍然没有能够摆脱伤寒治疗方法的局限，与王叔和存

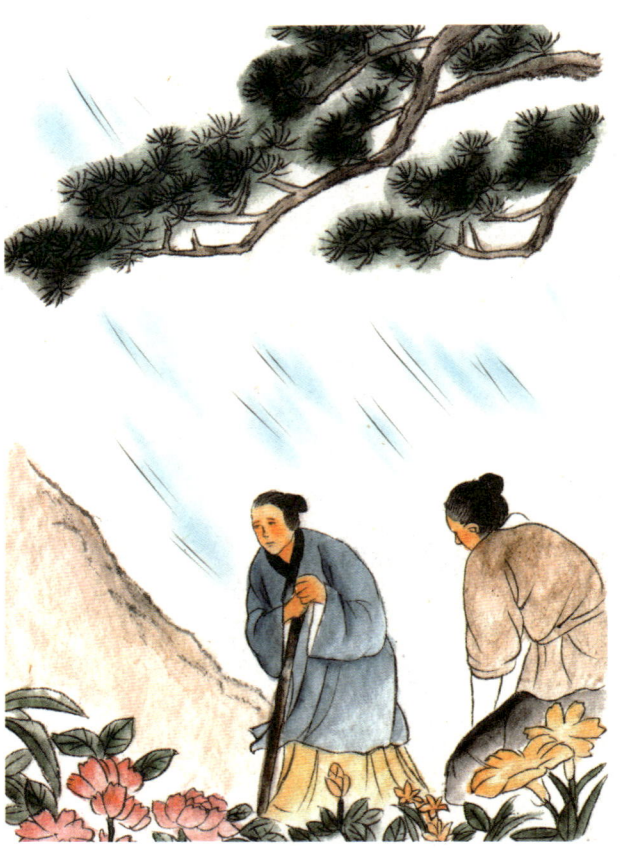

在一样的弊端，其结果是后世医家没有可以遵循的方法。本书对这些问题加以详细考察，对古今学说加以适当取舍，确立完备的治法。除了伤寒一病仍尊崇张仲景《伤寒论》的方法以外，其他四时外感疾病则分别列述、脉络清晰。论述的体例都是先引述王叔和的学说，然后选取李东垣、刘河间、王安道、吴又可、喻嘉言、叶天士诸家的论述加以充实并发挥，最后以鞠通本人的见解作为总结。

风温病是初春时节自然界阳气开如发泄、厥阴风气旺盛、风邪之中挟有温邪所致的疾病。温热病发生于春末夏初，是由于阳气旺盛、温盛汲转为热所致的疾病。温疫病是由于特殊的疫气流行天下所致，往往兼挟有秽浊之邪。流行时家家户户皆受感染，好像劳役一样。温毒病泛指各种挟有毒气的温病，缘于秽浊之邪太甚。暑温病发生在正夏之时，即暑病而热邪偏重的病证。温湿病发生于夏末秋初时节，即暑病而湿邪偏重的病证，是由于湿邪之中产生了热邪。秋燥病是秋季金气旺盛，燥烈之气所致的疾病。冬温病是严冬时节天气应当寒冷反而温暖，自然界阳气不能潜藏、温邪伤人所寻致的疾病。温疟疾是阴液本已耗伤之人复感暑热之邪，阴气不能制约阳热，使得阳热亢盛所致的病证。

二、大凡温病，邪多首先侵犯上焦，病位在太阴肺经。

伤寒病寒邪是由毛孔进入人体、从身体下部至于上部，是通过太阳膀胱经发病的。太阳膀胱经五行属性上属水，而寒邪也就是水寒之气，寒与水"同类相从"，所以伤寒病太阳膀胱经开始发病。自古以来，医家只是说膀胱经主表，这是不全面的。肺脏外合于皮毛，难道肺就不主表？治法必须以张仲景《伤寒论》六经辨证原则为准。温病的邪气是从口鼻进入人体、从身体上部到达下部的。鼻通于肺，所以温病是从手太阴肺开始发病的。太阴五性属性对应的是金；而温邪为火热之气，风邪是火之母。火气旺盛必定克金，所以温病始发于手太阴。这种发病规律必须用刘河间关于三焦的理论来论述。

此外，寒邪属于阴邪。《伤寒论》虽然也说"中风"，但那也是指从西北方来的风，是寒冷的风，其性质特别善于收缩。阴盛必定损伤阳气，所以寒邪冷风从皮毛进入人体以后，头部便被太阳经中的阳气阻遏，导致头痛、发热等症状的出现。太阳膀胱是属于阳性的腑，风寒是阴邪，阴邪盛则损伤人体阳气，道理正是如此。温为阳邪，而本书也说"伤风"。不过这风是从东方来的，是消除寒冷、融化冰冻的温暖的风。其性质是特别善于发越宣泄。阳盛必定损伤阴气，所以风温侵犯人体以后，首先郁滞壅遏太阳经中的阴气。导致咳嗽、自汗、口渴、头痛、发热、尺脉部皮肤热等症状。太阴肺是属于阴的脏，温热是属于阳的邪气，阳盛则损伤人体阴液。读者可以从上文的论述掌握阴阳寒温两

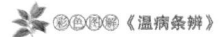

大类的区别，自然心中明了而不致混淆。

太阳从东方升起，月亮从西方出现。世间万物，皆由这少阳、少阴之气生成，所以"东西"可以代指世间万物。人是万物之中最高级的，所得到的东西方之气最充分和丰富，与天地东西方之气相通相应。人如果生病，其气也是与天地东西方之气相通相应的。东方和西方是阴阳之气交通的道路。从东向西，自然界的五运六气依次为木、风、湿、火、热。湿土居于中间，与火相交而成为暑气。火属于南方。从西向东，自然界的五运六气依次是金、燥、水、寒。水属于北方。水与火是阴阳二气的基本特征，南与北则是阴阳二气的两个极点。天地阴阳之气运行不休并化生世间万物，所以天地的恩惠，似乎不能明显地看出来，而实际上却是对世间万物和人类有着莫大的恩德。天地阴阳二气的运动如果和调，那么人体的阴阳二气也就和调，哪里还会生病呢？天地阴阳与人体阴阳一旦出现偏盛偏衰，就会生病。偏盛偏衰情况较轻则病情也较轻浅，偏盛偏衰情况较重则病情也较深重。偏于火则发生温热性质的疾病，偏于水者则发生阴寒性质的疾病。这是由水和火两类不同性质的病邪引起的两大类疾病的区别所在，医生必须认识清楚。辨明属于水病、寒病，则用温热药物治疗；辨明属于火病，则用寒凉药物治疗。总之是要治疗偏盛偏衰的病变，使阴阳恢复平和协调状态。如果不是像镜子的空明那样一尘不染，不是像秤杆的平衡那样不偏不倚，是不能够明白阴阳平和的奥妙的。作为医生怎么可以各立门户，只专于或寒凉或温热一家之论呢？鞠通在辨别伤寒起于水、温病起于火的同时，把天地人体的阴阳之理也一并论述了。

三、温病初起，邪在手太阴肺经时，脉象既不浮缓，也不浮紧，而是浮数流利，或者两手寸脉洪大，腕至肘部内侧的皮肤触之灼热，头痛，微恶风寒，发热，汗出，口渴或不渴而咳嗽，午后发热更甚。具有这些脉症的，就可诊断为温病。

如果脉不缓，那就不是太阳中风病；脉不紧，那也不是太阳伤寒病。脉见动数，来去急促，这是风火搏击的现象。此种脉象《内经》称为"躁"。两手寸部脉大于关、尺两部脉，这是火邪克金的结果。尺肤热是指尺部肌肤温度很高。这是火盛反侮水的表现。头痛、恶风寒、发热、自汗，这几个症状与太阳中风的见症相同，很容易混淆。怎么鉴别呢？就从"脉见动数、不缓不紧"，症见"或渴、或咳、尺肤热、午后热甚"进行鉴别。太阳病头痛是由于风寒邪气循着太阳经脉上抵头部、项部，故头痛并伴有项强。太阴温病头痛是因为肺主司人体上部之气，上部之气受邪气郁阻，故头也痛。而且春季人体阳气上浮于头部，火热之邪性喜炎上，这都是太阴病温出现头痛症状的原因。因此吴又

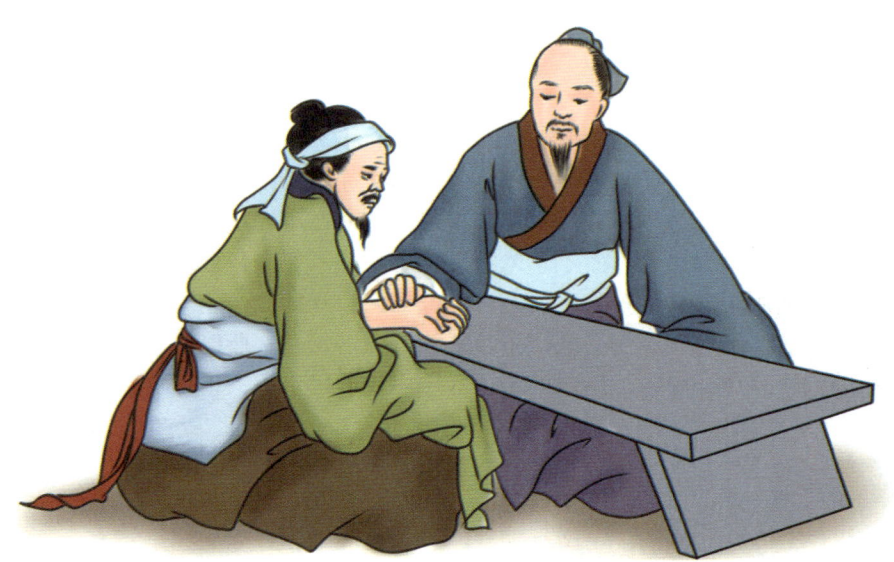

可说太阴温病头痛是由于邪气浮于外、影响到太阳经脉的结果，这是没有理论根据的猜测之说。伤寒之所以恶寒，是因为足太阳属寒水而主表，所以受了寒邪会出现恶寒；温病之所以恶寒，是因为肺外合皮毛，也有主表功能，故肺受温邪后也会出现恶寒症状。太阳病过程中，全身阳气皆被寒邪郁闭，故发热；肺主化气，肺受温邪侵袭则化气功能受损，肺气郁闭，也可导致发热。太阳病的自汗是由于风性疏泄，使卫气不能固密所致；太阴温病的自汗是因为肺主司卫气，温邪犯肺，皮毛开而不合。口渴是火克金的缘故。咳由肺气受郁所致。午后热势增高，其机制是午后浊邪归于人体下部；此外午后为火旺之时，人体阴气受火邪克伐，也是其中一个原因。

　　四、风温、温热、温疫、冬温，初起恶风寒明显的，用桂枝汤治疗；发热甚、不恶寒而口渴的，用辛凉平剂银翘散治疗。但是这里不包括温毒、暑温、湿温、温疟。

　　按：张仲景《伤寒论》原文说，太阳病（是说类似于太阳证的表现，即上文所说的头痛、身热、恶风、自汗等症），只有发热、不恶寒而口渴者，名为"温病"，当用桂枝汤治疗。这是因为温病忌用发汗法治疗，而解肌方法最为适宜。桂枝汤是解肌的方剂，而且桂枝这味药物气味芳香，能化浊邪，芍药能收摄阴气，收敛阴液，甘草解毒、和中，生姜、大枣调和营卫。温病初起的时候，原本是可以使用的。本条改变前人方法，用桂枝汤治疗着恶风寒症状的病证，用辛凉药物治疗不恶风寒的病证，这并不是擅自违反古人的原则。仲景所说的不恶风寒，并不是贯穿疾病的全过程。病证初起时也是有恶风寒现象的，到了发热症状出现以后，恶风寒就消失了。古人行文简朴，而且是相对太阳中风病在发热的同时也兼有恶风寒症状而言的，故略而不言。寒水之病是冬日的冷气所致。此病如果不借助属于春夏温散性质的方药，是不能够解除的。这里虽然说是"温病"，但既然恶风寒，就表明温是从体内发出的，风寒从外来搏结于表，形成外寒内热病证。所以仍然用桂枝汤辛温解肌的方法治疗，使身体微有汗出，外寒内热之邪都可以解散。温热之邪属于春夏季节的气。温热伤人而不恶风寒，这表明并不兼有风邪。春夏季节的温热之气必须用辛凉属于秋季凉爽性质的方药来治疗才能清退。桂枝汤是辛温之剂，用桂枝汤治疗温病，是用火救火，对病情无益。所以对于不兼恶寒的温病的治疗要用《内经》所说的"风淫于内，治以辛凉，佐以苦甘"的方法治疗。

🥄 桂枝汤方

桂枝（六钱） 芍药（三钱，炒） 炙甘草（二钱） 生姜（三片） 大枣（二枚，去核）

本方的煎服法，必须按照《伤寒论》记载的那样去做就可以取得疗效。否则，不仅起不到桂枝汤的妙用，而且还可能引起其他病变，病邪必然留着不去。

🥄 辛凉平剂银翘散方

连翘（一两） 金银花（一两） 苦桔梗（六钱） 薄荷（六钱） 竹叶（四钱）生甘草（五钱） 荆芥穗（四钱） 淡豆豉（五钱） 牛蒡子（六钱）

以上药物，用槌捣为粗末，每次取药末六钱，用鲜芦根汤煎煮，当闻到药物的香气浓郁时，即可取汁服用，不要过度煎煮。肺部疾患用药关键在于取药物的芳香轻清之气，如煎煮时间过长，则药的清香之气挥发，味道变得厚重，而直入中焦。病情重的，可以每四小时左右服药一次，即白天服三次，夜间服一次；如病情较轻的，可以每六小时左右服药一次，即在白天服两次，夜间服一次。服药后，如果病情还未得到缓解，可以照上述煎服法重复用药。

因为肺居上焦，邪犯肺卫为温病初起阶段，用药过重，则药过病所，难以取宣肺疏散透邪之效；用药量少，则病重药轻，也难奏效。所以本方仿照普济消毒饮的煎服方法，选轻清疏透之品，取清香轻清之气，并频频多次分服。现在的一些医生，虽然也有使用辛凉法的，但多数疗效不好，是因为病重药轻的缘故。医生一见疗效不佳，随即弃用辛凉，改用别的治疗方法，选用药物与病情越发不符合，即使疾病本身没有很快向深重发展，但用药不当，延误治疗时机，拖延几天后，病情也会传变为中焦或下焦证。银翘散临证加减法有：如兼湿浊之邪，胸膈满闷的，加藿香三钱、郁金三钱以芳香化浊，保护膻中；如津液耗伤伴有明显口渴的，加天花粉三钱；如兼温毒之邪，颈项肿、咽喉痛的，加马勃、玄参；如热伤血络、鼻衄的，去荆

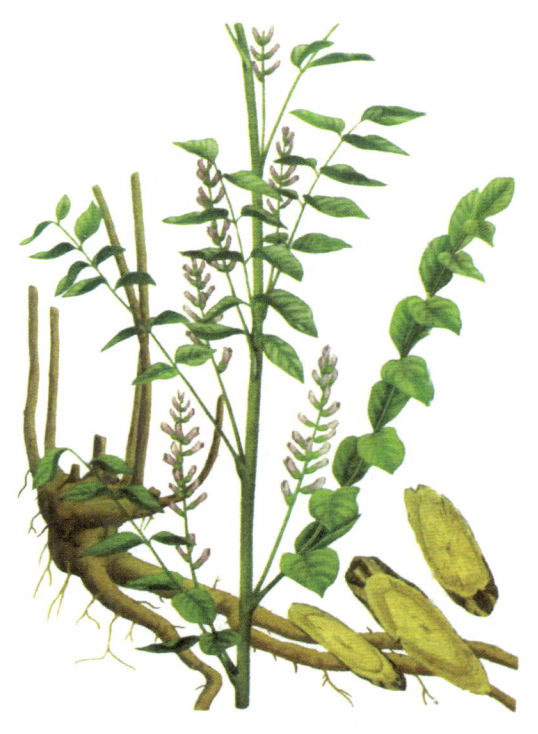

芥，淡豆豉，加白茅根三钱、侧柏炭三钱、栀子炭三钱；如肺气不利伴有咳嗽，加杏仁宣通肺气；如起病已两三天，病位仍在肺卫，但邪热逐渐深入，加生地黄、麦冬顾护津液；如热还不解，或者小便短赤的，加知母、黄芩、栀子等苦寒药，与麦冬、生地黄等甘寒药同用以化阴气，治疗热邪亢盛。

【方解】

　　按：温病是忌用发汗法治疗的。发汗不仅不能祛除邪气，反而会引起其他病症的出现。这是因为温病邪气在手太阴肺经，发汗只作用于足太阳经，对病情无益，温邪是从口鼻进入体内为患，只发散肌肤表邪也是起不到治疗作用的。而且汗是来源于心之阴液，发汗过多就会伤及心阳，损伤心阳必然会导致神明错乱、谵语、癫狂、邪闭于内而气脱于外的变化。再者错误地发汗虽然说是伤阳，但由于汗是人体五种液体之一，所以发汗也伤阴。《伤寒论》说："尺脉微者表明患者里虚，禁止发汗。"意思即是如此。之所以说"伤阳"，只是突出说明损伤较重的一方面。温病最容易损伤阴液，而用药又再度伤阴，这难道不是加重病情吗？这就是古人用治伤寒的方法来治疗温病的错误之所在。至于吴又可在其著作开篇设立达原饮一方，按他的意思是直接通透膜原，使病邪迅

速溃散，这首方剂用于体质壮实的乡野体力劳动者或许能将病治好，因为其用药芳香辟秽；如果用于膏粱厚味的富贵人家或体质虚弱的人，必定失败。这是因为该方用槟榔、草果、厚朴为君药的缘故。槟榔是一种坚果，所有种子类药物都是沉降性质的；槟榔味苦辛气温，体重而质地坚硬，其药力由中焦及于下焦，直达肛门，是作用于中下焦的药物。草果也是果实，它的气味特别强烈，大热，味苦，是入足太阴脾经的攻逐邪气的药物。厚朴苦温，也是作用于中焦的药物。哪有上焦温病初起即用中下焦苦温猛烈的攻逐之品，先伤少阴津液的道理呢？知母、黄芩也都是作用于中焦之里的苦燥药物，怎么可以使用呢？何况吴又可又提出了温邪游溢于三阳经的说法，相应有太阳羌活、阳明葛根、少阳柴胡的三阳经加药法，这仍然是把治伤寒的方法杂糅在温病的治疗之中，他根本不明白温病的治法。后世医家仅仅指出吴又可治温病不分三焦，这还是较为肤浅的说法，并没有把其不足之处指出来。吴又可的三消饮加入了大黄、芒硝，只有邪入阳明、气实形壮者，用这个方剂能侥幸得以通下而病愈，或出现战汗反应而病解。不过往往因此损伤正气而导致虚弱病证，正虚严重者则死亡。何况邪气或在卫表，或在胸中，或在营分，或已入血分，没有依据而盲目使用攻下，害处是不可胜言的。怎么可以把人体看作铁铸石雕的而不是气血生成的来任意攻伐呢？探究吴又可的原意是想矫正一般医生用伤寒治法治温病的弊端，也是为了纠正陶节庵的片面和过失。无奈他学识未到精深成熟的程度，因此他的立法用药不能为后学者所效法。至于喻嘉言、张石顽多以治三阴经伤寒病证的治法治温病，这也是错误的。用喻、张二人方法的医生很少，用吴又可方法的医生很多，于是对喻氏、张氏的错误不作深入的分析，不再详细辩驳了。银翘散遵循《内经》"风邪盛于体内，要用辛凉的药物治疗，同时应用苦味和甘味的药物辅助；热邪盛于体内，要用咸寒的药物治疗，同时应用甘味的苦味的药物辅助"的原则（王安道《医经溯洄集》，也有治温病暑病应当用辛凉药物而不应当用辛温药物的理论。他说张仲景的《伤寒论》是为感邪即发的伤寒病而写的，而没有为感邪以后不立即发病的温病、暑病设立治法。张凤逵收集治疗暑病的方剂入书，也有"治暑病初用辛凉药物，接着用甘寒药物，然后用酸泄、酸敛药物，不必使用攻下药物"的理论。这些医家都是在我之前即有了与我相同的认识）。本方尊崇喻嘉言"芳香逐秽"的说法，取用李东垣清心凉膈散"辛凉苦甘"的组方要义。病初起，暂且去掉治疗里热的黄芩，使其不干扰中焦的正常功能。加入辛凉的金银花、芳香的荆芥穗，二味合用能够发散风热解毒；牛蒡子味辛性平，能够润肺、解热、散结、除风、利咽，这些都是作用于手太阴肺经的药物。总体来说，《内经》中有"冬日不能保养收藏好阴精，到了春天必定要生温病""如果冬季能保养收藏好阴精，春天是不可能发生温病的""正气极虚的人得了温病就有可能病死"的理论。由此可见，人之所以发生温病，那是因为体内精气虚损的缘故。

这首方剂的优点是预防性地保护人体正气，它仅是祛除上焦风温邪气，不影响中下焦功能，没有开门揖盗的弊病。它具有以轻扬之性而祛除实邪的功用。如果使用得法，自然能取得效果。这是叶天士所创立的方法，所以远远优于其他医家。

五、手太阴温病，初起恶风寒明显，服用桂枝汤之后，恶风寒症状消除，但发热、口渴、咳嗽等症状仍在，当用银翘散治疗。如果发热、口渴、咳嗽等症状比较轻的，应减轻银翘散的剂量。

这一条所说的太阴温病是在上一条所述脉症的基础上讲的。恶寒的症状已经消除，也就表明风寒邪气已去，只剩下温邪。所以禁止使用辛温治法，改用辛凉方法。"减其制"是说减小银翘散的用量。

六、风温邪犯手太阴肺卫，以咳嗽为主，发热较轻，口微渴的，用辛凉轻剂桑菊饮治疗。

咳嗽是热邪伤及肺络所致。体温不太高，提示病情不重。口微渴，这表明热邪不甚。唯恐病情较轻却使用较重的药物，所以另外设立一首轻型的方剂。

🥄 辛凉轻剂桑菊饮方

杏仁（二钱） 连翘（一钱五分） 薄荷（八分） 桑叶（二钱五分） 菊花（一钱） 苦桔梗（二钱） 生甘草（八分） 芦根（二钱）

以上药物用水两杯，煎煮成药汁一杯，每天服两次。如服药后二三日病情仍然不解除，呼吸粗大似喘的，提示燥热之邪已经深入气分，宜加石膏、知母；如果舌质深绛，傍晚身热较甚，烦躁明显的，为邪热初入营分，加玄参二钱、犀角一钱；如果邪已深入血分，并有出血见症的，原方减去薄荷、芦根，加麦冬、生地黄、玉竹、牡丹皮各二钱；如果肺热明显的，加黄芩；如果口渴明显的，加天花粉。

【方解】

这是一首以辛味和甘味祛除风邪、性辛凉而味辛微苦的方剂。因为肺是清气所聚、多空隙的脏器，用药微苦则肺气降、用药辛凉则邪气平，设立这首方剂是为了避免使用辛温之剂。现今世俗普遍使用杏苏散治疗四时咳嗽，却并不知道杏苏散是辛温之剂，只宜于风寒引起的咳嗽，不宜于风温引起的咳嗽。而且杏苏散还有不分病位深浅的弊端。本方之所以用桑叶、菊花，这是因为桑树获取了箕星的精气，而箕星喜爱风，风气又通于肝，故桑叶善于平肝息风。春

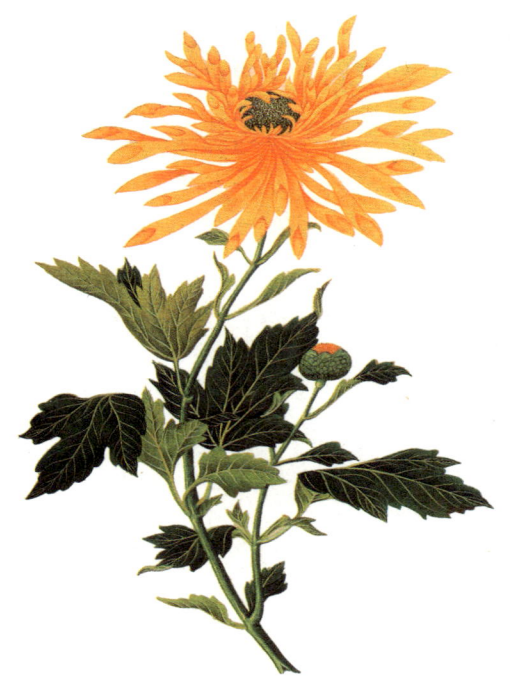

季是肝主令的时节，主风，是木旺盛而金衰减的节令，所以要抑制肝木的有余。桑叶芳香，有细毛，横纹很多，所以桑叶能入肺络、宣肺气。菊花迟至秋季才开放，气芳香、味甘甜，能够补养肺、肾二脏，所以用菊花补此二脏之虚。风温咳嗽虽然是一种小病，但是常常见到医生错误地使用辛温重剂销铄肺脏津液，以致咳嗽缠绵不愈而形成肺痿病等，这种情况很常见。圣人对于细微的环节也不忽略，而是相当谨慎的。医生对于这样的一些问题，更应当注意。

七、手太阴肺经温病，脉象浮洪，舌苔黄，口大渴，大量出汗，面色红赤，感觉身发热而恶热的，用辛凉重剂白虎汤治疗。

脉浮洪表示邪气在于肺经气分。舌苔黄，说明热邪已深入于里。口渴甚反映津液已经损伤。大量出汗是热邪逼迫津液外出导致的。火性炎上导致颜面红赤。恶热说明热邪欲出而未能出。辛凉平剂银翘散是不能治疗这种病证的。只有使用白虎汤才能退热，才能保护津液而治疗此证。前人使用此方频率很高。

辛凉重剂白虎汤方

生石膏（一两，研）　知母（五钱）　生甘草（三钱）　白粳米（一合）

以上药物用水八杯，煎煮取药汁三杯，分为三次趁热服下。如果服药后病情减轻，可以减少药量继续服用；如果病情仍未减轻，就照原量再服。

八、手太阴温病，脉象浮大而中空无力，汗出不止，气喘呼吸急促，甚至鼻翼翕动的，用白虎加人参汤治疗；如果脉象散大无力的，须立即服用，而且人参用量应该加倍。

脉浮大而中空无力，几乎接近消散的状态，这说明阴虚而阳气不固。对此证补阴药恐怕鞭长莫及；只有使用白虎汤消退阳热之邪，人参固护阳气，使阳气能够化生阴液。这是在津液化源将要枯竭的情况下救治患者的极好方法。汗出如涌、鼻翼扇动、脉搏散大，这些都是化源将要枯竭的征兆。

 ## 白虎加人参汤方

即于前白虎汤内加人参（三钱）

九、白虎汤为清泄气分、透邪外出的方剂，适用于气分肺胃热盛，正气不衰，脉浮洪、汗大出、口大渴、身大热等症。如果脉象浮弦而细的，不能应用；脉沉的，不能应用；口不渴的，不能应用；汗不出的，不能应用。医生必须掌握这些适应证和禁忌范围，不可以滥用白虎汤。

这是白虎汤的禁忌。白虎汤药力彪悍猛烈，邪盛病重时如果没有它，病症是不能痊愈的。使用得法，当然有立竿见影的良好效果。使用不当，危害也会立刻出现。胆小的医生往往不敢使用，白白错失治愈的时机；草率的医生又不问脉证怎样，一律使用，甚至将石膏用到一斤多。随手取效的固然较多，但是死亡的也不在少数。这都是因为没有真正掌握疾病的病机，所以临床上辨证用药也不准确。

十、手太阴温病，出现气分血分同病，形成气血两燔的，用玉女煎去牛膝加玄参汤治疗。

对于气血分同病的病症，医生不可以只治气或只治血，所以本书选用张景岳气血两治的玉女煎来治疗。之所以去牛膝，是因为牛膝的药力善下行，不适合太阴证的治疗。把熟地黄改为生地黄的理由是为了取地黄之清轻之力而不是厚重，药性须凉而避免用温。而且生地黄还能够发散进入血分的表邪。加一味玄参是因玄参能够滋阴壮水而制火，可预防咽痛失血等症。

玉女煎去牛膝熟地加细生地元参方（辛凉合甘寒法）

生石膏（一两） 知母（四钱） 玄参（四钱） 细生地黄（六钱） 麦冬（六钱）

以上药物用水八杯，煎煮取药汁三杯，分两次服用。药渣可以再煮一次服用。

十一、手太阴温病，热入血分，迫血上行见鼻、口出血的，用犀角地黄汤合银翘散治疗。如果出现中焦胃、脾、大肠热的，应当按病在中焦的治疗方法治之。如果口吐粉红色血水的，为预后不良，难以救治；如口、鼻出血，脉搏一呼一吸跳动七八次以上，面色不红，反而呈现黑色的，预后不好，难以救治，但可试用清络育阴法救治。

血液从上部溢出是温邪逼迫血液冲上头部顺着口鼻等清窍出来。所以用银翘散清温败毒，用犀角地黄汤清血分的伏热。通过清热就能达到保存阴液、救肺的目的。粉红色的血水不是单纯的水液或血液，其实是血与水液的混合物，这说明火热之邪有燎原之势，化源将要枯竭。血液从上部溢出时，如果脉搏在一呼一吸之间达七八次，面色反而呈现黑色，这是火热极盛而出现的水寒征象，兼见水化。这反映出火热燎原之势不能得到制约，下焦津液极度亏损，不能上潮以济心君之火，此时君火反与温热之邪相合，肺金怎么可以承受得了？所以这些现象都提示预后不良。其中化源枯竭是温病的最常见死亡原因。仲子问：能冒请教一下死的道理吗？孔子答：连生的道理也不了解，怎么能知道死的道理？我认为医生如果不知道死的道理，又怎么可能挽救人的生命？细推一下温病的死亡原因很多，归纳起来不外五种：在上焦有两种，一种是肺脏化源衰竭；另一种是心神内闭，元气外脱。在中焦有两种：一种是阳明实邪太盛，土克水；另一种是脾湿内郁导致发黄，黄到极致则身体诸窍皆闭、秽浊阻塞清窍。在下焦无非是热邪深入，销铄津液，导致津液枯竭。

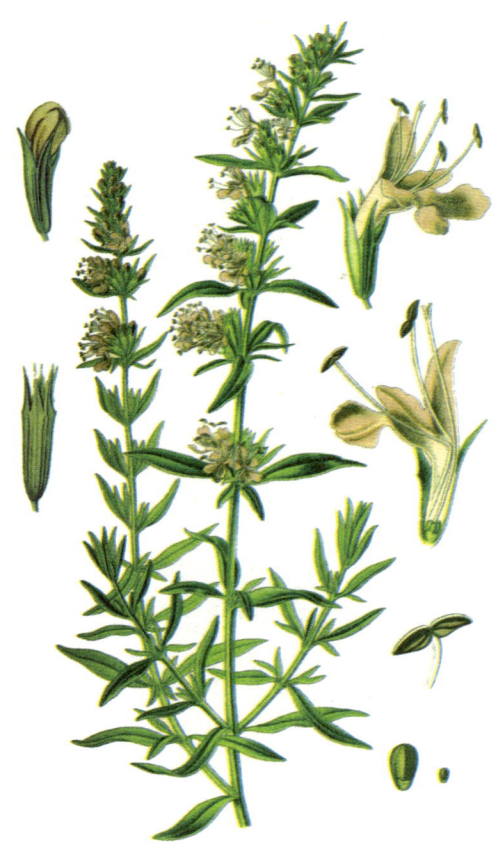

🥛 银翘散方（方见前）

已用过表药的患者，应去淡豆豉、荆芥穗、薄荷。

十二、手太阴温病，口渴很厉害的，用雪梨浆来滋养津液。如口吐白沫，黏稠不爽利的，用五汁饮来滋养津液。

这些方都是用甘寒滋生津液的方法。

🥛 雪梨浆方（甘冷法）

用大的甜水梨一个，切成薄片，浸入新汲取的井水内，放置半天，然后频频饮用。

🥛 五汁饮方（甘寒法）

梨汁　荸荠汁　鲜芦根汁
麦冬汁　藕汁（或用甘蔗汁）

以上各汁合匀，根据病情轻重，适量凉服；如果患者不太喜欢凉服的，可将药汁放在热水中炖温后服用。

十三、手太阴温病，发病已经过两三天，舌苔微黄，两手寸部脉象盛大有力，心中烦闷难受，起床也不舒适，卧睡也不舒适，恶心却吐不出来。但是，没有中焦脾胃病的见症，这是邪热郁扰胸膈，宜用栀子豉汤治疗。

温病到了第二三日，或者已经出汗，或者还没有出汗，舌苔呈微黄色，这就表明病邪已经不是全在肺脏了。如果寸部脉较关、尺脉盛大，心胸中烦热难忍，起卧不安，欲呕吐而不能吐出，这说明病邪在上焦胸膈之中。邪气在上焦，应当因势利导，用吐法使邪气越出。所以用栀子吐邪，用香豆豉宣散邪热。

🪣 栀子豉汤方（酸苦法）

栀子（五枚，捣碎）　香豆豉（六钱）

以上两味药用水四杯，先煎煮栀子多次煮沸，再放入香豆豉煎煮，煮取药汁两杯，先趁热服一杯。如果服药后起效见呕吐，就可以停服剩余的药物。

十四、手太阴温病，已得病两三天时间，心中躁扰不宁，口中时时吐出痰涎，胸膈感觉痞满阻塞，恶心想吐，但没有中焦胃肠实热见症的，用瓜蒂散治疗。若患者体质虚弱的，加人参芦。

这一条所述病症与上条所述病症的病情有轻重之分，也存在着有痰与无痰的区别。药量大而药力猛的重剂是不可轻率使用的，反之，病重药轻也不能治愈疾病。所以上条仅仅使用栀子豉汤迅速涌吐胸膈中的热邪；而这一条病症痰涎壅盛，必须用瓜蒂散迅猛地吐出痰涎，以防邪气侵入心包，演变成痉厥病症。瓜蒂、栀子都是苦寒药物，配合甘酸的赤小豆，这就是《内经》所说的"酸味与苦味是阴性药相合而能涌吐泄邪"的理论，善于涌出热痰。瓜蒂散也是一首体现"邪气在上焦就使用吐法"治则的方剂。

🪣 瓜蒂散方（酸苦法）

甜瓜蒂（一钱）　赤小豆（二钱，研）　山栀子（二钱）

以上药物用水两杯，煎煮成药汁一杯，先服半杯，如果药后呕吐，则停服。如不吐，继续服第二杯。体质虚弱的加人参芦一钱五分。

十五、手太阴温病，两手寸部脉象盛大，舌质绛而干燥，按理来说，患者本应口渴，但反而不觉口渴的，是热入营分见症，用清营汤去黄连治疗。

口渴是温病的常见症状，现在患者口反不渴，使人感到疑惑。而患者舌质绛红、干燥，两寸脉较两手关、尺脉大，这又肯定是温病。这是因为邪热深入营分以后，蒸腾营阴，营阴上升濡润口咽，所以就不渴。医生不可以因此就怀疑不是温病。热在营分，所以用清营汤清营分之热。去掉黄连的原因是黄连可入中焦而深入胃肠，可造成病邪更深入。

🥣 清营汤方（见暑温条）

十六、手太阴温病，不可以用辛温发汗的方法治疗。如果误用辛温发汗法而不出汗的，必然会导致皮肤发斑发疹；如果误用发汗法而汗出过多的，必然出现神昏谵语。发斑的，用化斑汤治疗；发疹的，用银翘散去淡豆豉加细生地黄、牡丹皮、大青叶，加倍玄参量治疗。禁止用升麻、柴胡、当归、防风、羌活、白芷、葛根、三春柳等辛温药物。神昏谵语的，可用清宫汤治疗，安宫牛黄丸、紫雪丹和局方至宝丹也可以酌情选用。

汗法之所以禁用于温病，是因为温邪是由口鼻进入身体，邪气不在足太阳经表部位，所以不可用发汗药损伤太阳经。一般的医生不懂这一道理，错误地使用汗法，如果患者热甚血燥，化生汗液的来源不足，不能蒸发成汗液，温邪就郁闭于肌表血分，这样就必然会出现斑疹。如果患者肌表疏松，一经发汗便会汗出不止。汗是心液，错误地发汗就容易导致心液及阳气的损伤。心阳损伤则神明扰乱。神失所主，所以出现神昏。心液耗伤则心血亏虚。心以阴为物质基础。心阴虚则不能涵养制约阳气，于是心阳亢盛。由于心主言，所以心阳亢盛则患者言语不休，声音亢盛。而且手经之间"逆传"的传变形式，很少有人知晓。手太阴病不愈，就必然有传入手厥阴心包经的趋势。误汗损伤气血，这种传变就更容易出现了。

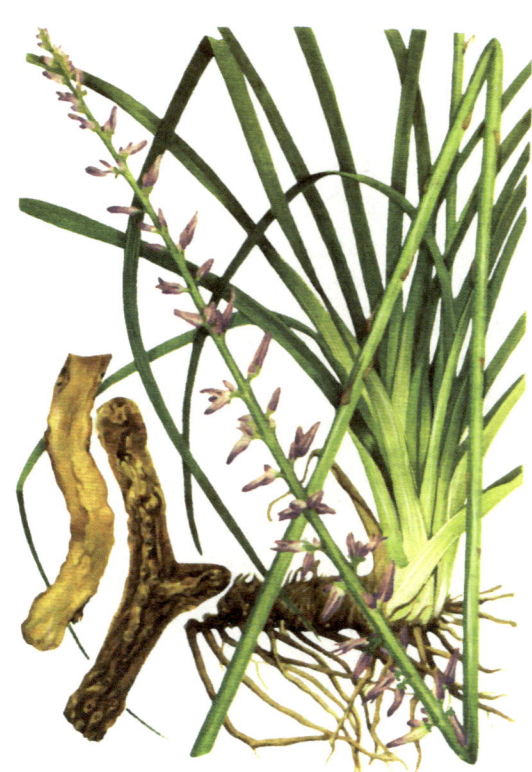

🥣 化斑汤方

石膏（一两） 知母（四钱） 生甘草（三钱） 玄参（三钱） 犀角（水牛角代，二钱） 白粳米（一合）

以上药用水八杯，煮取药

汁三杯，白天分三次服用，药渣再煎煮后取药汁一盏，晚上一次顿服。

【方解】

本方体现了"热盛于体内，应当用咸寒药治疗，并用苦味和甘味的药物辅助治疗"的方法。前人都把白虎汤作为化斑汤使用是因为斑为阳明病证。阳明主肌肉。患者遍身出现赤色斑块，提示热邪自里而外地发出。所以要用石膏清泻肺胃热邪，用知母清金保肺并清阳明独盛之热，用甘草清热解毒和中。用粳米清胃热而保胃液，这是因为白粳米属于长在长夏而成熟于秋季的谷物。本书在白虎汤基础上创造性地加入玄参、犀角，是考虑到斑的颜色红赤，表示木火太过，这种情况下传变是非常快的。如果仅用白虎汤这样的清凉肃降之品清肃上焦热邪，恐怕是不能胜任的，所以再加玄参升腾肾经阴气，上交于肺；这样天水一气，上下循环，不至于阴液源泉突然枯竭。犀角味咸寒，是得到水、木、火三者精气，具有灵性的奇异野兽的角，质地刚硬。犀角能够治疗各种中毒、蛊症、痘病，能驱除邪鬼及山峦瘴气。味咸性寒，能够滋肾水，制心火，进而托斑外出。同时，它还能够败毒，辟除瘟疫之气。另外要说明的是，疾病若出现发斑，表明邪热已深入至血分，不仅仅是气分的病变了。所以要在白虎汤中加入两味凉血药。

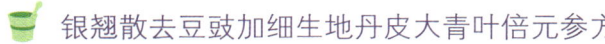 银翘散去豆豉加细生地丹皮大青叶倍元参方

即在前银翘散（去淡豆豉），加入细生地黄（四钱）、牡丹皮（三钱）、大青叶（三钱）、玄参（加倍量至一两）。

【方解】

银翘散的方解前文已述。又加细生地黄等四味药物，是为了清热凉血。减去淡豆豉，是考虑其药性温影响疗效。

按：吴又可有一首托里举斑汤。因将斑疹混为一谈，故没单提疹，而是将斑疹作为同一种病症看待。我考察温病中发疹的病例占百分之七八十，发斑的病例仅占百分之二三十。因为斑的颜色为纯红色，有的斑范围较大，属于肌肉的病变，故以化斑汤作为首选方，专治肌肉。疹是红色小点，高出皮肤，麻疹、风疹、瘰病都属于这一类，这是血络病变，所以治疗上要芳香透络、辛凉解肌、甘寒凉血。吴又可托里举斑汤中用当归、升麻、柴胡、白芷、穿山甲，都是温燥药，难道不担心这些药物灼伤津液吗？况且前人提出过"痘病宜用温药、疹病宜用清法"的原则，这确实是很正确的见解。何况温病出疹较之小儿风热出疹的病情更重，岂可不用清而用温？吴又可用升麻、柴胡是为了升发，但他不知温病多发生在春夏正值自然界阳气升发的季节，天地之气有升无降，

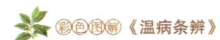

怎么可以再用升药升发呢？而且《内经》说"冬日阴精封藏的人，到了春天不会发生温病"，这说明温病患者下焦精气耗竭久已不能固守，虚弱不足。难道医生还能够再度升发这种人的少阳之气，使精气虚竭于下，而阳气厥脱于上吗？《内经》说"不要以补法治实证，亦不要以攻泻法治虚证。必须预先了解岁时主气，不要攻伐了人体自然的平和之气"，怎么可以不了解这条原则呢？后人都错误地使用吴又可的方法，这实在是没有用心学习《内经》造成的过失啊！

再按：现在一般的医生发散温热病的表邪时均用汗法，如果治疗两三天还不见汗出，就说是斑疹蔽伏在里，这时他们不仅使用升麻、柴胡、羌活、葛根，而且还使用山川柳散伏邪。他们不知道山川柳一年中三度开花，故被人们称为"三春"，民俗中称呼起来"三春"就变音成了"山川"。这种柳古时叫"柽木"，《诗经》里所说的"其柽其椐"就是指的这种柳。它的性质是大辛大温，生发最快；它的横枝极细，所以通络能力极强。用它来发散虚寒白疹效果较好。如果用于温热病因邪热而沸腾所导致的红疹，难道不是如仇人相见吗？如果医生对温病的治疗是正确的，一般来说不大会发生斑疹。即使病邪伏郁两三日，或者三五日，因没有出汗，而出现了不得不发疹的趋势，他们也可以使重者化轻，轻者治愈。如果纯用一派辛温刚燥之品，气分受损进而影响及血，这难道不是人为地制造斑疹吗？另外还有一点，现在的医生每每在疹出以后便认为安全了，他们却不知道这时正是邪热炽甚的时候，更需要慎重。一旦出现疏忽，危害很大。最后，出疹性疾病不忌讳泻法，如果胃肠之里有实邪阻结，可以用轻微通下法，却不能使用峻下法。否则可能导致里虚、正气下陷。治法可参考《中焦篇》。

🥣 清宫汤方

玄参心（三钱）　莲子心（五分）　竹叶卷心（二钱）　连翘心（二钱）　犀角尖（水牛角代，二钱，磨冲）　连心麦冬（三钱）

【加减法】

如热痰症状明显的，加竹沥、梨汁各五匙；如咳痰不爽的，加瓜蒌皮一钱五分；如热毒炽盛的，加金汁、人中黄；如神志渐渐昏迷的，加金银花三钱，荷叶二钱，石菖蒲一钱。

【方解】

这是咸寒甘苦的方法，是清泻膻中邪热的方剂。方名之所以叫"清宫"，是因为膻中为心脏的宫城。方中用药全部都用药物的心或连心使用，这是因为心具有生生不息的性能，药物的心能作用于心脏，一方面清除膻中秽浊之邪，另一方面又能补益心中生生不已的生气，挽救人命于垂危之际。火能使人昏愦，水能使人神清。神昏谵语是因为水不足而火有余，同时夹杂了秽浊之邪。而且离火以坎水为体，玄参味苦属水，能补心脏之水虚；犀角为灵异之物，味咸，能够辟秽解毒。古话说"灵犀一点通"，犀角善于通达心气，色黑可入肾补水之不足，也能补心脏之水虚。所以清宫汤用此二药为君药。莲子心味甘、苦、咸，它的根是倒着生长的，可以由心走向肾，故能使心火下通于肾，然后又环行返回心脏，能使肾水上潮于心。所以莲子心为使

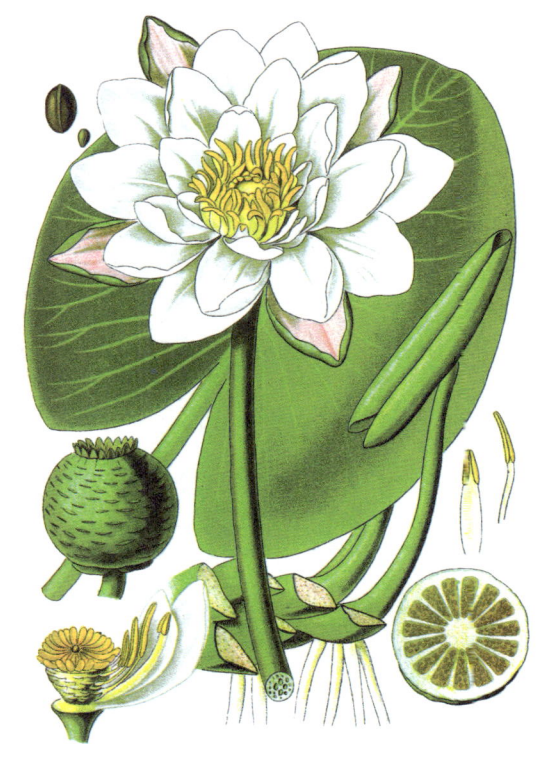

药。连翘外形像心脏，连翘心能够清心热。竹叶心外形尖锐而中空，能够通窍清心，所以二味为佐药。麦冬之所以不去心，是因为《神农本草经》说连心麦冬能够治疗心腹中的郁结之气，治疗中焦损伤、饱食引起的胃肠损伤以及胃之脉络不通，试问如果去了心，怎么能够疏散结气、补益中焦、通调胃肠、疏导胃之络脉？麦冬天然获得了少阴癸水之气，一条主干横着生长，联络着许多须根，有的生长有十一二枚，有的生长有十四五枚。麦冬的外形特征与人体经络有密切联系，手足三阳三阴经脉共有十二络，加上任脉的尾翳，督脉的长强，共有十四络，又加上脾之大络共有十五络。唯有圣人能够观察事物外在表现，研究事物本质，用麦冬来滋养通络。它之所以与天冬并称"门冬"，这是因为冬主闭藏，门可开转，这样命名是因为它有开合的功能。它的妙处全在于心。古来并没有麦冬使用时去心的明文，张隐庵谈到过不知从何人开始麦冬入药须去心，相沿已经很久而不可改变。作者遍考诸书，才知道是从陶弘景开始的。这是因为陶弘景被"各种动植物的心都能作用于心，能使服用者心烦"的说法所迷惑了。他不知道麦冬没有毒，在《神农本草经》中被划入"上品"，长期服用能使人身体轻快有力，怎么会令人心烦呢？人参、白术、黄芪、甘草，还

有各种植物的种仁都有心，难道都担心使人心烦而应该全部去心？陶弘景说麦冬去心，这是智者千虑，必有一失。本方有别于他方，独用连心麦冬，以散心中秽浊之结气，所以将其作为臣药。

🥄 安宫牛黄丸方

牛黄（一两）　郁金（一两）　犀角（水牛角代，一两）　黄连（一两）　朱砂（一两）　山栀（一两）　雄黄（一两）　黄芩（一两）　梅片（二钱五分）　麝香（二钱五分）　珍珠（五钱）　金箔衣

以上诸药除金箔外，研成细末，炼老蜜制成丸，每丸重量一钱，用金箔作包裹，然后以蜡制成外壳封护。患者体弱脉虚的，用人参汤送服；脉实有力的，用金银花、薄荷煎汤送服。每次服一丸。可以兼治卒然昏厥，多种痫痉，中犯邪气而病，大人小儿痉厥等病属于热极入心闭窍者。成人病重但体质壮实的，可每日服两次，甚至每日服三次；小儿先服半丸，如果服后无效，则再服半丸。

【方解】

这是一首芳香化浊而通利诸窍、咸寒保肾水而安心脏之体、苦寒通泻大肠火腑而清心脏之用的方剂。牛黄在形成时得到了日月的精华，能清心开窍。犀角主治百毒及感受不正之气、瘴气所引发的疾病。珍珠得到了太阴月亮之精气，能通神明，与犀角配合能够补水救火。郁金是香草，梅片是香木。雄黄是香石，麝香是精与血所凝结成的香物。将四种香药合在一起使用，能够使郁结在厥阴心包中的邪热与温毒一齐从内透出，邪气秽浊自然随着消退，神明可以恢复正常。黄连泻心火，栀子泻心与三焦之火，黄芩泻胆肺之火，使邪火随诸香味一齐逸散出体外。朱砂能补心脏之体，清泻心脏之火。金箔坠痰而且能重镇固涩，与珍珠、犀角三药是起主要作用的君药，如同军队中督战的主帅一样。

🥄 紫雪丹方（从《本事方》去黄金）

滑石（一斤）　石膏（一斤）　寒水石（一斤）　磁石（水煮，二斤）（上药捣碎，用水煎煮，去渣后，入下药）

羚羊角（五两）　木香（五两）　犀角（水牛角代，五两）　沉香（五两）　丁香（一两）　升麻（一斤）　玄参（一斤）　炙甘草（半斤）

以上八味药，一起捣碎，锉细，加入于前面的药汁中煎煮，去渣后加入下列药物：

朴硝、硝石各二斤，两药提炼纯净，加入于前面的药汁中，用微火煎煮，并用柳木不停地搅动，等药汁快要凝敛时，再加入下列两味药：

辰砂（三两，研细）　麝香（一两二钱，研细）

此两味加入前面的煎药中拌匀，诸药合成后，放冷，退火气，每服一二钱，用冷开水调服。

【方解】

矿石类药都能够利水火、通下窍。磁石和玄参能够滋补肝肾之阴，上济心火。犀角和羚羊角能清泻心、胆之火。甘草调和诸药而能解诸药之毒性，也能够缓和肝气的急迫，方中诸药性均下降，唯独升麻一味是升散的，这是取"要取得降的效果，必须先要升提"的意思。方中各种香药能化秽浊，有的能开上窍，有的可开下窍，使神明不至于被浊邪困扰而失去明朗。辰砂颜色红赤，能够补心而通达心火，其中所含的汞能够补心体，起到坐镇安神的作用。方中各种药都是以气味发挥作用的，然而朴硝、硝石则是用它们的药质，这是因为硝由水卤凝结而成，力量峻烈、易于溶解，能够泻火散结。

局方至宝丹方

犀角（水牛角代，一两，锉） 朱砂（一两，飞） 琥珀（一两，研） 玳瑁（一两，锉） 牛黄（五钱） 麝香（五钱）

用安息香浓汤炖化，和以上诸药制成丸，共制成一百丸，用蜡壳封护。

【方解】

这首方剂集各种灵异之物于一方，都能补心体、通心用，除邪秽、解热结，共同发挥拨乱反正作用。一般来讲，安宫牛黄丸最凉，紫雪丹的凉性次之，至宝丹的凉性最差。三药的主治大致相同，但是也各有所长。在使用时可以根据具体病情斟酌选择。

十七、温病邪热内陷心包，出现舌体转动不灵，说话含混不清，四肢厥冷

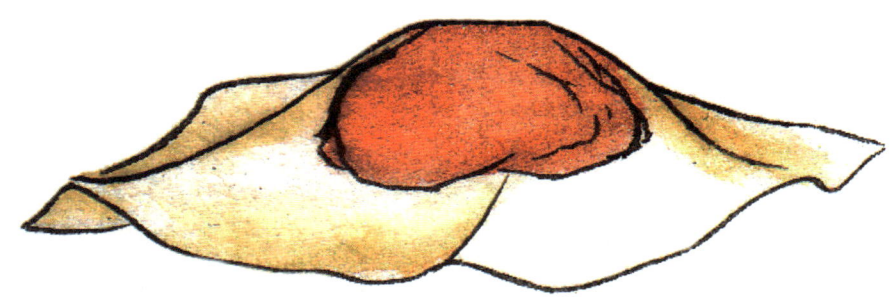

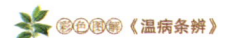

的，用安宫牛黄丸治疗，紫雪丹也可以选用。

　　"厥"就是"尽"的意思。阴阳偏盛偏衰到严重的时候都可导致厥证。伤寒病中出现的厥是足厥阴肝经病变。温病的厥证是手厥阴经病变。舌卷曲不伸、阴囊收缩失纵，虽然都是厥阴病变，但扼要说来，舌属手厥阴、阴囊属足厥阴。这是因为舌为心脏的外窍，手厥阴心包代替心脏行使其功能。阴囊前后为足厥阴肝经所经过。医生万万不可以把手厥阴和足厥阴混为一谈，就像陶节庵所说那样，"如果上下肢冷超过肘、膝关节就是阴寒之证"，不能依据这一体征轻率地投大温大热之剂。此外，热厥证有三种类型：第一种类型是温邪大部分在心包络，较少一部分在于阳明胃肠，可使用芳香开窍法治疗此类型温邪，本条所论述的就是这种类型。第二种类型是温热搏结在阳明，胃肠实邪壅盛，热邪上冲心包，以致神志昏迷、四肢厥冷，甚至可出现全身厥冷。可用攻下阳明法治疗此类型温病，具体在本书的中焦篇论述。第三种类型是病久温邪灼伤下焦肝肾之阴，以致厥逆，治疗要育阴潜阳，本书在下焦篇详述。

牛黄丸、紫雪丹方（并见前）

　　十八、温毒类温病，症见咽喉肿痛，耳前耳后高肿，面颊肿，面部红赤。或者咽喉不痛，仅见头面外部高肿，甚至伴有耳聋，民间称之为"大头温""虾蟆温"的，用普济消毒饮去柴胡、升麻治疗。如果初发病一两日，应于本方中减去黄芩、黄连为妥；如果发病已三四日，则仍将黄芩、黄连加入为佳。

　　温毒是秽浊之邪。地面或地下的秽浊之邪只有伴随少阳春升之气才能上升。春夏时节地气发泄，所以温毒病症较多发生。秋冬时节偶尔也出现地气不能收藏的情况，也可能有温毒发生，如果人体少阴肾阴素有亏损，则不能上济少阳，少阳之气便升腾不受控制，也会较多地罹患温毒。小儿为纯阳之体，热多火盛，阴气不充，故温毒也多发生于小儿。咽痛就是《内经》"少阴少阳被邪气搏结则导致喉痹病"所讲的那种情况。这是因为少阴与少阳的经脉都循经咽喉，而少阴属君火，少阳属相火，两火相助，故热灼咽喉而痛。因为少阳经脉循行经过耳周及面颊部，因而这些部位肿大；颊车虽然是阳明经的穴位，但与足少阳经脉也很靠近。颜面红赤是火的反映。病重则出现耳聋，这是因为手足少阳经脉都进入了耳中，火邪太盛，耳之听觉便因此丧失。温毒的治疗必须用李东垣的普济消毒饮。这首方剂妙就妙在它在凉膈散的基础上，加入了化清气的马勃、僵蚕、金银花，其质地轻，故可以宣化实邪。再加玄参、牛蒡子、板蓝根，败毒的同时宣利肺气，补肾水而制约火邪。之所以去掉柴胡和升麻，是因为温毒本为升发宣散太过的邪气，不应当再用升发药物。有的人说要加升麻、柴胡以引经，这是十分愚蠢的。一般而言，只是药力不能直接到达病变所在的经脉才用引经药物引导药力至病所，这首方剂是轻清之剂，必然抵达上焦，能开上焦之气，肃降肺气。怎么还要升麻和柴胡做引经药呢？去掉黄芩、黄连是因为此二味为里药，但病初起还没有进入中焦，所以不可提前使用里药，以免影响中焦功能。

普济消毒饮去升麻柴胡黄芩黄连方

连翘（一两）　薄荷（三钱）　马勃（四钱）　牛蒡子（六钱）　荆芥穗（三钱）僵蚕（五钱）　玄参（一两）　金银花（一两）　板蓝根（五钱）　苦桔梗（一两）甘草（五钱）

以上诸药共研为细末，每次服六钱，病重的，每次服八钱，服用时用鲜芦根汤煎煮后，去渣饮服。一般约四小时服一次，病重的，约两小时服一次。

十九、温毒病，耳前、耳后或面颊等外部肿大的，可用水仙膏外敷治疗。此药也可用于治疗各种痈疮。

按：水仙花禀受了金水之精气，隆冬时节开花，味苦微辛，性寒贵滑腻，无毒。味苦能够降火败毒，味辛能够发散邪热之结；寒能清热，滑能利痰。它的奇妙之用在于它的汁液是胶黏的，能够拔毒外出，使毒邪不至于深入脏腑而伤害人体。

水仙膏方

用水仙花根，多少不限，剥去根外层的老红皮和根须，放入石臼内捣成膏状，敷于高肿的局部，药膏中间留一孔隙，以使热毒之气外出，药膏干后即更换，以皮肤敷药处出现小米粒大小的小黄疱疹为度。

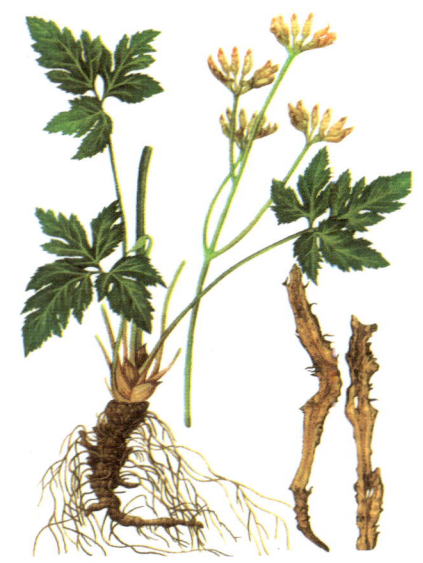

二十、温毒病局部外敷水仙膏后，如敷药处皮肤出现小米粒大小的小黄疱疮时，就不能再用水仙膏，否则会使皮肤溃烂、疼痛，应改用三黄二香散。

黄连、黄柏、大黄能峻泻诸种火毒，而不会腐蚀皮肤；乳香、没药能透散络脉中残留的热邪并止疼痛。

三黄二香散方（苦辛芳香法）

黄连（一两）　黄柏（一两）　生大黄

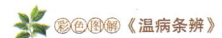

（一两） 乳香（五钱） 没药（五钱）

将以上药物研成极细末，开始时可用细茶叶汁调敷，干则换药，然后用香油调敷。

二十一、温毒病，出现神昏谵语的，先用安宫牛黄丸、紫雪丹之类清心开窍，然后用清宫汤调治。

安宫牛黄丸、紫雪丹、清宫汤方剂和治法在前面已有记载。

◎暑温◎

二十二、病初起类似伤寒太阳证，但右手脉洪大而数，左手脉反小于右手，口渴明显，面色红赤，汗大出的，是暑温。这是暑邪侵犯手太阴肺经之象，宜用白虎汤治疗，如脉象出现中空无力的，用白虎加人参汤治疗。

这一条提出了暑温病治疗的大纲。温是较轻的热，热是较重的温。温邪加重便成为热，这是木生火的结果。热邪极盛时可以产生湿邪，这是火生土的结果。

天暑炎热、地湿上蒸、人居其中而受其害，则成暑温病。如果单纯为热邪伤人，不兼湿邪，仍然属于前面所说的温病，不可混作暑病。所谓形似伤寒，是指暑温也会出现头痛、身痛、发热恶寒的表现。水与火是性质完全不同的，然而各自一旦发展到极点，反而会出现相同相似的表现。所以《内经》说"水极而似火，火极而似水"。伤寒病是伤于水气之寒，所以先有恶寒而随后发热，其道理是寒邪郁闭了人身卫阳之气，郁而为热。所以张仲景《伤寒论》中有"或已发热，或未发热"两种条文。如果是伤于暑邪，其表现是先发热，在热邪达到极点时才会出现恶寒。其道理是火盛必然克金，金为肺，性本寒，所以出现恶寒。不过伤暑的发热恶寒虽然与伤寒的发热恶寒相似，但各自的病机是不相同的，学习医学的人如果能够理解这个问题，那么他就能更加透彻地辨识伤寒与暑病。

脉洪大而数、病情重则现芤脉，这是相对于伤寒的浮紧脉而言的。这种脉象只出现在右手是相对伤寒左脉大而言的。因为右手脉候上焦气分病变，而且右脉洪大而数是火是克金的表现，暑邪伤人是从上而下，不同于伤寒是从下而上。左手脉候下焦血分病变，所以伤暑以后左手脉反而小于右手脉。

口渴严重、面色红赤，这是相对于伤寒太阳病证面不红赤、口不渴来讲的。火邪灼伤津液，所以口渴。火邪炽盛必兼有烦躁，颜面红赤，这是烦的外在表象。"烦"字是由"火"和"页"组成的，其意思是火气表现在头面。汗出甚多，是相对于伤寒病的无汗而言。之所以首选白虎汤来治疗，是因为白虎为秋金之气，能够清暑除烦。白虎汤为治疗暑温病的代表方。这种使用来源于《金匮要略》，遵守着张仲景的既定方法。

白虎汤、白虎加人参汤方

二十三、《金匮要略》所谓的太阳中暍，就是夏季的暑温病，症见发热恶寒，身重疼痛，脉象弦细或者芤迟，小便后，感觉微微怕冷，汗毛竖立，手足冰凉，如轻微劳累，即感到身体发热，张口喘气，门齿干燥。如果误用辛温发汗，则恶寒加重；误用温针治疗，则发热更甚；误用下法，则小便短涩疼痛。应当用东垣清暑益气汤治疗。

张石顽在注解《金匮要略》时说，太阳中暍病证见有发热恶寒、身体疼痛等症状，这是因为暑天感受风寒之邪所致，属于手太阳经表证。手太阳小肠经属火，上与手厥阴心包经相应，二经都能克制金气、灼烁肺脏。由于肺被火邪所伤，所以出现发热恶寒症状，与足太阳伤寒病症相似。脉象或见弦细、或见芤迟。解小便过后身体阵发恶寒、毫毛竖立，这是热邪损伤肺胃之气所引起的症状，属于阳明本证。发汗以后恶寒加重，是因为发汗更加损伤了津液和阳气。如果施用温针疗法，发热就会加重，这是因为温针进一步损伤了经脉中的阴液；同时温针尚能助长火邪，故邪因此炽烈肆虐起来。反复使用攻下方法可加重小便淋沥涩痛，其道理是攻下耗伤了身体内部的阴液，热邪乘机内陷。《金匮要略》的这段话没有出示治法和方药。李东垣特意创立了清暑益气汤，弥补了张仲景的不足之处。鞠通认为，此种说法言之太过。张仲景在著书之时，一定有他不出示治法和方药的原因；或者张仲景已经确定治法和方药，但后来脱简了。怎么可能东垣能确立治法、方药而张仲景反而不能呢？不过仔细分析清暑益气汤又恰好可用于这种病证。之所以说"可用"，是说仅仅可以使用，而犹有未能尽善尽美的地方。还希望临床遇到这种病证的医生随具体病情斟酌使用。至于沈目南《金匮要略注》说应当使用辛凉甘寒法治疗，其实是与本证不吻合的。因为身体疼痛表明兼感寒湿，所以不能用辛凉甘寒法。沈目南自己也说发热恶寒、身重疼痛、脉见弦细芤迟是由内伤暑邪而兼有寒湿所致。阴湿哪有用甘寒之药、以阴柔药治阴柔病的道理？既然是阴湿，又怎么可使用辛凉药物治疗呢？这些是不辨自明的。

🥄 清暑益气汤方（辛甘化阳，酸甘化阴的复合治法）

黄芪（一钱） 黄柏（一钱） 麦冬（二钱） 青皮（一钱） 白术（一钱五分）升麻（三分） 当归（七分） 炙甘草（一钱） 神曲（一钱） 人参（一钱） 泽泻（一钱） 五味子（八分） 陈皮（一钱） 苍术（一钱五分） 葛根（三分） 生姜（二片） 大枣（二枚）

以上药用水五杯，煎煮取药汁两杯，药渣再煮取一杯，分三次温服。较适宜于体质虚弱之人；体壮而邪气盛实的患者禁用，身无汗而发热的患者禁用。

二十四、手太阴暑温，脉症如前上条所述，但不出汗的，用新加香薷饮治疗。

证如上条，是指症状与伤寒相似，右脉洪大、左手脉不洪大而反小，面色红赤而口渴。但是本条无汗，是表有实邪，与上条不同。所以用香薷饮发汗，发散在表的暑邪。

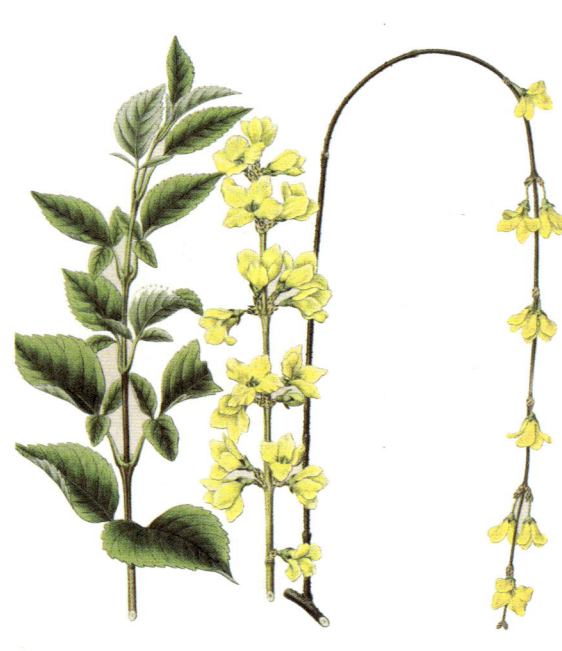

香薷辛温而气味芳香，能由肺经直接抵达其络脉。鲜扁豆花（凡是花都能发散）芳香而能发散，而且能够保护肺液。不用扁豆而用扁豆花，是为了避免扁豆的呆滞。夏季生长的植物多能解暑，其中扁豆花解暑作用最强。

如果没有扁豆花，就用鲜扁豆皮；如果连鲜扁豆皮也没有，就用生扁豆皮。厚朴苦温，能开泄食滞所导致的脘腹痞满。厚朴皮虽然是入走中焦的药物，但是由于肺主皮毛，以皮从皮，所以厚朴皮治上焦而不会损伤中焦。至于黄连和甘草，它们纯是里药，暑病初起时暂且不能使用，以免引邪深入于里，所以用连翘、金银花二味辛凉药物替换以达肺经之表，二味纯是表药，不会影响中焦。

温病最忌使用辛温药物，而暑病不忌辛温药物。这是因为暑病必定兼有湿邪，而湿为阴邪，不用温药是不能祛除的。所以此方用香薷、厚朴等辛温之药入大组寒凉药物中，作为佐药。以下关于湿温病的论述中，不仅不忌用辛温药，甚至还要用到辛热药。

新加香薷饮方（辛温复辛凉法）

香薷（二钱）　金银花（三钱）　鲜扁豆花（三钱）　厚朴（二钱）　连翘（二钱）

以上药用水五杯，煮取药汁两杯，先服一杯，如服药后起效汗出，则汗止后服；如没有出汗，再服一杯。如果服完两杯还没出汗，就再煎一剂，如法连续服用。

二十五、手太阴暑温，服新加香薷饮后，如果身上微微汗出，就不可再服新加香薷饮，以防解表太过，损伤卫气。因为暑邪最易伤气，易致卫虚表不固。虽然微汗后还有些症状没有解除，但也应当辨其邪在何脏腑经脉，据证立法治疗。

按：伤寒病发汗是唯一的治法，最宜发汗；伤风病也是不汗出便不能缓解的，但最忌发汗，而只宜解肌。这导致麻黄汤和桂枝汤在主治病证上不相同，在治法上也就不同。温病也宜通过汗出而解，但最忌发汗，只宜于辛凉解肌，辛温药物是不可使用的。妙在引导温邪外出，使营卫气血调和，自然得以汗出，不必强行将汗发出来。至若暑温、湿温病与此又不相同。暑邪不通过汗出不能缓解，可以用香薷宣发。发汗之后，如果大汗不止，仍然属于白虎汤所适用的病证，这与伤寒、伤风漏汗不止必须用桂附固护表阳是不一样的。暑病虽然可以发汗，但也不能够屡屡发汗而使表气虚弱，以防出现厥脱之症。看一看古人在暑病的治疗方面设有生脉散益气生津法，就可以明白这一道理。

二十六、手太阴暑温，或已经用过发汗的方法，或未用过发汗的方法，而汗出不止，心烦口渴，呼吸急促似喘，脉洪大有力的，用白虎汤治疗；脉洪大而中空无力呈芤脉的，用白虎加人参汤治疗；身体困倦沉重的，为兼湿邪蕴脾，用白虎加苍术汤治疗；汗出不止，脉散大无力，呼吸急促喘喝，有津气外脱之象的，用生脉散治疗。

这一条与上条除了"已经发汗"一句不同以外，其余大致相同。

白虎加苍术汤方

即于白虎汤内加苍术三钱。

出汗多而脉散大，表示这是阳气发泄外越太甚，正气内虚而有虚脱之势。生脉散酸味与甘味药相合而能化生阴气，使阴气内守则阳气也能固留于体内，阳气固留于体内则汗自止。用人参为君药，以补肺中元气。

生脉散方（酸甘化阴法）

人参（三钱）　麦冬（二钱，不去心）　五味子（一钱）

以上药用水三杯，煎煮取两杯药汁，分两次服。药渣可再煎煮取汁服一次，如服一剂后脉仍散大未敛的，可再取一剂煎服，服至散大之脉有收敛之象时为止。

二十七、手太阴暑温，经用新加香薷饮发汗后，暑热症状已经消退，但还感到头脑微胀，视物模糊，为暑湿余邪未尽解的，用清络饮治疗。如病初发汗后，暑湿之邪不外解而传入中焦或下焦的，应按中、下焦的治法辨证治疗。

既然说是余邪，就不可用重剂，这是很明显的。只需要用芳香轻药清肺络中的余邪就足够了。如果病邪深入了中下二焦，就不可用轻浅之药来治疗病势深重的病证了。

清络饮方（辛凉芳香法）

鲜荷叶边（二钱）　鲜金银花（二钱）　西瓜翠衣（二钱）　鲜扁豆花（一枝）鲜竹叶心（二钱）　丝瓜皮（二钱）

上药用水两杯，煎煮取药汁一杯，一日分两次服。本方可适用于暑伤肺经气分的轻证。

二十八、手太阴暑温，干咳无痰，咳声清亮的，用清络饮加甘草、桔梗、甜杏仁、麦冬、知母治疗。

干咳而无痰，这是干咳而不属于嗽，咳声清亮而高亢，是因为肺金有热，提示病偏于火而不兼湿邪，治疗当用清络饮以清肺络中无形邪热。加入甘草和桔梗升发肺气，甜杏仁利肺气而不耗气，麦冬、知母保护肺阴而制约火邪。

清络饮加甘桔甜杏仁麦冬汤方

即于清络饮内加甘草（一钱）、桔梗（一钱）、甜杏仁（二钱）、麦冬（三钱）

二十九、手足两太阴暑温，既咳又嗽，咳声重浊，痰多，口不太渴，渴也饮水不多的，用小半夏加茯苓汤再加厚朴杏仁方治疗。

　　既咳又嗽，痰涎较多，咳声重浊，重浊是土音，提示病涉及太阴湿土，这是显而易知的。口渴不甚，渴不多饮，提示挟有水饮。这种病证属于暑温兼水饮，所以用小半夏加茯苓汤，化中焦痰饮水湿。再加厚朴、杏仁，利肺气而渗湿，预防出现喘满。用甘澜水煎药，是取甘澜水走动而不留滞、不助水饮的作用。

　　这一条应该列入湿温病一节。之所以列在此处，是为了与上条比较、互相印证。

🥣 小半夏加茯苓汤再加厚朴杏仁方（辛温淡法）

半夏（八钱） 茯苓块（六钱） 厚朴（三钱） 生姜（五钱） 杏仁（三钱）
以上药用甘澜水八杯，煎煮取药汁三杯，一日分三次温服。

　　三十、脉象虚弱无力，夜间睡眠不踏实，心中烦扰，口渴，舌质深红而绛，时时谵语，两目常开不闭，或喜闭不欲睁开，这是暑热之邪深入手厥阴心包络的缘故。手厥阴暑温，宜用清营汤治疗。如果舌苔白腻而滑的，不可以用清营汤。

　　夜间睡眠不安稳，是因为心神虚弱卫阳不得入于阴分。烦渴引饮、舌质红赤，这是因为心火太盛而心阴不足。

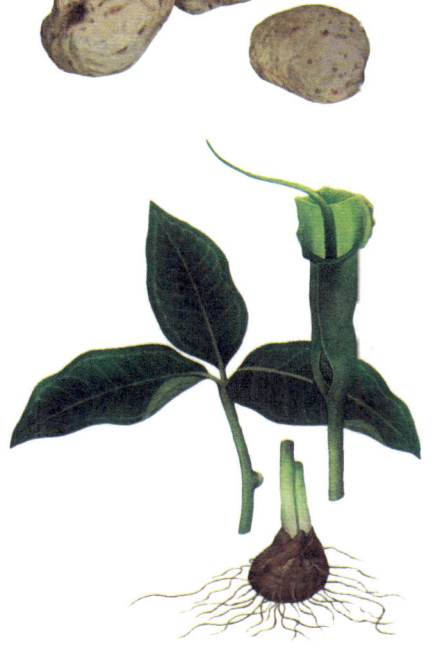

　　偶尔出现谵语，表示神明受扰。眼睛睁开而不闭，这是因为目为火的门户，火邪盛，所以眼睛睁开以泄火；此外，阳气不能下交于阴也是目开不闭的机理。有的患者喜欢闭上眼睛而不想睁开，这是因为人体阴液被亢盛的阳热所损伤，阴液损伤便不喜欢看见光亮。

　　治疗用清营汤紧急清泻心包热邪，固护心阴不足。如果舌苔白滑，则提示热邪重而湿邪也重。湿重就忌用柔润之药，应当从湿温病的治疗中求取方法，而不可用清营汤。

清营汤方（咸寒苦甘法）

犀角（水牛角代，三钱）　麦冬（三钱）　金银花（三钱）　生地黄（五钱）　丹参（二钱）　连翘（二钱，连心用）　玄参（三钱）　黄连（一钱五分）　竹叶心（一钱）

上药用水八杯，煮取药汁三杯，一日分三次服用。

三十一、手厥阴暑温，身热不恶寒，神志不太清楚，时时谵语的，用安宫牛黄丸治疗，也可应用紫雪丹。

身发热，不恶寒，说明已经没有了手太阴征候。神志有昏迷迹象，时时出现谵语，不同于上条偶尔出现谵语。医生应当谨慎防止邪气内闭。所以治疗要用芳香开窍、苦寒清热的方法以急救。

安宫牛黄丸、紫雪丹方（处方及方义见前面所述）

三十二、暑温病，恶寒发热，舌苔白腻，口不渴，吐血的，名为暑瘵，比较难治，可用清络饮加杏仁、薏苡仁、滑石汤治疗。

发热恶寒，提示热邪伤表。舌苔白而口不渴，提示湿邪伤里，这都是气分病变。如果同时出现吐血，提示表里气血俱病，难道还不是暑瘵重证？治疗时，如果单纯使用清热方法则有碍于补虚，如果单纯使用补虚方法又有碍于祛邪。所以用清络饮清血络之中的热邪，补虚祛邪兼顾了。加杏仁是为了利肺气，因为"气为血帅"；加薏苡仁、滑石是为了渗利在里的湿邪。如此治疗，希望邪气退、气分清宁出血停止。

清络饮加杏仁薏仁滑石汤方

即于清络饮内加杏仁（二钱）　滑石末（三钱）　薏苡仁（三钱）
煎服方法同清络饮。

三十三、小儿患暑温，身发热，突然抽风，发痉发厥，名为暑痫，用清营汤治疗，也可少用些紫雪丹。

小儿体内的阴气本来就较大人虚弱。何况是在暑天呢？一旦感受了暑温邪气，很快就可能由卫气传入营分，这是因为小儿脏腑薄弱的缘故。血络被火邪逼迫，火邪极盛就导致内风扇动，俗称为"急惊风"。如果糊里糊涂地用发散消导的方法治疗，患儿很快便可能死亡。只有用清营汤清泄营分的热邪，顾护津液，使阴液充足、阳气平和，才能够通过汗出而使病邪得解，绝不可使用发汗方法。此证可以小量投予紫雪丹，以清心包络中的热邪、开通心窍。

三十四、成人暑温，发为暑痫，治法与小儿暑痫相同。如暑热初入营分，引起肝风内动，症见手足抽搐的，可于清营汤中加钩藤、牡丹皮、羚羊角治疗。

◎伏暑◎

按：暑温和伏暑，病名虽然相异而病因病机实质相同，两病治疗方法可以相互参照，因此，在中焦、下焦篇两种病将同列于一门。

三十五、暑邪兼有热、湿二气，机体感受暑邪发病，如偏重于暑热之气的，就称为暑温，多表现为手太阴肺热证而宜用清暑泄热法治疗；如偏重于暑湿之气的，就称为湿温，多表现为足太阴脾湿证而宜用苦温燥湿法治疗；如暑热、暑湿二气俱盛的，治疗宜清暑泄热与苦温燥湿两法并举。这三种类型必须分辨清楚，临证不可以相互混淆。

这一条属于承上启下的条文。对于暑温和湿温病，自古以来已有很多精妙的辨治方法。不像前面条文所论的温病那样杂乱无章、毫无标准。本书本来是可以不再论述的，但是由于《内经》有"在夏至日以前患的病为温病，在夏至日以后患的温病即是暑病"的说法，表明暑与温虽然分开而其实是同源的，故不可以分开讨论。此外还由于历代医家都是含混论述，未加分辨，因为夏季里温、暑、湿三气杂混，本来就难以条分缕析。只有叶天士心灵手巧，对病证的认识精辟超过常人；其医案中的治法丝丝入扣，真可以说是汇集了众人的好方法并且超过了众人。只可惜现在的医生不能学习并掌握一些叶氏的精华。当然也是因为叶氏的方法也是散见于他的医案之中，还没有总结成固定的治疗规范。初学的人不能掌握其中的要领，只能望洋兴叹，也难怪后人没有可循的规范来提升自己的医术。所以本书将叶氏方法的要点提炼出来，初步制定一个规范，使读者有章可循。然而本书不能将叶氏医案中所有精妙之处备录出来，读者还必须参考其他名家的评注，仔细研读叶氏医案，这样才可以有深的造诣。此外，张洁古说"安静时感邪发病就称为中暑，劳作时感邪发病就称为中热。中暑属于阴证，中热属于阳证"。唉！张洁古的论述如此含混不清，后人却把它作为标准看待，这也反映了医学道理难以阐述的原因。试想一下，难道就没有在劳作时感邪发病的中暑病、没有在安静时感邪发病的中热病？暑与热两种邪气是难以用动和静这两个字区分开来的。张洁古又说"中暑属于阴证"。"暑"字归从于"日"字旁，日难道是阴性之物？暑中有火，火难道是阴邪？只不过暑之中有阴邪相挟，也就是湿邪；不过湿邪也并非纯粹就是属阴性的邪气。"中热属于阳证"，这句话诚然是正确的，不过也应该知道热邪之中也会兼有阴性邪气，即

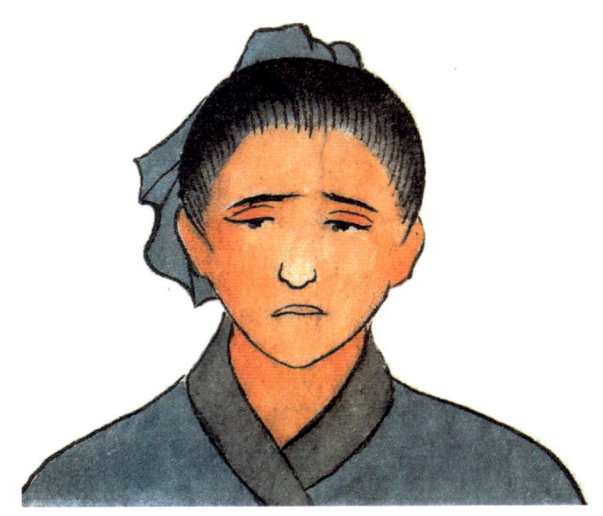

秽浊之邪。所以中热病证并非完全没有阴邪相挟。张洁古所指的中暑也就是本书后面将要提到的湿温病。他所说的中热也就是本书前面已经提到过的温热病。张景岳将暑病又分为阴暑和阳暑两类。所谓"阴暑"就是指暑病偏于湿的病证，即足太阴脾经里证病变；所谓"阳暑"就是指暑病偏于热的病证，即手太阴肺经表证病变。如果学医的人不精通并透彻地研究医理，是不能够把握这些问题的关键之处的。宋元以后的名医大多自恃清高，而不求理解自然规律，以至于医学道理常常晦而不明，造成现在的医生轻率投药而误人性命，这就不奇怪了。真是令人感慨啊！

三十六、长夏季节感受暑邪，当时没有立即发病，过了夏季而发病的，名叫伏暑。霜降之前发病的，病情较轻；霜降之后发病的，病情较重；冬季发病的，病情更重。在子、午、丑、未的年份里，伏暑病比较多见。

气实形壮的人是不会在长夏盛暑时节感受病邪的。形气稍有虚弱的人感受暑邪也只是出现短暂的头晕，或者半日时间以内便可安然无事。形气虚弱较明显的人感邪以后就立即发病，也有感邪以后不立即发病的情况。在这种情况下，邪气内藏于感邪者的骨髓里，或停留于体表分肉之间，这都是由于机体气虚造成的。气虚则不能将暑邪从体内逐出体外，一定要等到秋凉时节，邪气与金气相搏才能出来。金气本来是制约并抵消暑热的。现在金气有抵消暑热的功能，而暑邪无处可藏，所以伏藏于人体的暑就引起了疾病。有一些气虚程度较重的人在夏日感受暑邪以后，即使到了初秋金气也不能将邪气驱出体外，必须等到深秋天气大凉、初冬微寒的时候，寒凉才能将暑邪逼迫出来，在这种情况下病变就比较重了。伏暑病之所以在子、午、丑、未年发病率较高，这是因为子、午年为君火司天，而暑是以火为本的，丑、未年为湿土司天，而暑气得湿则留而不去。

三十七、患者出现头痛，轻度怕冷，面色红赤，心烦口渴，舌苔白，脉濡而数的，虽然发病在冬季，却非伤寒，而是太阴伏暑病。

患者头痛、轻度怕冷与伤寒病的症状没有不同，而颜面红赤、烦渴引饮，表明并不是伤寒病。不过这样的表现与伤寒阳明病的症状还有相同之处，如果再见脉濡而数，那就肯定不是伤寒病了。因为伤寒见脉紧，中风见缓脉，暑病见弱脉；而濡脉脉搏弱而无力，弱脉脉搏濡软而细，两者有相似之处。脉濡表示心阴不足，是卦爻离中虚的表现，是火的表现；脉紧表示肾中寒盛，是卦爻中坎中满的表现，是水的表现。火性热而水性寒，表现是各不相同的，性质也是迥然有别的。为什么一般医生总是把伏暑病作为伤寒病来治疗，采用如羌活、葛根、柴胡、黄芩等足经药物，以致每每误人性命呢？前者表现各不相同、性质迥然有别，所以即使在冬季也能肯定不是伤寒病而是伏暑病。冬季尚且有伏暑病发生，秋季发生伏暑病就更不奇怪了。伏暑与伤寒，就好像男女一样有别，一为外表邪实而内无邪气，一为外表无邪而内有邪气，这怎么可以混淆呢？

三十八、太阴伏暑，舌苔白，口渴，无汗出的，用银翘散去牛蒡子、玄参加杏仁、滑石治疗。

这一条所论述的是伏暑暑邪在气分的表实证。

三十九、太阴伏暑，舌质红赤，口渴，无汗出的，用银翘散加生地黄、牡丹皮、赤芍、麦冬治疗。

这一条所论述的是暑邪在血分的表实证。

四十、太阴伏暑，舌苔白，口渴，有汗，或大汗不止的，用银翘散去牛蒡子、玄参、荆芥穗，加杏仁、石膏、黄芩治疗；脉洪大有力，口大渴，汗大出的，仍用白虎汤治疗；如脉象虚大呈芤脉的，仍用白虎加人参汤治疗。

这一条所论述的是伏暑暑邪在气分的表虚证。

四十一、太阴伏暑，舌质红赤、口渴、汗出不止的，用加减生脉散治疗。

这一条所论述的是伏暑暑邪在血分的表虚证。

银翘散去牛蒡子玄参加杏仁滑石方

即于银翘散内去牛蒡子、玄参，加杏仁（六钱）、飞滑石（一两），煎服法如同银翘散。如胸闷不舒，加郁金（四钱）、香豉（四钱）；呕吐而多痰，加半夏（六钱）、茯苓（六钱）；小便短少，加薏苡仁（八钱）、白通草（四钱）。

银翘散加生地黄牡丹皮赤芍麦冬方

即于银翘散内，加生地黄（六钱）、牡丹皮（四钱）、赤芍（四钱）、麦冬（六钱），服药方法与前银翘散相同。

银翘散去牛蒡子玄参荆芥穗加杏仁石膏黄芩方

即于银翘散内去牛蒡子、玄参、荆芥穗，加杏仁（六钱），生石膏（一两），黄芩（五钱）。服法与前银翘散相同。

🥄 **白虎汤方、白虎加人参汤方**（俱见前）

🥄 **加减生脉散方**（酸甘化阴法）

沙参（三钱）　麦冬（三钱）　五味子（一钱）　牡丹皮（二钱）　细生地黄（三钱）

上药用水五杯，煎煮取药汁两杯，分两次温服。

四十二、伏暑、暑温、湿温三种病的病因病机有相同之处，因此，可以互相参看三者的辨治方法，不要机械地割裂看待。

◎湿温　寒湿◎

四十三、患者头痛恶寒，身体困重疼痛，舌苔白腻，口渴不明显，脉象弦细而濡，面色淡黄，胸闷不舒，没有食欲，午后发热，犹如阴虚潮热，病势缠绵，短期内难以速愈，这就叫湿温病。此病如误用辛温发汗剂，则可致神志昏蒙，听觉不灵，甚至两目闭而不开，不愿意讲话；如误用苦寒攻下法，则可致大便泻下不止；如误用甘寒养阴滋润药，则可使邪气深入，更不易外解。不论病发于长夏、深秋，或者冬季，都采用同种治法，均宜用三仁汤治疗。

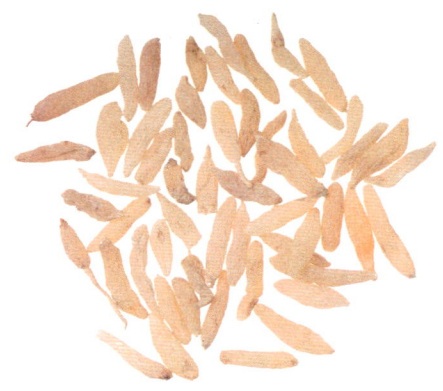

症见头痛、恶寒、身体因重而疼痛，与伤寒病有相似之处。而脉见弦濡，则不是伤寒的脉象。舌苔白、口不渴，面色淡黄，这就提示并不是伤暑兼火邪偏重的病证。胸闷而不知饥饿为湿邪闭阻胸脘清阳所致。午后身体发热，似乎是阴虚之象，实际上是因为湿属阴邪，阴邪自然在属阴的时辰里较旺盛，所以也就像阴虚一样在午后时分发热。

湿属于阴邪，多生于长夏时节，是慢慢地逐渐形成的，湿的性质是氤氲黏腻，不像寒邪那样一经发汗便能消散，也不像温热之邪那样一用寒凉便可消退，所以是难以迅速祛除的。一般医生不认识湿温病，一见头痛、恶寒、身重且痛，便以为是伤寒，误用辛温发汗方法治疗。发汗则损伤心阳，湿邪随着辛温发汗药的药性蒸腾上逆，蒙蔽心窍，导致神志昏迷，上蒙清窍则耳聋、目瞑、不欲说话。一见患者胃脘胀满、不知饥饿，便以为是宿食停滞，因而投以攻下，不仅损伤阴液，而且使脾阳抑阻不升，脾气下陷，湿邪乘机在内更盛，以致洞泄不止。一见午后发热，便以为是阴虚而用阴柔的药物滋养润燥。湿本来就是胶滞黏腻的邪气，再加上柔润滋腻的阴性药物，这两方面的阴性之物相合，同气相求，遂形成痼结不可解的局势。对这种病证只有用三仁汤轻灵地开宣上焦肺气。肺主一身之气，肺气开宣则湿邪随之化解。湿气弥漫于体内，本来是无形之邪，如果再用重浊滋腻的药物治疗，那就越治越严重。伏暑、湿温这类的病，在我们这个地区民间俗称为"秋呆子"，医生大多用陶节庵《伤寒六书》的方法治疗。不知是从哪里学来的。医生呆笨，反而把病称为"呆"，这难道不是很冤枉吗？此外，湿温与其他温病比较起来，病势虽然缓和一些，但病情却重得多。湿温病在上焦者较少，病势也不甚明显，病位在中焦较多。详细内容将在中焦篇论述。由于湿是阴邪，所以要从中焦病变去探索治法。

三仁汤方

杏仁（五钱） 飞滑石（六钱） 白通草（二钱） 白蔻仁（二钱） 竹叶（二钱） 厚朴（二钱） 生薏苡仁（六钱） 半夏（五钱）

以上药用甘澜水八碗，煎煮成药汁三碗，每次服一碗，一日分三次服用。

四十四、湿温病若邪入心包，神志昏迷，手足逆冷用清宫汤去莲子心、麦冬，加金银花、赤小豆皮，煎汤送服至宝丹或紫雪丹治疗。

湿温之邪停滞于经络往往会出现身痛、发热等症状。医生误以为是伤寒病而投以辛温发汗药，就出现本条所论述的证候。张仲景说治湿病时忌发汗，发汗则导致痉病。湿热相搏结，循着经脉进入心包络。所以要用清宫汤清心包络之中的热邪，加入金银花和赤小豆以清除湿中的热邪。此二药又能够直接进入手厥阴心包经。至宝丹能祛秽浊而使神志清明。如果没有至宝丹，就用紫雪丹代替。

清宫汤去莲心麦冬加金银花赤小豆皮方

犀角（水牛角代，一钱） 连翘心（三钱） 玄参心（二钱） 竹叶心（二钱） 金银花（二钱） 赤小豆皮（三钱）

🪣 **至宝丹、紫雪丹方**（见前）

四十五、湿温病，咽喉阻塞不畅，红肿疼痛，用银翘马勃散治疗。

肺主全身之气。湿温病过程中肺气不能宣化，郁结不伸。如果郁结至极则少阴少阳（心与胆）之火俱结。这是因为肺（金）有病则不能平木（胆），故木反挟心火来制约肺金。喉属于肺系，肺气闭结则喉中阻噎，肺之血络闭结则喉咙疼痛。对这种病要用轻药开宣肺气。

🪣 **银翘马勃散方**（辛凉微苦法）

连翘（一两）　牛蒡子（六钱）　金银花（五钱）　射干（三钱）　马勃（二钱）

以上药物捣成粗末，煎服方法同银翘散。如咽喉不痛，但是阻塞不利明显的，可加滑石（六钱）、桔梗（五钱）、芦根（五钱）。

四十六、太阴湿温，湿浊之邪痹阻气分，气机不通，喉间呃呃作声而哕（俗名"呃"）的，用宣痹汤治疗。

上焦肺脏清阳之气闭郁，也可能导致呃逆，这属于肺痹。因此治疗要以轻宣肺气为主要原则。

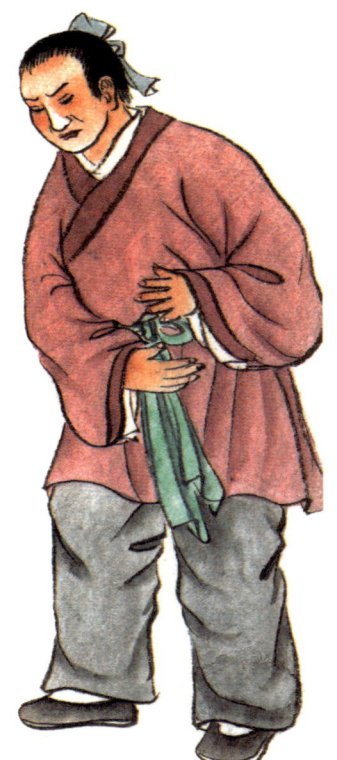

🪣 **宣痹汤方**（苦辛通法）

枇杷叶（二钱）　郁金（一钱五分）　射干（一钱）　白通草（一钱）　香豆豉（一钱五分）

上药用水五杯，煎煮成药汁两杯，分两次服。

四十七、太阴湿温，呼吸急促而喘的，用千金苇茎汤加杏仁、滑石治疗。

《金匮要略》说喘证的病位在于上焦，其主要表现为呼吸短促。太阴脾湿郁蒸便成为痰，痰阻于肺而喘息不宁。治疗当用千金苇茎汤轻宣肺气，加杏仁、滑石利窍、驱逐热饮。如果是寒饮导致的喘咳，就应该按照寒饮治疗，治疗方法与此是不同的。

🪣 **千金苇茎汤加滑石杏仁汤方**（辛淡法）

苇茎（五钱）　薏苡仁（五钱）　桃仁（二钱）　冬瓜仁（二钱）　滑石（三钱）　杏仁（三钱）

上药用水八杯，煎煮取药汁三杯，分三

次服。

四十八、《金匮要略》中说的太阳中暍，症见身体发热而浑身沉重疼痛，脉象微弱的，是由于夏季感受暑邪，并且频繁接触冷水，水湿之气停滞于皮肤肌肉之间所致，用一物瓜蒂汤治疗。

这一条所论述的是由热少湿多、阳气郁阻所致病证的治法。瓜蒂涌吐邪气，暑湿都能一齐解除。清阳之气就随之伸展了。

 一物瓜蒂汤方

瓜蒂（二十个）

上药捣碎，用逆流水八杯，煮取药汁三杯。先服一杯，如服药后没有呕吐，再服第二杯；如服药后见吐的，则停止服药。体质虚弱的，加人参芦三钱。

四十九、寒湿之邪，损伤阳气，症见形体恶寒怕冷，脉象迟缓，舌质淡，舌苔白滑，口不渴，周身经络拘急紧束的，用桂枝姜附汤治疗。

这一条之所以论述寒湿，其目的是为了与湿温病证互相比较参照。寒湿之邪损伤表阳、阻滞经络的病证在《金匮要略》里论述很详备，这里就不再重复论述。这里只选取叶天士医案中的一条论述，说明寒湿与湿温是不可混淆的。恶寒伴有手足不温、脉象见缓，舌苔色白而口不渴，经络收引以致全身拘急，这全都是寒证。所以用干姜、附子温中散寒，用白术燥湿，用桂枝通行表阳之气。

桂枝姜附汤方（苦辛热法）

桂枝（六钱）　干姜（三钱）　白术（生，三钱）　熟附子（三钱）

上药用水五杯，煮成药汁两杯，药渣再煮取一杯，温服。

❀◎温疟◎❀

五十、骨节疼痛，烦躁不安，难以忍受，时有呕恶，脉象如一般疟疾一样，只发热不恶寒，这是温疟的表现，用白虎加桂枝汤治疗。

阴气受损，阳热之气独盛，所以只发热而不恶寒，常销铄人体肌肉，使人

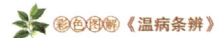

消瘦，这与伏暑相似，也属于温病的范畴，彼此容易混淆，所以附在这里讨论。而用白虎加桂枝汤治疗的原因是以白虎汤清肺热以存肺津，泻阳明经独盛的邪热，使其不能销铄肌肉；单用桂枝一味药，引领邪气外出，作为向导，深得热因热用的奥妙，《内经》说"用单一的方法治疗若无效，就可采用复合的方法，如复合的方法仍不见效，就可选用与病证性质属性相同的药物以减退病邪之势"，即是这种方法，这又称为复方。

 白虎加桂枝汤方（辛凉苦甘复辛温法）

知母（六钱）　生石膏（一两六钱）　粳米（一合）　桂枝（三钱）　炙甘草（二钱）

上药以水八碗，煮取三碗，先服下一碗，出汗即见效，不见效就再服，即使服药已经出汗的仍有必要再服一剂，中病即止。

五十一、如果只发热，不恶寒，或者发热重，恶寒轻，舌苔干燥而口渴，是阴气受伤、阳气发越的表现，称为瘅疟，用五汁饮治疗。

张仲景在瘅疟的条文下，说以饮食调养，并未列出方剂。治疗如此重的病证，不用药物，只提出"饮食"二字，可知重在保胃气。阳明在脏象则属阳土，在气运则属于燥金，病属阴伤阳盛，以救阴为法治疗是正确的，重视胃气，以救胃阴为法治疗无疑。治疗阳土燥金的亢胜，平抑亢盛的阳气，非用甘寒柔润药物不可，这是喻嘉言治用甘寒的论点，称得上是高超过人，无与伦比。叶天士遵从了他的观点，后世学医的人也都应该遵循。

五汁饮方（见前）

【加减法】

这是甘寒救胃阴的方法。若想清除表热，则加竹叶、连翘；若要泻阳明胃热而保护肺的生化之源，加知母；如果要增加救护阴血的力度，则加生地黄、玄参；宣通肺气加杏仁；通行三焦，开辟邪气的出路，则加滑石。

五十二、舌苔白，渴欲饮水，频繁咳嗽，恶寒从后背开始，是伏暑所致，称为肺疟，用杏仁汤治疗。

肺疟是疟邪最轻浅的一种，虽说容易治疗，但治疗稍缓则病邪深入，最忌讳用小柴胡汤等习惯治法，因为肺离少阳经的半表半里还远，如误用小柴胡汤，就反引病邪深入，所以用杏仁汤轻宣肺气，不使邪气聚结则可痊愈。

杏仁汤方（苦辛寒法）

杏仁（三钱）　黄芩（一钱五分）　连翘（一钱五分）　滑石（三钱）　桑叶（一

钱五分）　茯苓（三钱）　白蔻皮
（八分）　梨皮（二钱）

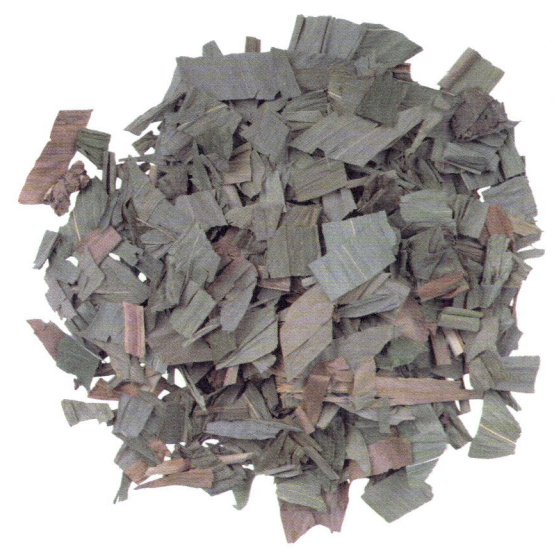

上药以水三杯，煮取两
杯，每日服两次。

五十三、发热重，神志
狂乱，谵语，烦乱口渴，舌
红，舌中心苔色黄，脉象弱而
数，称为心疟，用加减银翘散
治疗。兼有秽浊邪气，舌苔浊
腻，口气重的，用安宫牛黄丸
治疗。

虽称为心疟，但心不能受
邪，心受邪则死。疟邪开始于
肺，逆传则入于心包络。心包
受邪病症轻浅的，用加减银翘散清肺与膈中的热邪，而引领邪气出于卫分；受
邪较重的，则邪气闭阻心包，有内闭外脱的危险，所以用安宫牛黄丸清泄心包
邪热，使心所主的神明安健。

🪣 加减银翘散方（辛凉兼芳香法）

连翘（十分）　金银花（八分）　玄参（五分）　犀角（水牛角代，五分）　麦
冬（五分，不去心）　竹叶（三分）

上药一起研成粗末，每次服五钱，煎好后去掉药渣，加入荷叶汁二三茶
匙，每日服三次。

◎秋燥◎

五十四、秋季感受燥热之气，右手脉象数而盛大，这是燥邪伤于手太阴肺
经气分所致，用桑杏汤治疗。

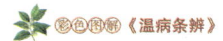

前人有一种说法：自然界的六气之中，唯有燥气不致病，其实并不是这样。这是因为《内经》中缺少"秋伤于燥"这一条，所以后人就有了这种说法。实则，在阳明司天之年，怎会没有燥金的病变？大体上说，春、秋两季的气候，比起偏热的夏季、偏寒的冬季来说，是比较平和的，春秋两季发生的疾病，由于冬季感寒而发于春夏，或者夏季感受暑湿，秋季发病成为伏气温病的比较多见，而由于当令之气致病者比较少见；或者因伏气致病的病情重，而因当令之气致病的病情轻。这种由于当令之气致病的秋燥证，初起病邪必犯肺卫。因此，用桑杏汤以清气分的燥热。

🥄 桑杏汤方（辛凉法）

桑叶（一钱） 杏仁（一钱五分） 沙参（二钱） 象贝（一钱） 香豆豉 （一钱） 栀皮（一钱） 梨皮（一钱）

以上药物用水两杯，煮取药汁一杯，一次服完。病情重的，可再取一剂煎服（轻清宣肺透邪的药物，用量不宜过重，过重则药味浓厚而过上焦病所、直入中焦。但是，如药量过重，每一次煮取药汁三杯，又要多煮几次，那么，第二三次所煮药汁的气味必然发生变化，也就是说，多煎会造成药的气味变淡而效力不足）。

五十五、感受燥邪，症见咳嗽明显的，用桑菊饮治疗。

这种疾病也属于温燥之邪侵犯肺卫所致，感邪较轻，仅以肺失清降所致的咳嗽为临床表现，故用辛凉轻剂桑菊饮来治疗。

🥄 桑菊饮方（见前）

五十六、燥邪灼伤肺胃阴液，或身热，或咳嗽的，用沙参麦冬汤治疗。
本条较上两条的病情更深一层，所以用甘寒药物救其津液。

🥄 沙参麦冬汤方（甘寒法）

沙参（三钱） 玉竹（二钱） 生甘草（一钱） 冬桑叶（一钱五分） 麦冬（三钱） 生扁豆（一钱五分） 花粉（一钱五分）

以上药物用水五杯，煮成药汁两杯，一日分两次服用。如久热不退，久咳不止的，加地骨皮三钱。

五十七、燥邪化火，上犯头面清窍，致清窍不利，症见耳鸣、目赤、咽痛等，用翘荷汤治疗。

清窍不利的表现如耳中轰鸣，或发胀疼痛，或两目红赤，或牙龈肿痛，或咽喉红肿等，用翘荷汤以清上焦气分的燥热邪气。

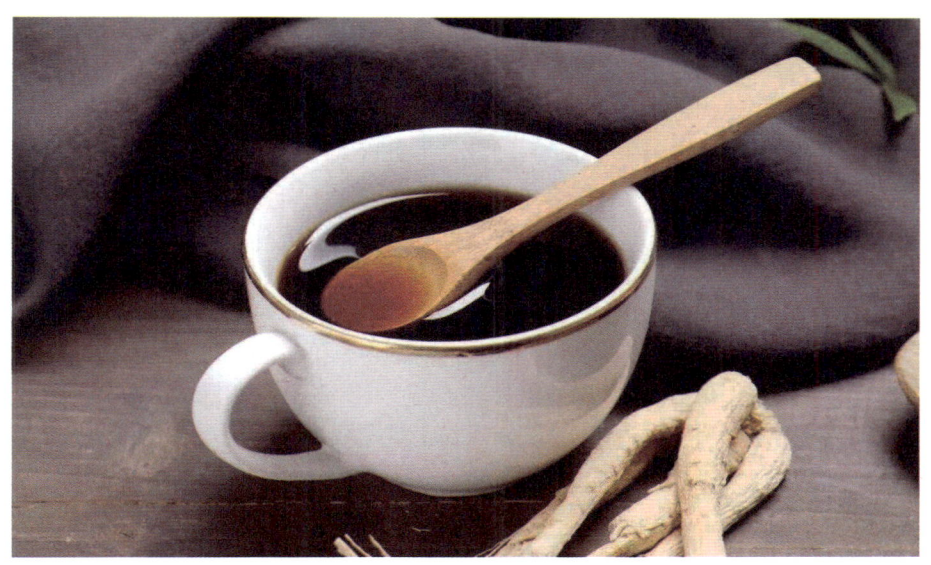

翘荷汤方（辛凉法）

薄荷（一钱五分） 连翘（一钱五分） 生甘草（一钱） 黑栀皮（一钱五分）
桔梗（二钱） 绿豆皮（二钱）

以上药物用水两杯，煮成药汁一杯，一次服完。每日服两剂，病情重的，
一日服三剂。

【加减法】

临床应用翘荷汤时，可根据具体情况进行加减。耳鸣的，加羚羊角、苦丁
茶；目红赤的，加鲜菊叶、苦丁茶、夏枯草；咽喉疼痛的，加牛蒡子、黄芩。

五十八、胸部痞塞，呼吸急促，两足痿软，气逆而喘，恶心呕吐等，由于
燥热伤肺气所致的，用喻氏清燥救肺汤治疗。

喻嘉言说，《内经》中病机十九条所说的"诸气膹郁，皆属于肺"，属于肺
的燥热之病。而古往今来治疗气郁的方剂，都是用辛香行气之品，根本没有一
个专治肺经燥热的方子。还有《内经》中的"诸痿喘呕，皆属于上"，也是属
于肺经燥热为病的。而古今医家将痿与呕归于阳明，将喘归于肺，于是呕与痿
属于中、下焦病，只有喘属于上焦病。所以在治疗呕与痿的千百个方剂中，也
没有一个方剂是从肺燥论治的。即便喘证归属于上焦肺，其治疗方法也不是解
表就是攻下，不是行气就是泄气，偶尔有一两首方剂是用润肺方法治疗的，却
又往往不得要领。总之，《内经》中有关六气为病的论述，错误理解秋伤于燥
一气的说法，将长夏之湿误写成秋伤于湿，于是造成后人不敢更改这一说法，

因而出现将秋燥一气置之不理的情况。即使有人明知其道理在于秋燥，但是用药却太杂乱，就好像用箭去射空中的飞禽一样，虽然偶有所得，却不能将原则明白地告诉别人。现在根据这个道理，拟订此方，命名为清燥救肺汤。主要的原则以扶助胃气为主，因为胃土为肺金之母，胃气旺盛，自可化生津液而润肺金。天冬虽然能润肺滋阴，然而性味偏苦，易使气机郁滞，恐其反而伤胃气，使气机壅滞而痰不能出，所以舍弃；知母能滋肾水，清肺金，也因其味苦而不用；至于苦寒降火类药物，更是禁用。因为肺经燥热，肺阴大伤，肺中所存留的阴液并不多，如果更用苦寒药物来泄下火热，苦寒不仅能败胃，而且还化燥伤阴，必然损伤胃气，患者哪里还能有生机呢？因此仿照上述保养胃气的方法，适时增减药物，以润肺燥并治疗其他的变证，就好像用水救火一样，不厌其烦，频频使用，这样才能对肺脏燥热伤阴取得较好的治疗效果。

清燥救肺汤方（辛凉甘润法）

石膏（二钱五分）　甘草（一钱）　霜桑叶（三钱）　人参（七分）　杏仁（泥，七分）　胡麻仁（一钱，炒研）　阿胶（八分）　麦冬（二钱，不去心）　枇杷叶（六分，去净毛、炙）

以上药用水一碗，煮成剩下六成的药汁，连续分二三次温服。咳痰多，加贝母、瓜蒌；阴亏血热，加生地黄；发热重，加犀角（水牛角代）、羚羊角，或加牛黄。

◎补秋燥胜气论◎

按以上所述的秋燥方论，是指燥的"复气""标气"。因为燥气在五行中属金，金能克木。木能生火，木为母，火为子，火指少阳相火。子火助母反克于金，故出现燥热、干燥的症状。另外，《灵枢》说"丙丁为手之两阳合明""辰巳为足之两阳合明"。阳明本燥而标阳。前人说的"燥气化火"，《内经》所说的"燥金之下，火气承之"，都是指燥火而言。考查古代医书，没有秋燥病的记载，近代以来，唯有喻嘉言才补充了燥气为病的论述，制定了用甘润微寒之剂治疗燥气病的大法。叶天士也曾提出燥气化火的论述，用辛凉甘润的方剂来治疗。这一治法是承袭《素问》所说的"燥化于天，热反胜之，治以辛凉，佐以甘苦"的治疗大法。我承袭前人的观点，只叙述秋燥证复气引起的疾病，这在前面已经讲过了。书稿完成之后，发现与《素问》"燥淫所胜"的论述不甚相符，所以在杂说篇中，特别写了"燥气论"一篇，详细地说明了"正化""对化""胜气""复气"等，予以补充。但对于燥病胜气现于三焦的情况，却始终没有立出具体的方剂和论治方法，书稿的内容不完全，心里始终感到不安。后来看到沈目南所著的《医征》，温热病论中有一篇"秋燥"篇，议论博大透彻，现在特地附在后面，其中间或有偏颇而不够圆满的地方，我又做出了详细的辨析，并且特地补充燥病胜气的治疗方法于后。

再按：胜气、复气的理论，及"正化""对化""从本""从标"的道理，近代的医家，多数不做深入研究，注释医典的人，也没有多下工夫考察。例如，张仲景《伤寒论》中使用的麻黄、桂枝、干姜、附子等，实质上是为治寒的"胜气"，治寒的"正化"，治寒的"本病"而设立的。白虎汤、承气汤，实质上为治寒的"复气"，治寒的"对化"，治寒的"标病"而设立的。其余的六淫之气致病，都可以以此类推。（太阳病证本寒标热，对化为火，因为水胜必克火，所以《内经》中有"太阳司天，心病为多"的记载，最后归纳总结为：病本于心，心火受病，必克肺金。白虎汤就是用来救治肺金之气的。肺金受病，则坚刚牢固，滞塞不通，复气为土，土性壅塞，反来克本身之真水。承气汤即是通过疏泄阳明燥金与土的壅塞而救肾之真水的。《内经》中又说："寒淫所胜，以咸泻之。"历代医家的注释，都不过是根据文章作出呆板的解释，其所以用此方法的道理，始终没有明确地表达出来。本书不能把《伤寒论》的

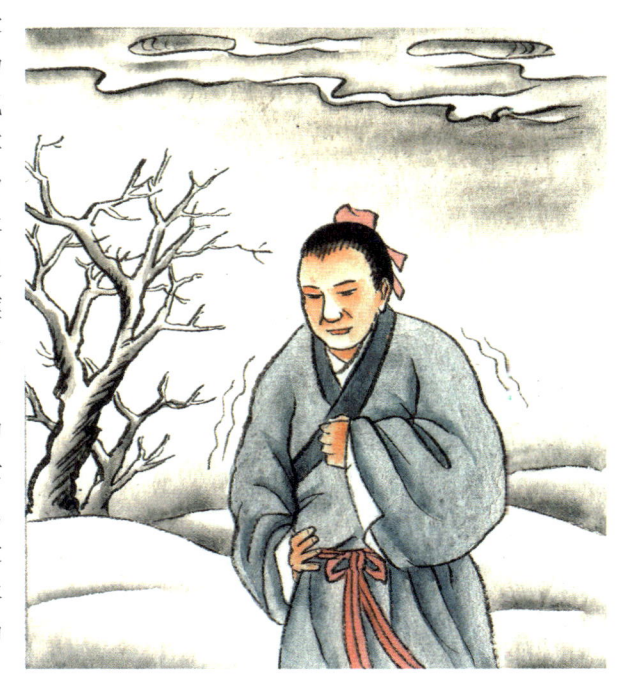

内容全部都注释一遍，偶尔举出一例，以便比照其他的内容。聪明的人得此门径，深入地研究《内经》，疑难自可迎刃而解；能够理解《伤寒论》的内容，对本篇也不会有难以理解的地方。由此类推，六气为病的情况都可以照此理解。）

沈目南《燥病论》中提到的《素问·天元纪大论》中有条文："天以六为节，地以五为制。"这是因为六气以风、寒、暑、湿、燥、火来调节气候的变化，五运以木、火、土、金、水来生克制化。然而天之六气主于外，一气统管六十多天；地之五运主于内，而一运统管七十二天多，所以五运六气合行而完成一年的运行。这是自然界不会变更的规律。但在《内经》中没有"长夏伤于湿，秋伤于燥"的记载，所以秋燥病一直没有被医家所重视，因此至今没能弄清楚燥邪致病的道理。前辈医家虽然也有谈到燥证的，但都是属于内伤津血干枯之证，与外感秋季清凉时之燥气不同。然而燥气起于秋分以后，小雪以前，这时正是阳明燥金，凉燥之气当令之时，燥病多发于此时。《内经》中说，阳明燥金之气胜，则清冷发于中焦，左腋及胁部疼痛，大便稀溏泄泻，在内表现为咽喉窒塞，在外则发为癞疝。深秋时节一派肃杀之象，使盛开的花草开始凋零，各种虫类也遭受其害。燥气侵袭于肺，可使胸中不舒，咽喉阻塞而咳。根据这段经文可知燥令之季必有凉气侵袭于人，肝木受邪而致燥病。只有近代的喻嘉言才非常明确地表达出这个论点，从而为后世苍生造福。奈何将各种气机膹郁、痿证、喘证、呕吐、咳嗽不止而咯白痰、出血致死的病证，都称为燥病。这些都是由于内伤津液阴血而造成的，实际上却和外感燥邪所致的燥证并不相关。喻氏自己创制的清燥救肺汤，组成的药物都是滋阴清凉之品，适用于火热刑金、肺气受热的情况。如果用来治疗燥邪所致的秋燥病，则是以寒凉药物治疗寒凉性质的疾病，反而加重病情。殊不知秋燥病属于寒凉性质，燥被称为"次寒"，其致病的性质和感受寒邪是同一性质的。《内经》中以为寒邪所胜引起的疾病，可用甘热之药来治疗。这里只是燥邪所胜引起的疾病，所以用苦温药来治疗。就是用苦温、辛温之品解表，这和冬月寒令而用麻黄、桂枝、干姜、附子等，治法不同，但是其和中攻里的机理却是一致的。所以就不再另立方剂了。因为《内经》中的六气致病，分为阴、阳两大类来治疗，以风、热、火三气属阳而同用寒凉之剂，但具体的用药又有辛凉、苦寒、咸寒的区别；以湿、燥、寒三气属阴而同用温热之剂，但具体用药又有苦热、苦温、甘热的差异。张仲景在《伤寒论》中将伤寒、温病作为外感病的两大纲。《性理大全》认为燥属次寒，怎奈后世医家都认为燥邪属热，两者的说法完全不同。究竟哪一种观点正确呢？我举例说明，比如在盛夏，暑热熏蒸，人体汗出不断，肌肤潮润而不干燥，冬季天气寒冷，而人的肌肤却干槁燥裂。所以可以认为深秋季节燥令当时，与人体肺金之气相应，肌肤也就比较干燥，而盛夏火令之时却不会如此。由此可以证明燥气属凉，前人认为燥气属热的观点是不正确的。

按：沈目南先生的论断，可谓独具慧眼，不为流俗所淹没。他批评喻嘉言补燥用甘寒滋阴之品，违背了《内经》中"燥淫所胜，平以苦温"的观点，也很有道理。但是认为各种气机郁结、痿证、喘证、呕吐、咳不止而吐白血等都属于内伤病变，理论上很难解释得清。因为由于内伤而致此证的情况固然较多，而由于外感余邪在肺络，转化为燥热而致此证的情况也不在少数。我在本书前面"风温咳嗽"条文下，就驳斥了以杏苏散辛温之剂统治四时咳嗽的错误做法，补充用了桑菊饮的治法，并在方论中详细论述了久咳不愈、留邪在内导致虚损的原因，这和本证外感留邪、化为燥热的道理是相一致的。认为清燥救肺汤可以治疗秋燥中的"复气"为病，而不能治疗秋燥中的"胜气"为病，喻嘉言自然是没有什么可以辩驳的。如果认为喻氏清燥救肺汤竟然与外感燥病毫不相关，未免自执一词，有些片面了，因为喻氏清燥救肺汤，即从《伤寒论》中复脉汤化裁而来。伤寒在初起时必兼母气肺金之燥，所以在开始时须用辛温甘热之剂，接着宜用辛凉苦寒之剂，最后则要用甘润之品。这是根据气化的规律所制定的治则。所以从这个意义上来说，喻氏清燥救肺汤与燥邪致病是有关系的。至于说仲景将伤寒、温病立为外感病的两大纲，就是《素问》中所说的"寒暑六人，暑统风火，寒统燥湿"，因此将一切外感疾病，都包括在伤寒与温病之中，这种说法尤其不全面。这是因为太过尊崇仲景而造成的失误。如果真是那样，则仲景的著作应当命名为"六气论"或"外感论"了，为什么独名《伤寒论》呢？因为仲景当时著书，本来就是为伤寒而写的，并没有全面包含外感病的各个方面，其书中论温、论暑、论湿的内容，仅仅是偶尔涉及一些罢了。即使沈目南先生自己也是补充《伤寒论》内容而写了《医征》温热病论。如果《伤寒论》是全面论述所有外感病的书，先生又何须补充呢？我并非一味好辩，而是恐怕后世学医者对此眉目不清，过分地尊崇前辈们的论述，反而将一切外感病都混入《伤寒论》中。这正是近世以来的一个极大的弊端。遗留下来的危害尚未完全消灭，怎敢再如此立论呢？

一、秋天感受燥气致病，轻的为燥，重的为寒，从其母气而化为湿，从其复气而化为火。

本条揭示了燥气致病的大纲，并兼叙其子母之气、胜复之气的变化。这样就很容易明白燥邪致病的机制了。重则为寒是因为寒水属燥金之子。肾属水，金生水，肺为肾之母，母病及子，燥从寒水之气化而为寒，则病情较重，从其母气而化为湿是因为土生金，湿土是燥金的母气，如燥金从母气而化则为湿，所以湿邪致病的情况也会发生于秋令。《素问·至真要大论》中说："阳明、厥

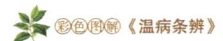

阴，不从标本，从乎中也。"又说："从本者，化生于本；从标本者，有标本之化；从中者，以中气为化也。"阳明之上，归燥气统治，而阳明的中见之气为太阴。所以本书起初没有提到燥金本气致病的治疗方法，而对于疟疾、疝气等变化为寒、湿病证，则附见于本书中"寒湿"条下。叶天士《临证指南医案》认为这类疾病多是由于伏暑邪气在内而发，再加上外界感受寒凉刺激所致。所以多见于伏暑病内；而在张仲景《金匮要略》中则多列于腹痛、疟、寒疝门类中。

二、凉燥之气，侵袭本脏肺胃，头微痛，恶寒，咳嗽，咳痰清稀，鼻塞不利，咽喉堵塞，脉弦，无汗的，用杏苏散治疗。

"本脏"指的是肺、胃二脏。《内经》曾有"咽喉窒塞而咳"的明文记载，所以燥气侵犯上焦的病变，都从肺经开始。肺合皮毛，燥气伤肺，所以头轻微疼痛并且恶寒。头稍微有些疼痛，但不像伤寒那样严重，而且阳明之经脉上行于头额，燥邪伤阳明本脏，也可以引起头痛。咳嗽吐稀白痰是由于肺恶寒，古人称燥为小寒，凉燥之气侵袭肺脏，影响肺通调水道的功能，所以寒饮停肺而咳吐稀白痰。鼻为肺窍因而鼻塞不通。咽喉窒塞是因为咽喉为肺所系。脉弦乃是寒饮之象。无汗是因为凉燥之气搏于皮毛。从杏苏散的作用来看，与小青龙汤相似，但力量比小青龙汤稍逊。本条应参看下焦篇补充的痰饮病的那几条条文，那么对痰饮证的证治，就更为全面。

再按：现今医家公认杏苏散为治疗四时伤风咳嗽的通用方，本书在前面关于风温证时已辩驳了；如证属伤于凉燥之气的咳嗽，治以苦温，并佐以甘辛之药，则最为恰当。如果感受重寒而且兼夹痰饮的咳嗽，则用小青龙汤以祛寒逐饮；若伤于春季之风温，以及感受燥邪已化火且无痰的症状，则仍然用桑菊饮、桑杏汤之辛凉甘润法治疗。

杏苏散方

苏叶　半夏　前胡　苦桔梗　陈皮　大枣（去核）　茯苓　枳壳　杏仁　甘草　生姜

【加减法】

无汗，脉弦甚或紧的，加羌活，稍微发些汗；汗出以后，咳嗽不止的，去苏叶、羌活，加苏梗；兼泄泻、腹胀满的，加苍术、厚朴；头痛兼眉棱骨痛的，加白芷；热势较重的，加黄芩，但热虽甚而泄泻腹满的，则不可加黄芩。

【方论】

本方是以苦温甘辛法之原则组方的。因本证是为外感凉燥之气，所以用苏叶、前胡这种辛温气味轻清者外达于表；全身无汗，脉紧，乃燥偏于寒，寒气束表之象，所以加辛温之气较重的羌活，以微发其汗，使寒从汗解。甘草、桔梗能开上焦肺气，枳壳、杏仁、前胡、黄芩能肃降肺气，肺气宣降正常，那么鼻窍、咽喉就可以宣通，而且咳嗽也可以止住。陈皮、半夏、茯苓，一来可以化寒饮、逐痰涎，二来可以温补肺、胃之阳。用白芷替换原方中的白术，是因为白术可入中焦脾经，而白芷为入肺、胃二经之药，并且可温散肌腠之寒气外达于皮毛。生姜、大枣用来调和营卫气血。如果在表之燥凉

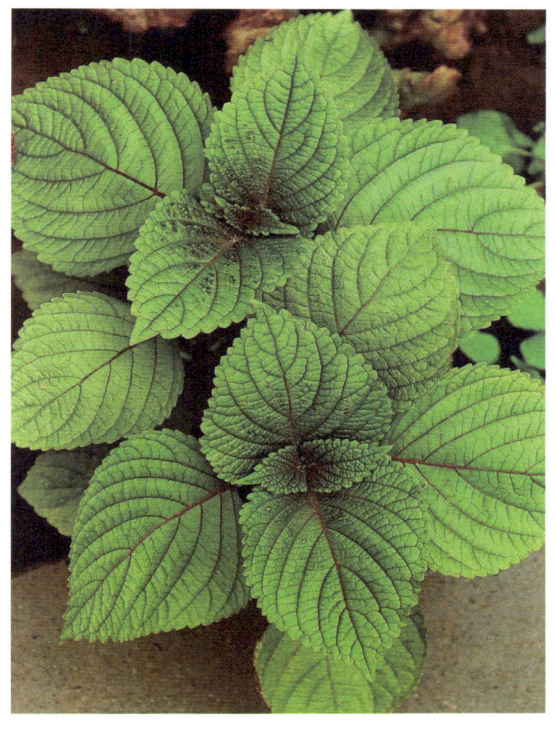

之气已退，而在里之邪未被祛除，以致咳嗽不止的，则可以去掉外达肌表的苏叶，加入苏梗以宣降气机。若病初起有泄泻、脘腹胀满的，是由于肺气过实的里证所致，所以应去除气味苦寒的黄芩，加性味苦辛温的苍术、厚朴，以理气温中燥湿。

三、感受凉燥，症如伤寒太阳表证，身有汗出，不咳嗽，不呕吐，不兼有肢体疼痛的，宜用桂枝汤稍稍调和营卫。

本证也可出现如伤寒太阳表证的头痛、身痛、恶风寒等。本证已有汗出，不得再发其汗，也像伤于寒邪一样。凉燥与风寒虽然均属于寒，但燥较寒为轻，所以少许使用辛温而甘的桂枝汤，以稍微调和营卫，却不致温燥劫津。

桂枝汤方（见前）

四、秋季燥金之气当令，头痛，恶寒发热，胸胁疼痛，严重的少腹如有肿块，聚散不定而痛，用桂枝柴胡各半汤加吴萸楝子茴香木香汤治疗。

这是金胜克木的病变，脾木病证与肺金病证同现，表里同病，所以用小柴胡汤疏达肝胆之气，使肝气条达，配合桂枝汤外解在表之邪，再用吴茱萸、川楝子、茴香、木香等药，芳香止痛，苦温通降。湿、燥、寒都属阴邪，多伤足

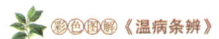

经，所以治疗方法也类似于伤寒，多从足经用药。

桂枝柴胡各半汤加吴茱萸川楝子茴香木香汤方（治以苦温，佐以甘辛法）

桂枝　柴胡　吴茱萸　黄芩　人参　广木香　生姜　白芍　大枣（去核）
川楝子　小茴香　半夏　炙甘草

五、凉燥之气传入中焦，脉短而涩，无恶寒发热的表证，无阳明里实的下证，而是出现胸痛，腹及两胁胀痛，或呕吐，或泄泻，宜用苦温甘辛法调和治疗。

凉燥之气虽然传入中焦，表证已经不存在，但也没有里实的见症，就不能误用发汗、攻下的方法。只要以苦温甘辛的方法来调和气机就可以了。脉短而涩，长脉为肝木，短脉属肺金，滑脉为润象，涩脉为燥象，脉短涩为秋燥本脉。肝厥阴之脉循胸胁，肝气不疏故胸痛；之所以腹痛，是因为肺金克伐肝木，而肝木又克伐脾土的缘故；胁痛，是肝木本身病变的表现；之所以呕吐，也是因为肺金克伐肝木；之所以腹泻，是由于阳明之上燥气治之，而中见太阴湿土的缘故。以上症状可两者或三者兼而有之，均为肝木受病而中焦脾土被克伐，病情稳定但病势变化，所以只出治法而不立方，医者可随证化裁。用性味苦温甘辛之药的原因，是根据《内经》所说的"燥淫所胜，治以苦温，佐以甘辛，以苦下之"而确定的。大抵上说，苦温从火化可以克伐燥金，甘辛从阳化可以胜阴寒之气。用苦味之药通下，是因为肺金性坚刚，可以形成结块，病位深而痼结，非用攻下不能祛除。下条就讨论燥病用攻下的证治。

六、燥邪传入阳明，大便闭结坚硬。如燥气未从热化的，治疗宜苦温攻下；如燥邪已从热化的，治疗宜苦寒攻下。

燥邪未从表解内传入阳明，形成里实证，症见大便秘结，脘腹胀满，此证《内经》只是笼统提出"以苦下之，以苦泄之"的原则。现在的医家多用苦寒之药泻下，却不知此证有已化热与未化热之别，当根据不同的证候表现，用寒下或温下的方法，随证施治，才是恰当的方法。未热化之脉象，必然短而涩，涩就兼紧，面色必定青黄。治疗应用苦温下法，比如《金匮要略》中的大黄附子细辛汤，后世的天台乌药散（见下焦篇寒湿门）加巴豆霜之类，就属于此类方剂。已从热化的脉象，必定数而坚实，面色赤红，必兼黄苔，再参看其他证候表现。用苦寒攻下之法，如三承气汤（大承气汤、小承气汤、调胃承气汤）之类，其中小承气汤中无芒硝，少用大黄或用酒炒大黄，重用枳实、厚朴，那么全方组成就是苦寒之中兼以微温了。

【附治验】

丙辰年，我曾治疗过一位姓车的山阴幕友，年龄虽然才五十五岁，须发却已经白了大半，他的脐部左侧有一盘子大小的硬结，腹部隐隐微痛，大便不通已有数十日。先请外科医生治疗，外科医生用大承气汤攻下，三四次乃未能使大便通畅。请我去诊治时，按其腹部，包块坚硬如石，皮肤冰冷，面色青黄，脉象短涩而迟。开始时患者尚能进食，屡次攻下之后，连稀粥都不能进食，大便秘结已经四十九日了。我对他们说，这是癥病，是燥金之气结聚的结果。因为肝气原本郁结，又感受了秋令凉燥之气，原本不严重的病邪入里后，久而结成包块，时间愈久，包块愈坚硬，非用下法治疗不可。但苦寒攻下却不是其正确的治疗方法。我以天台乌药散二钱，加巴豆霜一分，以姜汤调和服下。准备三次的药量，如果服下第一次药之后大便还不能通，就在第二次药中将巴豆霜加一分半，如果第二次服药后大便仍然未通，则在第三次服药时将巴豆霜加至二分。服完第三次药之后，患者开始泻下黑亮粪球四十九枚，坚硬而不易破碎。然后以苦温甘辛之法调理，渐渐地患者能进食了。此后大便又秘结十五日，我像前面的治疗一样用下法，到第二次大便通，泻下黑粪球十五枚，虽然也很坚硬结实，但破之能碎，只是干燥至极。我一方面外用香油熬川椒，布包熨其坚硬之处，另一方面内服苦温芳香之剂以通络，一个多月才使硬块全部化尽。从此病的治疗，才知道燥金之气伤人竟是如此厉害，而温下与寒下两种治疗方法是断然不能混淆的。

乙丑年，曾治疗过通廷尉的日久不愈的疝气。通廷尉时年六十八岁，先前在外地任官时，每次疝气发作时，医生必用人参等药治疗，造成余邪停留在络脉，一直不能痊愈。至乙丑年夏末之时，因受凉而复发疝气，大便坚结于肛

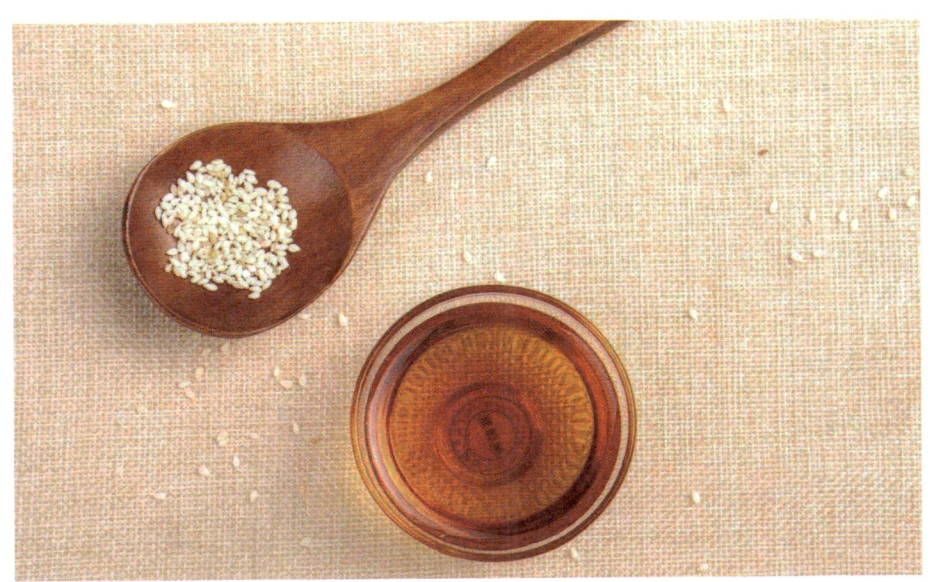

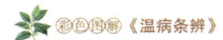

门，以致坐卧不安，胀痛不能忍受，汗出较多，七日不大便。我说疝证本属寒邪内侵，凡是坚结牢固的病证，都属于金革之象，何况现在病势危急，非用温下法不可。也用天台乌药散一钱，巴豆霜一分左右，服三次大便才通，随后疼痛逐渐消失。继以倭硫黄丸调理，兼用《金匮要略》的蜘蛛散，逐渐痊愈。以上两例病案，都应归于下焦病证，因为用了阳明病下坚结的方法，所以附于此处。

七、燥邪侵入下焦，与血分相互搏结，而成为癥病，不论男女，都可以用化癥回生丹治疗。

燥邪侵犯肌表，症状即刻发作的，确实像沈目南先生所讲的，与伤寒治法相同，临证时衡量轻重就可以了。前面补充的几条，除比伤寒治法减轻一等的两条和胸胁腹痛的一条外，与伤寒治法稍有不同，其余都兼有疝瘕，因为《内经》有"燥淫所胜，男子癩疝，女子少腹痛"的古文字记载。疝瘕多见于寒湿门中，疟疾、泄泻、呕吐多见于寒湿、湿温门中，此处特别补充邪气中里，深入下焦血分，而成坚结不散的痼疾。如果不明白络病治应缓通，而妄用急攻的治法，必然会触犯癥瘕扩散变为蛊胀的禁戒。此病属血蛊，在妇女中更多见，为极难治疗的重证，不可以不加以预防。化癥回生丹法，是"燥淫于内，治以苦温，佐以甘辛，以苦下之"的方法。是从《金匮要略》鳖甲煎丸与回生丹衍化而来的。此方以人参、肉桂、花椒、姜黄通补阳气，白芍、熟地黄守补阴液，益母膏通补阴气而利水，鳖甲胶通补肝气而消癥瘕，其余药物芳香入络而化浊。而且方中应用一些入血分的虫类药物，善飞的行络中气分，善于走窜的走络中血分，这些药称得上是没有什么细微的血络进不去，没有什么坚硬的结块不能消破。又以醋熬大黄三次，可引导各药进入病变部位而不伤其他脏腑，凡久病而形成坚硬结块不能消散的，都必须用此方。有的人嫌药物太多，这是因为他们不知道用药的道理，如果药物少用、独用，则起效迅速，多用则功力分散则起效会缓慢，古人缓化的方剂都是如此，所以说有制节的军队不怕多，没有制节的军队虽然少也会乱。此方加醋、蜜共三十六味药，是四与九相乘得到的数字，而四与九都是金气生成之数，因此可以用于治疗燥金病变。

🥄 化癥回生丹方

人参（六两）　安南桂（二两）　两头尖（二两）　麝香（二两）　片子姜黄（二两）　公丁香（三两）　川椒炭（二两）　虻虫（二两）　京三棱（二两）　蒲黄炭（一两）　藏红花（二两）　苏木（三两）　桃仁（三两）　苏子霜（二两）　五灵脂（二两）　降真香（二两）　干漆（二两）　当归尾（四两）　没药（二两）　白

芍（四两） 杏仁（三两） 香附米（二两） 吴茱萸（二两）延胡索（二两） 水蛭（二两） 阿魏（二两）小茴香炭（三两） 川芎（二两） 乳香（二两） 高良姜（二两） 艾炭（二两） 益母膏（八两） 熟地黄（四两） 鳖甲胶（一斤） 大黄（八两）（上药共为细末，以高米醋一斤半，浓煎，晒干为末，再加醋熬，如此三次，晒干为末）

上药共研为细末，以鳖甲胶、益母膏、大黄膏三胶和匀，再加炼蜜做成丸，重一钱五分，以蜡皮封护。以温开水调和，空腹时服下，瘀血较重的以黄酒送服。可治如下病证：

治癥块结聚不消散，但不觉疼痛。

治癥块发作而疼痛剧烈。

治血痹证。

治妇人属于实证的干血痨。

治疟母左胁疼痛兼有恶寒发热者。

治妇女经前作痛，即痛经。

治妇女经前发热。

治妇女经前误食生冷而腹痛的。

治妇女经闭。

治妇女经色紫黑，甚至有血块。

治因为跌打损伤而致瘀血所致的腰痛。

治产后因恶露不净，瘀血内结，引起少腹疼痛拒按相关病证。

治跌仆昏晕欲死的。

治刀伤、棒伤兼有瘀滞。

八、燥气久伏留于下焦，不与血分相搏，老年人八脉虚而形成结块者，不可用化癥回生丹，可用复亨丹治疗。

燥金性质沉着，日久而难以消散，则非用温通脉络的方法不可，不同于血分相搏的硬块，发作时痛胀有形，痛止则无形，因此不能误伤营血，而用化癥之法，只能用复亨丹。复亨丹的含义是事物的此消彼长到极限时，就可转化为通达顺利。方剂以温养、温燥兼用。这是因为温燥的方剂可暂用不可久服，久病不但阳虚，阴气也损伤，老年人八脉空虚，更应当顾护其阴，故以石硫黄补下焦的真阳而不伤阴液，为君药；佐以鹿茸、枸杞子、人参、茯苓、肉苁蓉补助正气，以当归、小茴香、花椒、肉桂、丁香、萆薢，通冲任与祛除肝肾的邪气。在本书后面所附的"解产难"中已有通补奇经丸的方剂，但彼方专以通补八脉为主，此方则温养与温燥合法；而且与上条为相互对应的方剂，因此还是一起收录于本书中。《难经》讲，任脉

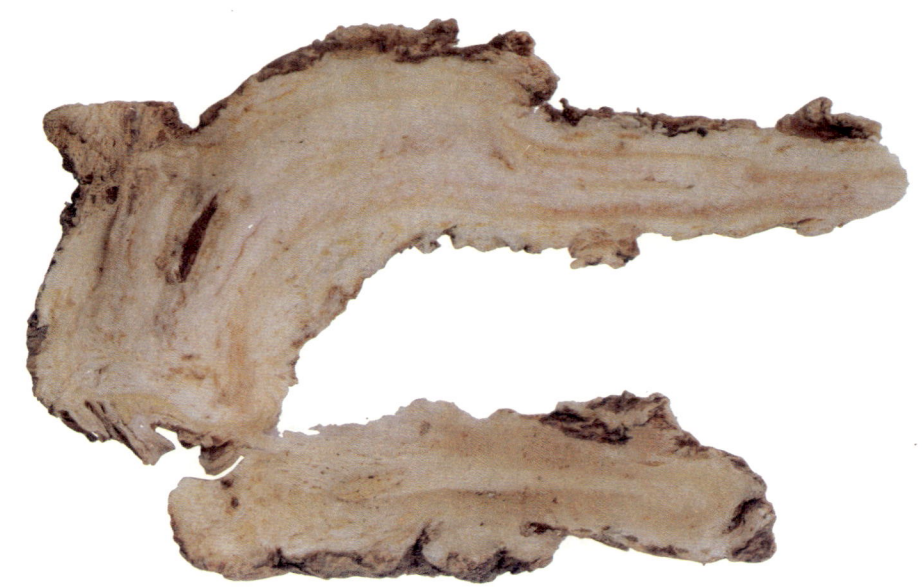

为病，男子为七疝，女子为瘕聚，朱丹溪认为七疝是寒疝、水疝、筋疝、血疝、气疝、狐疝、癫疝。《袖珍方》认为一厥、二盘、三寒、四癥、五附、六脉、七气为七疝。瘕属血病，即妇人的疝病，后世称蛇瘕、脂瘕、青瘕、黄瘕、燥瘕、狐瘕、血瘕、鳖瘕，为八瘕。任脉主天癸生气，所以大多表现为有形可见的积块。前方适宜于有形的实证，此方适用于无形的虚证。

按：凉燥之邪所遗留的疾病，如疟疾、疝气之类，已经收录于下焦篇的寒湿湿温门中。再者说本书中治疗凉燥的方子，应收入燥门的还有很多，因篇幅所限，不能一一收录。上面所述，已经揭示了治燥的门径，后学者可举一反三。

复亨丹方（苦温辛甘法）

倭硫黄（十分，即石硫黄，不可用水土硫黄） 鹿茸（八分，酒炙） 枸杞子（六分） 人参（四分） 云茯苓（八分） 肉苁蓉（八分） 安南桂（四分） 全当归（六分，酒浸） 小茴香（六分，酒浸，与当归同炒黑） 川椒炭（三分） 萆薢（六分） 炙龟板（四分）

益母膏调和成丸，如梧桐子大。每次服二钱，每日服两次。冬天逐渐加到每次服三钱，开水送下。

按：前人有"燥邪不为病"的说法，不是将寒与燥混在一起，就是把燥病混入湿类疾病中。这是因为燥为寒气之始，与寒邪相似，所以将燥邪与寒邪相混。又因为阳明主燥，中见太阴湿土，所以又容易混入湿门中。学医的人，必须概念清楚，熟悉《内经》原文，才能做到胸中有定见，不会出现错误。

霹雳散方

主治燥邪所致的吐泻、腹痛，甚至四肢厥逆、抽筋、腿痛、肢体麻木，坐卧不安，烦躁不宁，甚则摸不到脉搏，阴毒发斑，疝瘕等症，和一切寒凝积聚。寒轻的不可多服，寒重的不能少服，以疾病痊愈为度。不是单纯感受湿、燥、寒这三种阴邪的，不可服。

桂枝（六两）　公丁香（四两）　草果（二两）　川椒（五两，炒）　小茴香（四两，炒）　薤白（四两）　高良姜（三两）　吴茱萸（四两）　五灵脂（二两）　降香（五两）　乌药（三两）　干姜（三两）　石菖蒲（二两）　防己（三两）　槟榔（二两）　荜澄茄（五两）　附子（三两）　细辛（二两）　青木香（四两）　薏苡仁（五两）　雄黄（五钱）

上药共研细末，以开水调和后服，成人每次服三钱，病情重的每次可服五钱，小儿减半。另外病重的，可以连服几次，以不疼痛、四肢不再厥冷，或腹泻止、小腿肚不再抽筋为度。

【方论】

《内经》中有五疫的名称，任一五行偏盛到极点，都可以致疫。虽然温疫流行，以火证多见，但燥金、寒湿所致的温疫也经常出现。风、火、暑为阳邪，与秽浊的疫疠之气相合，则为温疫；湿、燥、寒为阴邪，与秽浊的疫疠之气相合，则为寒疫。现在多有肢麻、转筋、手足厥逆、吐泻腹痛、胁肋疼痛，甚至反恶热伴有口渴思冷饮的。《内经》讲"雾伤于上，湿伤于下"，此症为燥金寒湿之气，（《内经》说阳明在上，太阴在中；又说阳明病的治疗要从治中焦入手），侵犯筋脉，由大络、别络而内伤三阴的脏腑之气，所以转筋到腹部的，可能死亡。又吐又泻，是阴阳逆乱的表现。各种疼痛，都是由于燥金湿土之气相搏结而引起的。《伤寒论·辨少阴病脉证并治第十一》讲"自利而渴者，属少阴，虚故饮水自救"，所以患者表现为口干渴喜凉饮、头面红赤，是由于阴邪上迫，阳气不能潜敛，即所谓戴阳证。其全身恶热喜凉的，是阴邪盘踞在体内，阳气无处依附而要外散。阴病反而出现阳证的表现，说明水极似火，感受阴邪很重。各种阳证都已呈现，但脐痛甚至拒按，却是纯阴证的表现，在阴阳的判断上不可失误。所以方中汇集了温散三阴经的刚燥苦热药物，以补脏腑阳气，又重用芳香药物，驱除秽浊邪气。一方面由

51

脏腑而至别络、大络、外出经筋经络以达皮毛；另一方面由脏络、腑络以通六腑而外达九窍，使秽浊之气、阴邪一齐解除，即扶阳抑阴之法这就是所谓的"离照当空，群阴退避"。另外从唐、宋以后，医生都不知道此证是燥气所致，一见到此证候，就称为痧证，近来竟有人著写关于痧证的书，捕风捉影，杂乱无章而害人不浅。就是以痧证来论，没有感受天地间的疫气也是不能成为痧证的。又不能明确指出究竟感受的是哪一种邪气，故而组方毫无规矩。其错误全在于前人说燥邪不为病，又有燥气化火的说法。我也曾被此迷惑。因此最初刻书时，再三犹豫，而正文中只有化气的火证，没有胜气的寒证。燥不为病的说法，源于《素问·阴阳应象大论》中缺少"秋伤于燥"一条，本应为"长夏伤于湿"却又错写为"秋伤于湿"，以至后人认为没有燥证。不知《天元纪》《气交变》《五运行》《五常政》《大微旨》等文章中均列六气为病，与其他五气一样，也列了燥气为病，怎么能说燥邪不致病呢？《内经》说"风为百病之长"，风属木，主仁。《周易》说元者善之长也，得生生之机，是开生化的源头，尚且能导致多种疾病，何况金为杀厉之气呢？欧阳氏说商是伤的意思，金主收敛，主刑罚，主杀。燥邪伤人，迅速而强烈，有当天就死亡的。我曾亲眼见到这种病例，不禁十分伤感，所以反复强调这个问题。

中焦篇

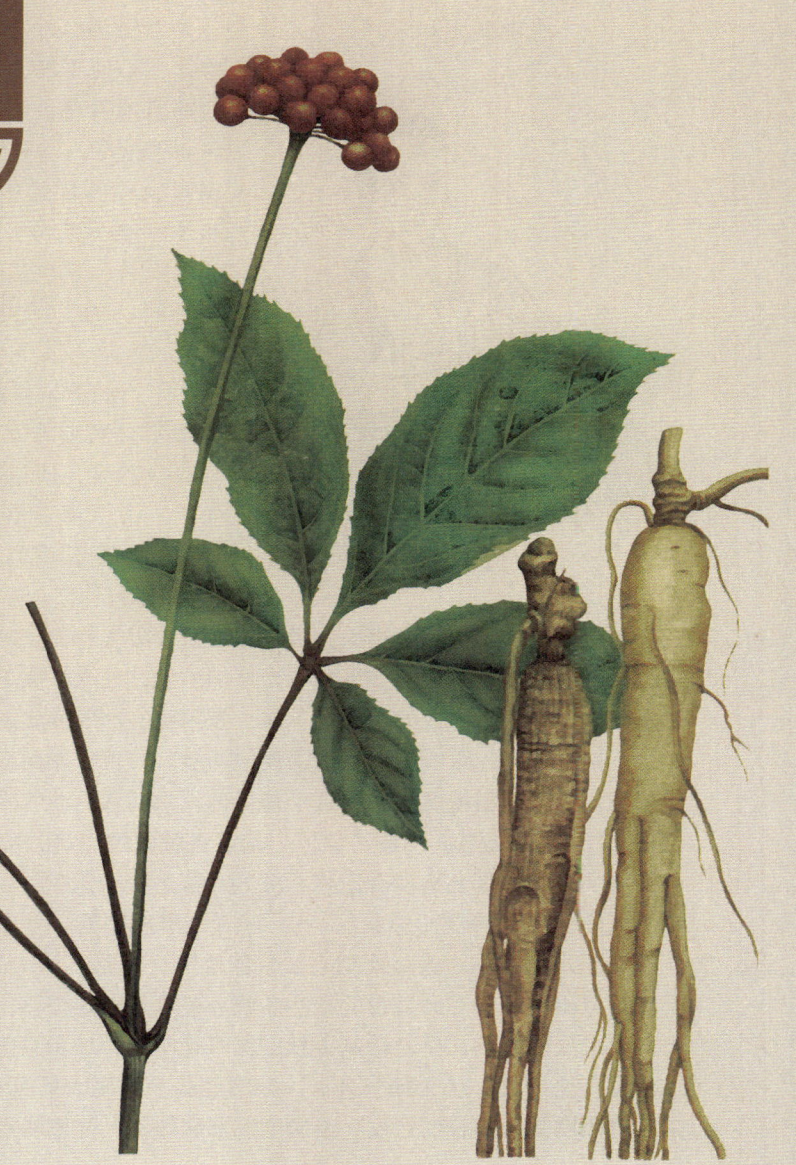

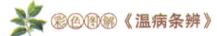

◎风温 温热 温疫 温毒 冬温◎

一、患者颜面和眼睛都发红，说话声音重浊，呼气和吸气均粗重，大便秘结，小便不畅，舌苔呈老黄色，严重的则出现舌苔色焦黑而粗糙起刺，只怕热而不怕冷，下午傍晚时热势更加严重，表明病邪已传入中焦，称为阳明温病。如果脉象浮洪躁急明显的，用白虎汤治疗。如果脉象沉数而有力，甚至反表现为小而实的，用大承气汤治疗。暑温、湿温、温疟不属于本条讨论的范围。

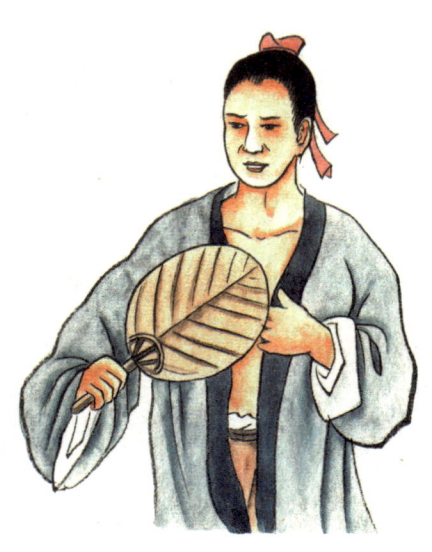

阳明经脉荣养面部，所以《伤寒论》讲阳明有病则满面红赤。火热旺盛一定会克伐肺金，所以眼睛的白睛部分也会发红。说话声音重浊，是因为肺金被火热熏灼，失其清肃功能。呼气和吸气都粗大，而且呼气与吸气的气息程度相等，这才是实证。如果呼气粗大，吸气正常，或吸气粗大，呼气正常，或者呼气吸气都不粗，都不是阳明实证，应当仔细辨别，气息粗大不同于气喘，喘是由气息粗大逐渐发展而成的。大便不通，是阳明经邪气燥实的表现。小便不畅，是由于热迫小肠，影响小肠分清泌浊的功能。口舌干燥而渴是由于火热耗灼津液而致。舌苔呈粗糙黄厚，是由于肺受到胃中的邪热浊气熏蒸，肺气不能正常地输布津液所形成的。（按《灵枢》论述各脏腑的温病，唯独肺脏温病有对舌苔的明文记载，其余则没有论述。可见舌苔是由于胃中的浊气向上熏蒸于肺，使肺气不能布化津液而形成的。）严重者可出现黑苔，黑色属水，火热亢盛而舌苔反见水色，称为火极而似水。水能胜火，凡是五行中某一行如亢盛到极点，就可以出现能够克制该行的某些症状。芒刺是邪热极盛，舌苔久久不退而在舌面上形成的硬刺；倘若芒刺柔软，就不是实证。患者只恶热而不恶寒，是因为病邪传至中焦，已无肺卫表证。阳明经的手阳明大肠经和足阳明胃经均属阳，故有阳明是两阳合明之说。温病的病邪属热性，与阳明经之热相互搏结，所以只感到恶热，有的用白虎汤治疗，有的则用承气汤治疗，这是因为虽然症状相同而脉象有区别。如果脉象浮洪而躁急明显，说明病位接近于表，尤其是见到浮脉，更不可误用攻下法。凡是要祛邪外出，都应该根据病邪所在的部位因势利导，选择最近的途径而驱逐病邪。脉见浮象说明病位接近于表，所以从肌表祛除是最便捷的，因此用白虎汤来消退烦热。如果脉象沉小而有力，说明病邪已经完全进入肠胃，则一定要使用攻下法，所以用大承气汤治疗。吴又可在《温疫论》中说，舌苔周边色白而只见中央微黄色的，就可以加入大黄。不可以盲从这种说法。虽然说伤寒的治疗应该着重注意不要误用下法，温病的治疗应注重不要误用汗法，也就是温病误用下法，也不像伤寒误用下法那样后果严重，但是承气汤这类方剂毕竟不是可以轻易使用的。也就是说必须见到舌苔老黄，甚至色黑而有芒刺，脉象沉实，确实属于燥结痞满的，才能使用。

或许有人会问，你曾说温病的治疗应以手经为主，极力驳斥使用足经药的错误。现在为什么也谈足阳明证？难道足阳明胃经不是足经吗？我的回答是阳明胃属土，胃为全身十二经汇聚的地方，就像土是万物所归聚的地方，所有的疾病都能影响胃的功能。古人说，伤寒的传变只传足经而不传手经，这是错误的，因为人是一个整体，不能将手经和足经截然分为两部分。总之，伤寒是邪气从毛孔而入溪，溪是皮下腠理浅而细小之处；再从溪而进入谷，谷是皮下腠理较深而大之处。又从谷进入孙络，孙络是经络中最细的；又由孙络而进入较粗的大络，再从大络传入经中，这经就是太阳经。伤寒的传变从太阳经开始，终止于厥阴经，也就是说只是以足经为主，并不是说与手经没有关系。温病的病邪是由口鼻而入，鼻气与肺相通，口气与胃相通。在肺的病邪发生逆传，则会传至心包。上焦的病变没有及时控制就会传到中焦，出现脾与胃的病变。中焦的病变不能控制，就会传到下焦，出现肝与肾的病变。温病的传变从上焦开始，终止于下焦。虽然以手经为主，但并不是与足经完全无关。温病初起之时，决不可以用辛温药物发散人体的阳气。因为伤寒损伤人体的阳气，所以适宜用辛温、甘温、苦热类的药物救护人体的阳气；温病损伤人体的阴津，所以适宜用辛凉、甘寒、甘咸类药物救护人体的阴液。这样把伤寒和温病的特点相互比较，自然就可明白了。

大承气汤方

大黄（六钱）　芒硝（三钱）　厚朴（三钱）　枳实（三钱）

用八杯水，先煎枳实、厚朴，后再加入大黄、芒硝，煮取三杯药液。先服一杯，大约四小时，如大便通畅，不必再服。如未解大便，就再服一杯，服后大便仍然不通，可再服。

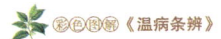

【方论】

　　这属于苦辛通降、咸以入阴的治法。所谓承气就是顺承胃气的意思。胃属腑，体阳而用阴。在没有病变时，胃气以下降为顺，当有病邪聚结其中时，必然阻碍胃气的下降，这时胃气不能依靠自己的力量下降，而必须借助药物的帮助。所以用承气汤疏通胃中聚结的病邪，从而救护胃阴。由此可见此方宗旨是顺承胃腑下降之气，没有任何勉强，所以命名为承气汤。学习医学的人如果真能彻底搞清上述道理，在使用承气汤时，就不会发生错误。方中大黄攻逐胃肠热结，芒硝入阴分而软坚，枳实疏通幽门的气机，厚朴泻中焦的痞实胀满（厚朴的用量不像《伤寒论》中那样大剂量应用，是因为治疗温病和伤寒不同，恐怕厚朴的温燥不利于病情的恢复）。该方之所以称为大承气汤，是因为方中四味药配合使用，可以说是无坚不破，无微不入，所以称为"大"。如果不是真正的实热痼结、气血郁闭不通的病证，就不能使用。如果去掉入阴分的芒硝，就称为小承气汤；去掉疏通气机的枳实、厚朴，加入甘草以调和中气，就称为调胃承气汤。

　　二、阳明温病，如果见到脉浮而急促的情况，用减味竹叶石膏汤治疗。

　　脉促，就是指脉数而有间歇，如同走路很快的人，遇到紧急情况突然跌倒一样。其病势非常急迫，所以用辛凉透表的重剂，将病邪驱逐则疾病可以痊愈。

减味竹叶石膏汤方（辛凉合甘寒法）

竹叶（五钱）　石膏（八钱）　麦冬（六钱）　甘草（三钱）

上药用八杯水，煮取三杯药液，每两小时服一杯，约六小时服完。

　　三、具备阳明温病的各种症状，但比较轻微、脉象不浮的，可用小承气汤轻微和解治疗。

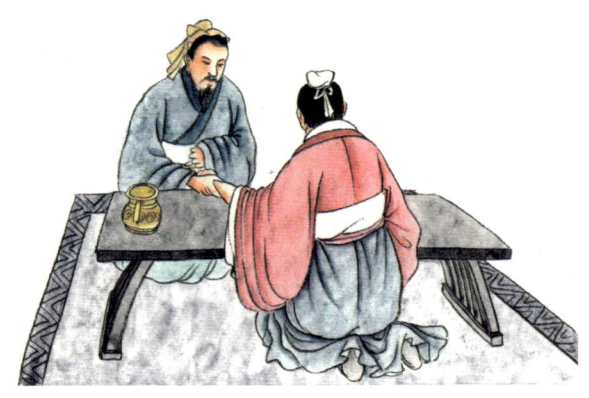

　　凡是句首称为阳明温病的，都具有第一条所列举的各种症状。以下凡是称为阳明温病的都不例外。本证具备阳明温病的各种症状，必须用攻下法治疗。但本条提及症状较轻，说明邪气还不是十分亢盛，所以只用小承气汤疏通、调和胃气就可以痊愈，无须用芒硝来软坚润燥。

四、阳明温病，若出现汗多、谵语、舌苔老黄而干燥，宜用小承气汤治疗。

出汗多，津液耗散而见大便秘结，舌苔黄而干燥，并见谵语，这都是由于燥屎内结所致，所以应该用小承气汤。

五、阳明温病，若出现无汗，小便排泄不畅，谵语，应先给牛黄丸；服药后仍不解大便，再给调胃承气汤。

如果无汗而小便排泄不畅，则大便不一定会形成硬结，所以这时如见谵语，不是因为燥屎引起的，而是由于邪热传至心包络所引起的。因此，先给牛黄丸，清心开窍。服药后，神志清醒，大便应该通畅，因为牛黄丸也有通下大便的作用。如果大便仍不通畅，无汗则是表气不通的表现；大、小便都不通是因为体内的气机郁滞不畅，可见邪热深结于内。所以方中用咸寒的芒硝，甘苦寒的大黄、甘草，而不用辛燥的枳实、厚朴。如果伤寒出现谵语，大多由于肠中燥屎所致。一方面因为寒邪不挟秽浊，另一方面因为病邪是从太阳经传入阳明经的。而温病出现谵语则有很多原因，有因燥屎内结的，有因邪热内陷心包的。一方面温病多挟秽浊之气，另一方面，温邪从口鼻而入，先侵犯上焦心肺，因此医生必须认真辨察，以免选错了治疗方向而引起误治。

六、阳明温病，面目红赤，四肢厥冷，严重的会出现周身发凉。虽然四肢没有抽搐，但神志昏迷，已有七八日不解大便，小便短赤，脉象沉伏，甚至重按也不易触及，同时伴有胸腹胀满，坚硬，甚至拒按，口渴喜冷饮的，用大承气汤治疗。

本条必须仔细辨明确实属于火极似水、热极而厥的病证，才可以用大承气汤。辨证的关键在于面目红赤，小便黄赤，腹部胀满坚硬，口渴喜冷饮。

大承气汤（方药用法见前）

七、阳明温病，泻下物完全是稀水而无粪便的，称为"热结旁流"，可以用调胃承气汤治疗。

热结旁流，并非气机不通，因此不用枳实、厚朴，只用芒硝入阴分而解除热邪凝结，同时用甘草缓和芒硝的泻下之性，使芒硝留于胃肠中解除热结，否则热结不下，仅水液下行，只能使药物损伤人体的正气。吴又可治疗本证用大承气汤是不对的。

八、阳明温病，因实热壅塞阻滞于胃而使胃气上逆的呃逆，可用攻下法治疗。呃逆连声的，是病在中焦，呃逆时断时续、时轻时重的，为病在下焦。

《金匮要略》中讲道，如呃逆而伴有腹满的，应观察大小便的情况，辨识

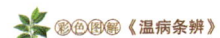

何处不通利后，使用通利法便可以治愈。阳明实热的呃逆，通下后，气机通畅则可停止，但兼挟症状轻重不同，难以预料，所以只说使用下法，而没有确定方剂，全凭医生临证时根据病情灵活用方。

再按：中焦实证的呃逆接连不断，声音紧促，是由于胃气大实，逼迫肺气不能下降，相互冲击而致的。如果声音时断时续，是下焦冲脉亏虚导致的哕逆，导致呃逆的上冲之气来路较远，所以声音时断时续，治疗宜遵循下焦病变的原则选用方药。

九、阳明温病，腹泻而谵语，右关脉实或滑疾有力，可用小承气汤治疗，脉象不实的，用安宫牛黄丸或紫雪丹治疗。

腹泻与谵语并见，柯韵伯称为肠虚胃实，所以用大黄通胃气，而不用芒硝润肠，本条中有脉实、脉滑疾有力、脉不实的不同，以免把热入心包引起的谵语错误地认为是胃肠热结所导致的。这时仍然应该使用芳香开窍的方法治疗。

小承气汤方（苦辛通法重剂）

大黄（五钱）　厚朴（二钱）　枳实（一钱）

上药加水八杯，煮取三杯药液，先服一杯。若肠中宿便得以排出，就停止服用，不通再服。

调胃承气汤方（热淫于内，治以咸寒，佐以苦甘法）

大黄（三钱）　芒硝（五钱）　生甘草（二钱）

紫雪丹方（方论并见上焦篇）

十、温病，上、中、下三焦的症状都很严重，表现为高热，口大渴，舌干燥，脉象不浮而非常躁急，舌苔呈金黄色，喉中痰涎壅滞，不能只用承气汤治疗，应该用承气合小陷胸汤治疗。

所谓"三焦俱急"，是指上焦邪热未清，又传入中焦阳明经，出现高热、口大渴、脉躁急、舌苔焦黄等症状。胃腑热盛，煎熬肾水，如果不用攻下法，则人体的阴液很快就会耗竭，但是用攻下法则会使上焦余邪乘虚内陷，有形成结胸证的可能。所以用小陷胸汤配合承气汤，荡涤三焦的邪气，既可清热化痰、理气宽胸，又能泻下。因为病情急迫，所以方药迅猛，但如果不确定是这种病证，则不能轻易使用本方。

承气合小陷胸汤方（苦辛寒法）

生大黄（五钱）　厚朴（二钱）　枳实（二钱）　半夏（三钱）

瓜蒌（三钱） 黄连（二钱）

上药加水八杯，煮取三杯药液，先服一杯，服后大便不下，再服一杯，若服后大便通畅，就停止服用，若仍不大便，则再服。

十一、阳明温病，没有上焦的症状，几天不大便，应当用攻下法治疗。如果患者素体阴虚，不能用承气汤，可以用增液汤治疗。服用增液汤后观察二十四小时，如果大便仍不通，可配合调胃承气汤治疗。

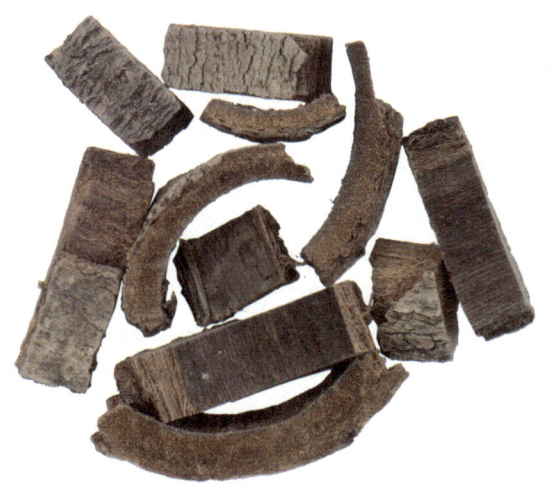

此方用以代替吴又可的承气养荣汤。它的妙处在于寓泻法于补法之中，用补药起到泻下药的作用，既可以攻逐实邪，又可防止伤阴。我治疗体质虚弱的温病患者，或者因以前的医生用药欠妥误伤津液，凡属于虚实夹杂而不大便的病证，专门用此法治疗，没有不立刻见效的。

征按：二十年来，我用这种方法救治素体虚弱且应该用下法的病患，屡屡都有很好的疗效，我觉得非常神奇，而且一直不知道吴鞠通是有这个戒方的，我们的见解很一致。

增液汤方（咸寒苦甘法）

玄参（一两） 麦冬（八钱，连心） 细生地（八钱）

上药用水八杯，煮取三杯药液，患者口干渴时饮用，直至饮完。服后大便不通的，可以再服。

【方论】

温病的大便不通，不外乎热结、阴液干枯两种原因。偏重于阳邪炽盛、实热内结的实证，治疗应以承气汤为主；偏重于阴亏液涸的虚实夹杂的病证，可以用增液汤代承气汤。本方独取玄参为君，是因为玄参味苦咸微寒，可以滋阴降火，通利二便，可使肾中之水上输而濡养全身，所以可治阴液干枯之证，无须多言，《神农本草经》称玄参"主治腹中寒热积聚"，也就是可以解除热结。麦冬主治"心腹结气，伤中伤饱，胃络脉绝，羸瘦短气"，也属于能补能润能通的药物，因此用为佐药。生地黄也能主治"寒热积聚，逐血痹"，用细生地，是取其补而不腻、兼入络脉的功效。三者合用，有增水行舟的作用，所

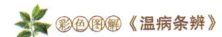

以本方称为"增液汤"。但值得注意的是本方必须重用，否则无效。

本书确立了三种治法治疗阳明病需要攻下的病证。热结液伤的实证，用大承气汤治疗；偏于热结而阴液未伤的热结旁流，用调胃承气汤治疗；偏于阴液损伤明显而热结较轻的，则用增液汤治疗，这是在温病患者阴液已经虚损时，重视顾护阴液及保存津液的方法。

按：吴又可单纯以承气汤作为攻邪的主要武器，如果使用得当，确实有效。但用之不当，则有三种弊端：第一，邪在心包与阳明二经，如果不先用开窍清心的方剂除心包之闭，只攻阳明热邪，大便已经通畅之后仍然神昏谵语，该怎么办呢？我认为此证一定难以救治。第二，体质亏虚、阴液干涸的人，使用攻下法后，则会出现战汗，或随战汗出现虚脱，或者只有战栗而无汗出，出现厥脱。第三，使用攻下法后，虽然有战汗，但阴液与阳气均受损，反而转成上见咳嗽、下见泻泄，夜晚发热而清晨退热的虚证，此时补阳、救阴都不合适，有迁延至数月而死的，有拖延到一年多而死亡的，但死亡都是最终结局。在吴又可生活的年代，盛行温疫，不是平常的温病所能比拟的，加之又初创温病的治法，难免有矫枉过正、辨证不全面的地方，因此断然不能照搬过来治疗现在的疾病。本书分别论述了治法方药的可与和不可与，以及对补法的可用和不可用，以便让高明的人自己选择，为此又加入了按语，与天下研究温病的人共同商讨。至于张景岳、喻嘉言，以甘温辛热立法，这对于湿温病，还有可用之处，但须兼用苦泄淡渗药物。因为治外邪宜通利不宜留守，所以像风温、温热、温疫、温毒等病证，则不可盲从使用甘温、辛热的方法治疗。

十二、阳明温病，使用攻下法后出汗的，应当补益阴液，用益胃汤治疗。

温热病本是伤阴的病证，使用攻下法后，邪气解除，汗液外泄，汗液也是阴津所化生的，所以阴津受伤，不须多言，应当恢复阴液。本处所说的"阴"是指胃阴。因为十二经都禀气于胃，胃阴恢复则胃气和降，患者即能正常饮食，则十二经的阴液都可恢复。想要恢复胃阴，一定要使用甘凉濡润的药物。本方名为益胃，是因为胃体阳而用阴，因此补益胃阴就是益胃的意思。用攻下法之后，应立即养阴，这是预防阴液亏损可能出现的燥象导致干咳、发热等虚损病证。

益胃汤方（甘凉法）

沙参（三钱） 麦冬（五钱） 冰糖（一钱） 细生地黄（五钱） 玉竹（一钱五分，炒香）

上药用水五杯，煮取两杯，分两次服，药渣再煮一杯服用。

十三、攻下后，无汗出而脉浮的，可以用银翘汤治疗；如果脉象浮洪的，用白虎汤治疗；如果脉洪大而芤的，用白虎加人参汤治疗。

本条所说的是用攻下法治疗后，邪气外浮肌表的病证。温热邪气，向上发展到极点，就会向下发展；向下发展到极点，就会向上发展；用攻下法治疗后，体内气机通畅，出现要出汗而出不来的情况，可从脉浮来判断，可知邪在表而不在里。驱逐邪气，要根据病邪的性质而宣通外泄，使邪气通过最近的途径排出体外，所以用银翘汤治疗。方中用滋阴增液药使汗源充足，仍用金银花、连翘清热解毒而轻宣肌表，所以本方为辛凉合甘寒法的轻剂。若脉浮而洪大，说明邪热炽盛，津液很快就会耗尽，所以必用白虎汤不可。若脉象洪而且芤，说明火热伤肺，元气衰极则必须加用人参了。

🥄 银翘汤方（辛凉合甘寒法）

金银花（五钱） 连翘（三钱） 竹叶（二钱） 生甘草（一钱） 麦冬（四钱） 细生地黄（四钱）

🥄 白虎汤、白虎加人参汤方（方论并见前）

十四、用攻下法后，无汗出而脉数不浮，宜用清燥汤治疗。

患者不出汗而且脉象数，说明病邪没有祛除，脉象不浮，说明邪气不在肌表，不能用解表法祛邪外出。使用攻下法之后出现本证，所以不能连续使用攻下法。因此要用清燥养阴法治疗，通过滋补阴液来抑火，以免因阴伤火炽而造成疾病恶化。一天或半天后再随病情变化治法，这就是吴又可所说的攻下之后，间断服用缓剂的方法，但是吴又可的清燥汤中使用了温燥的陈皮、升散的柴胡，以及辛香走窜的当归，本来已经受损的津液怎么能招架得住呢？以温燥药物治疗燥证，有这样的道理吗？因此，本条只采用吴又可的治法而不使用他的方子。

🥄 清燥汤方（甘凉法）

麦冬（五钱） 知母（二钱） 人中黄（一钱五分） 细生地黄（五钱） 玄参（三钱）

上药用水八杯，煮取三杯，分三次服。

【加减法】

咳嗽痰黏，加沙参三钱，桑叶一钱五分，梨汁半酒杯，牡蛎三钱，牛蒡子三钱。

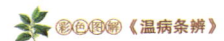

按：吴又可治疗咳吐胶黏痰的病证，用苏子、橘红、当归，干燥的病证却用燥药治疗是错误的，但对于湿温病证则这些燥性的药物不在使用禁忌之列。

十五、用攻下法后，数日热势仍未消退，或热势虽减但仍有发热，伴有口燥咽干，舌苔干而色黑，或呈金黄色，如果脉象沉而有力的，用护胃承气汤治疗，如果脉象沉而弱的，用增液汤治疗。

温病使用攻下法以后，如果邪气祛除，必然会脉象平静，体温正常；如果邪气未净，迁延数日，又聚结在肠胃，必须再次通里攻下，甚至连下几次才能把邪气祛除干净，这正像吴又可所说的那样。但正气一天比一天虚衰，阴津一天比一天耗伤，此时必须注意保护津液，不能有丝毫鲁莽，这全靠医生在治病时仔细斟酌。吴又可对于邪气再次积聚的病证，主要用小承气汤治疗，本条则根据不同情况而分别立法制方。

🥤 护胃承气汤方（苦甘法）

生大黄（三钱）　玄参（三钱）　细生地黄（三钱）　牡丹皮（二钱）　知母（二钱）　麦冬（三钱，连心）

上药用水五杯，煮取两杯药液，先服一杯，大便排出后，就停止服用，大便不通，就再服。

🥤 增液汤方（见前）

十六、阳明温病，用攻下法后二三天，攻下的适应证再次出现，脉象不是很沉，或沉而无力的，只能用增液汤治疗，不能用承气汤。

只用增液汤不用承气汤治疗，是怕犯屡用攻下的错误。

十七、阳明温病，用攻下法后大便仍然不通，病证有以下五种：第一，应当攻下而治疗不及时，以致正气虚损，不能运化、吸收药物，不能吸收药物的这种情况可导致死亡，用新加黄龙汤治疗。第二，喘息气促，坐卧不安，痰涎壅盛，右寸脉实大，肺气不得肃降，用宣白承气汤治疗。第三，左尺脉牢坚，小便黄赤、疼痛，时常口渴引饮，用导赤承气汤治疗。第四，邪热闭阻心包，神志昏迷，舌短缩，诸窍不通，饮水而不解渴，用牛黄承气汤治疗。第五，津液不足，犹如河道中无水致使船不能行驶一样，即"无水舟停"，可以先服增液汤，服后大便不通的，用增液承气汤治疗。

《内经》讲，用攻下法大便仍不通的会致死。使用攻下法后大便仍然不通，可知为危险证候，但不能因为此证危险、难以救治就放弃治疗。温病中用攻下法而大便不通有五种原因：第一，正气虚损，不能吸收、运化药物，一方面正气已虚，另一方面邪气炽盛，勉强拟定黄龙汤法，方中以人参扶助正气，用大黄涤除邪气，以麦冬、生地黄滋阴增液，使邪气退而保存一丝正气，再用大剂补阴药治疗，这是扶正与祛邪并用的方法。第二，因为肺气不降而肠胃燥结的，可见喘息气促，寸脉实而有力，则用杏仁、生石膏开宣肺气，用大黄攻逐肠胃燥结，这是肺与大肠合治的方法，即"脏腑合治法"。第三，因为小肠不通，左手尺脉出现牢坚的脉象（左尺脉候小肠病变，一般医生候于左寸脉，这是不对的，仔细看一看《内经》就可以知道了）。如果小肠热盛，热邪下注于膀胱，则小便短赤涩痛，用导赤散去淡渗通阳的药物治疗，加黄连、黄柏苦寒以通泄小肠，大黄、芒硝顺承胃气而通利大肠，这是大小肠同治的方法。第四，邪气闭阻心包，机窍堵闭不通畅的，本篇第五条中已经有先给安宫牛黄丸，后服承气汤的治法。而本条属于已经用攻下法而大便仍不通，并伴舌体拘挛短缩，神志昏迷，证明闭证已经很严重，同时又见饮水而不能解渴，说明胃热也很严重，比前一条仅有谵语显得更加危急，立刻就会有内闭外脱之危险。同时又兼有阳明热结，腑实不通，有消亡肾阴的危险，不能再有一刻犹豫，用安宫牛黄丸开手少阴心经闭阻的痰热，用承气汤泄肠胃燥热而保存即将消亡的肾阴，这是手足少阴经同治的方法，这也是三焦俱急的证候，应当和第九条用承气合小陷胸汤的治法互相参照对比。第五，因为阳明胃热炽盛，津液枯燥，就像水少不能行舟一样，导致大便干结，则必须用增液汤，服增液汤两剂后，大便应当通畅，但有的人肠胃燥结很严重，服增液汤大便仍不畅，可以用增液汤合调胃承气汤治疗，让患者缓缓服下汤药，大约每四小时服半杯，这是阳明经气血同治的方法。

🥄 新加黄龙汤方（苦甘咸法）

细生地黄（五钱）　生甘草（二钱）　人参（一钱五分，另煎）　生大黄（三钱）　芒硝（一钱）　玄参（五钱）　麦冬（五钱，连心）　当归（一钱五分）　海参（二条，洗）　姜汁（六匙）

将上药用水八杯，煮成三杯药液。先用一杯冲入人参汁五分，姜汁二匙，一次服下，服后如腹中有响声，或有排气，是要解大便；如二到四小时后不大便，按上述方法再服一杯；过六小时仍不大便，再服第三杯；如果服一杯药就解大便，就不必再服，酌情服益胃汤一剂（益胃汤方见前述），剩余的参汤可以加入一起服下。

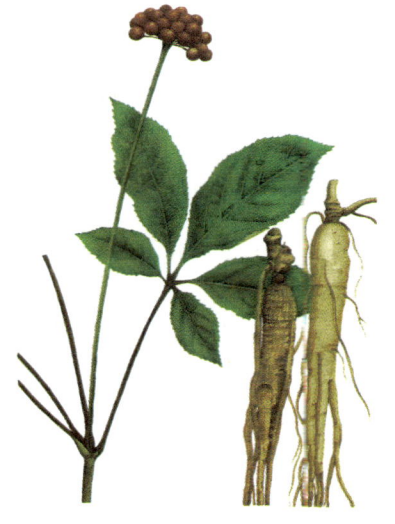

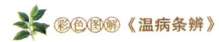

【方论】

本方是在没有办法的情况下，勉强尽全力而拟定的，因不愿意见死不救，留下遗憾。《伤寒六书》的黄龙汤，用大承气汤加人参、生地黄、当归，应当知道正气久已耗伤，大便不通，是阴阳都已衰竭，尤其阴津消耗殆尽，不能再用枳实、厚朴伤人正气、消耗阴液，所以改用调胃承气汤。取甘草缓和峻烈的药性，配合人参补益正气，加少量姜汁，代替枳实、厚朴宣通胃气，配合人参最适于宣通胃气；加麦冬、生地黄、玄参养阴，以保存消亡的津液，还可以祛除血脉瘀滞；姜汁的作用是宣通气分的郁滞，当归的作用是宣通血中的气机；再加海参，是因为海参味咸能软坚，味甘能补益正气，海参所含比其本身的体重多几倍的液体，所以可知其有补益阴液的作用，而且海参为蠕动之物，能疏通脉络中的血分，而病久则邪必深入于络，所以将海参作为使药。

🥣 宣白承气汤方（苦辛淡法）

生石膏（五钱）　生大黄（三钱）　杏仁粉（二钱）　瓜蒌皮（一钱五分）
上药用水五杯，煮成两杯，先服一杯，无效再服一杯。

🥣 导赤承气汤方

赤芍（三钱）　细生地黄（五钱）　生大黄（三钱）　黄连（二钱）　黄柏（二钱）　芒硝（一钱）
上药用水五杯，煮成两杯药液，先服一杯，不大便再服。

🥣 牛黄承气汤方

即用前面所说的安宫牛黄丸两丸，用水化开，调入生大黄末三钱，先服一半，无效再服另一半。

🥣 增液承气汤方

即于增液汤内，加大黄三钱，芒硝一钱五分。
上药用水八杯，煮成三杯，先服一杯，无效再服。

十八、用攻下法后，心烦不能入睡，心中懊恼不宁，甚至翻来覆去坐卧不安，用栀子豉汤治疗，如兼气短的加甘草，如果有呕吐的加姜汁。

邪气一半在阳明，一半在膈上，攻下法能祛除阳明的邪气，但不能祛除胸膈的邪气。因此见到懊恼心烦，应用栀子豉汤通泄在膈上的邪气。气短加甘草，误用下法虽能伤阴液，但这时主要是误用攻下法损伤胸中的阳气，因甘味药可以补气，所以加入甘草。兼有呕吐加入姜汁，是因为胃热还未十分亢盛，未形成燥结，误用下法则损伤胃中阳气，肝木乘虚克胃，所以会出现呕吐，加用姜汁可以和肝而降胃气，胃气下降则呕吐停止。

🥄 栀子豉加甘草汤方

即在栀子豉汤内，加入甘草二钱，煎法也同前。

🥄 栀子豉加姜汁方

即在栀子豉汤内，加入姜汁五匙。

十九、阳明温病，出现作呕但没有胃内容物吐出、口苦、口渴，且尚没有用攻下法的适应证，用黄连黄芩汤治疗。如果表现为口不渴，舌苔滑润的属于湿温病。

温热属于燥病类，由于邪热之中夹有秽浊，影响了中焦脾胃功能引起干呕，所以用黄连、黄芩清解其热，用芳香的药物清宣化浊。

🥄 黄连黄芩汤方（苦寒微辛法）

黄连（二钱） 黄芩（二钱） 郁金（一钱五分） 香豆豉（二钱）

上药用五杯水，煮成两杯，分两次服。

二十、阳明温病，出现舌苔黄而干燥，舌质绛红，口不渴的，提示邪在血分，用清营汤治疗。若舌苔滑润则不能用，应当按湿温病治疗。

温病向里传变，应当表现为口渴较明显，现在反而出现不渴的情况，是因为邪气深入血分，阳热蒸腾血中阴分，向上濡润于口腔的缘故，所以反而不感口渴。邪气从气分发展而来，因此舌苔黄而干燥。邪气居留于血分，所以舌质是绛红的。如果出现舌苔白滑、灰滑、淡黄而滑且口不渴的症状，是湿热蒸腾的征象，不能用清营汤治疗，否则就犯了"柔以济柔"的错误。

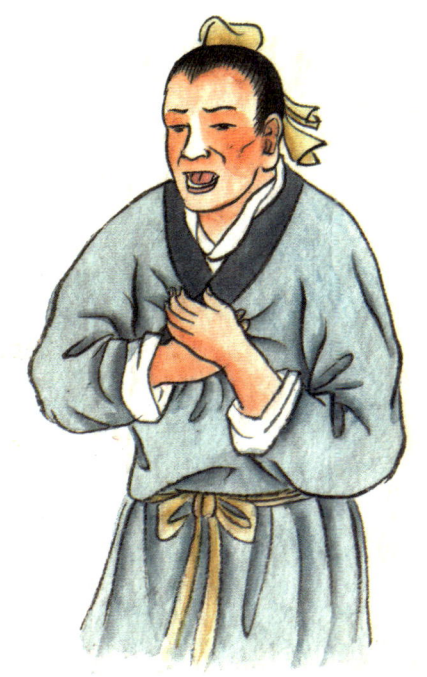

🥄 清营汤方（见上焦篇）

二十一、阳明温病而见发斑的，用化斑汤治疗。

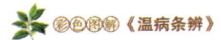

处方、方义参见上焦篇。

二十二、阳明温病，用攻下法后，陆续发出皮疹，用银翘散去淡豆豉，加细生地黄、大青叶、玄参、牡丹皮汤治疗。

处方和方义参见上焦篇。

二十三、出现斑疹，用升提的药物，则会导致衄血，有的会发生肢体厥冷，有的可出现呛咳，有的甚至能造成神昏痉厥。如用滋补壅滞的药物，则会出现神昏烦乱。

以上讲述的是治疗斑疹的禁忌。出现斑疹说明邪气在血络，只能用轻宣凉解的方法。若用柴胡、升麻等辛温的药物升提少阳之气，可使邪热挟血上逆清窍而出现衄血；过分升提，则衰竭下元，而下元衰竭必然导致阳气不能外达而肢体不温。肺为人体脏腑的华盖，受热毒之气的熏蒸则出现呛咳；心位于上焦胸腔之中，受到升提火热之气的摧迫，则导致神昏痉厥，如果使用甘温补益的药物，则使邪气不能外出，因为络脉比经脉细，而多种疮疹、疼痛的病变，都属于心经的病变。络脉中邪气既然不得外泄，则必然由经络内入于心，怎么能不出现神昏烦乱呢？

二十四、斑疹兼有阳明经证的表现，但斑疹透发不畅，热结壅滞严重的，可用调胃承气汤缓下热结，大便通畅则止，不能泻下太过，如果过分泻下则必使正气受损，邪气便可能乘虚内陷。

这是斑疹治疗中的攻下法，与其他疾病的攻下法稍有不同，温病出现斑疹虽然宜用宣泄法治疗，但是不可过度，以免使邪气内陷。斑疹虽忌用升提法，但也应预防邪气内陷。可用调胃承气汤治疗，避免枳实、厚朴的温燥，方中用芒硝咸寒入阴分，甘草又可败毒缓中。

调胃承气汤方（见前）

二十五、阳明温毒病证而发生痘疮的，可用治疗斑疹的方法治疗，根据病邪所在的部位而祛逐邪气。

温毒而发痘疮，与小儿痘疮相似，有的多，有的少，呈紫黑色，是秽浊之气重，加之治疗不当而致。这种情况虽然不多见，但也时有发生。根据病邪所在的病位而采用攻逐邪气的方法，比如脉象浮，可用银翘散加生地黄、玄参，口渴可加天花粉，热毒重可加金汁、人中黄，小便短赤可加黄芩、黄连之类苦寒的药物；脉象沉，热毒壅滞，可根据热邪的轻重，酌情使用攻下法。

二十六、阳明温毒，出现杨梅疮的，可采用前面所讲的方法，根据具体情况而治疗，着重使用败毒方法，并兼用利湿法。

本条应当列入湿温病中，因为上条论述了温毒发痘，可与本条相互联系类比，所以编在一起以相互参照。杨梅疮形如杨梅，轻的色红紫，重的则呈紫黑色，多发生于背部、面部，这也是由于感受秽浊之气所致。治疗可参照上条温毒发痘的治法。由于热毒较重，所以着重败毒。本证属热毒挟湿浊为患，所以要兼用利湿法，加入萆薢、土茯苓之类的药物。

二十七、阳明温病，口渴不明显，腹部不胀满，无汗，小便不畅，心中懊恼不安的，必然要发生黄疸，可用栀子柏皮汤治疗。

感受病邪太重，邪热与胃中阳气相互搏结，又加之无汗，不能发越，病邪没有外出的通道，所以邪热内壅，必然导致黄疸。

🥄 栀子柏皮汤方

栀子（五钱）　生甘草（三钱）　黄柏（五钱）

上药用水五杯，煮成两杯，分两次服。

【方论】

这是湿邪浸淫于内，可用苦味药来燥湿。热盛于内，配合使用甘味苦味药的治疗方法。栀子清肌表的热邪，解除五种黄疸，又可以治烦躁。黄柏泻膀胱湿热，治疗肌肤间的邪热。甘草调和内外表里。这三种药都是黄颜色，用黄色药退黄疸，是根据同气相求的原理。吴又可只设立茵陈大黄汤，而没有栀子柏皮汤。难道温热发黄，都可以用攻下法治疗吗？

二十八、阳明温病，不出汗，或者仅是头部有汗而身上无汗，口渴想喝水，腹部胀满，舌苔干燥而黄，小便不通畅的，必然要发生黄疸，用茵陈蒿汤治疗。

本条与上条的不同之处在于是否口渴与腹满。上条是口不太渴，腹部不胀满，说明胃中热结还不重，所以不能用攻下法。本条则胃中邪气亢盛，而黄疸不能消退，热邪不能发越，故不能从表而解，所以采用攻下法，使邪气从大小便而出。

🥄 茵陈蒿汤方

茵陈蒿（六钱）　栀子（三钱）　生大黄（三钱）

上药用水八杯，先煎茵陈蒿，煮成八杯，再放入另外两味药，煮成三杯，分三次服，直到小便通畅为止。

【方论】

本条纯属苦味药而药力直趋于下的方剂。发黄说明表气郁闭，腹满说明在里的邪气郁阻。内外之气都闭阻不通，提示病势急，治疗不可延误。苦性药

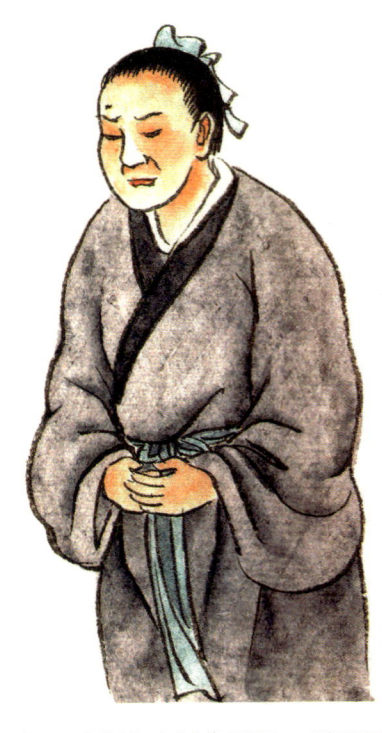

物最急，所以用纯苦而直趋下焦的药物。黄疸是由于热结于内，要清热必须泻小肠，小肠属丙火，必须用苦味药来通利。能够制火的莫过于水，茵陈蒿具有水的精华。开郁结最好是升发，茵陈蒿升发最快，强于其他草木，可主治热结黄疸，所以用茵陈蒿作为主药，栀子疏通水道而利三焦，大黄可祛除积热而使腹满减轻，所以用做佐药。

二十九、阳明温病，不出汗，里实证表现并不太明显，不能用攻下法，如小便不通畅，可用甘苦合化法，用冬地三黄汤治疗。

一般小便不通的原因很多，有的是因为膀胱气化失司，有的是因为上游小肠热结，有的是因为肺气不能化水。温热病的小便不通，没有因膀胱气化失司而致，都是由于上游（指小肠而言）热结，或者是肺气不化而引起的。小肠属于火腑，所以用黄连、黄芩、黄柏这种苦寒药物来通火腑；热结于内，则使津液耗伤干涸，所以用甘寒的药物来濡润。肺金受到火热的灼伤，化气为水的功能受限，所以要加大麦冬的用量，以化生津液。

冬地三黄汤方（甘苦合化阴气法）

麦冬（八钱） 黄连（一钱） 苇根（汁半酒杯，冲） 玄参（四钱） 黄柏（一钱） 金银花露（半酒杯，冲） 细生地黄（四钱） 黄芩（一钱） 生甘草（三钱）

上药用水八杯，煮成三杯，分三次服用，直到小便通利为止。

三十、温病出现小便不通利的症状，不可用淡渗利尿的方药，也就是忌用五苓散、八正散之类的方药。

此条论述淡渗法的禁忌。热病是火热有余，而水液不足，治疗当以滋水泻火为主要任务，怎么能再用淡渗药物来扰动阳气而耗伤津液呢？可是吴又可在利小便条文下，专门设立猪苓汤，去掉张仲景原方的阿胶，反而加上了木通、车前子，更加大了淡渗的力度；其次他在治疗小便血分病变的桃仁汤中，仍然用滑石，不知如何解释！

三十一、温病出现燥热的症状，要消除这些症状，首先要滋润其枯竭的津液，所以不能单纯使用苦寒药清热。服用苦寒药，燥热症状反而会加重。

本条论述使用苦寒药的禁忌。温病是火热有余，不能用淡渗药物的道理是很容易明白的，但是把苦寒药物也列入禁忌，则不容易理解。所有的医者都知道苦能泻火，寒能清热，似乎使用苦寒药并没有错误。殊不知苦味先入于心，易化燥伤阴，服用后不但无效反而愈伤阴液。宋代有人提出眼睛为火的门户，设立了三黄汤治疗眼病，长期服用竟然会导致失明，这不是苦寒化燥损伤阴液的有力证据吗？我见过很多温病治疗过程中滥用苦寒药，导致津液干涸无法救治的病例。这都是因为燥邪比热证更伤津液，所以上条的冬地三黄汤中，甘寒的药物占十分之八九，苦寒的药物仅占十分之一二。至于茵陈蒿汤也是纯苦的方剂，只能用一次或者用两次，不能多次使用。吴又可多次批评温病治疗时用黄连的错误，自己却又滥用大黄，可惜他自己都还没有掌握甘寒法应用的精髓。

三十二、阳明温病，用攻下法后，热势已退，不能立即进食。进食过早者，必然引起复发，一日后再慢慢地给予食物，先吃清淡的，也不能让患者吃得过饱，过饱也必然引起复发，如复发病情会更重。

本条论述的是攻下后禁忌暴食。攻下后虽然热势已退，但余邪未尽。邪热属无形无质的病邪，经常要借助于有形有质的东西作为依附，所以必须采用坚壁清野的方法，不要立即进食是最佳的手段。一天以后，可以少量进食清淡的流质饮食，如果食物稍微重浊肥腻必然导致复发。"勿"是强调禁止，"必"是肯定的意思。

三十三、阳明温病，用攻下法后，脉象平静，身已不热，舌上已转为湿润有津，但十几天仍未大便，可用益胃汤、增液汤一类方剂治疗，绝对不能再用承气汤。如用攻下法后，舌苔尚未退净，有轻微口渴，面部稍发红，脉象稍数，身有低热，病程短的，可用增液汤。病程长兼舌干燥少津的，属于下焦病证，用复脉汤（方药见下焦篇）治疗。不要轻率地使用承气汤，如误用承气汤，可造成肺阴干燥而咳嗽，脾虚而滑泄，邪热反而不除，口渴反加重，百日左右可导致死亡。

这是多次使用下法会损伤阴液的禁忌证。攻下后十几天不解大便，甚至可达二十天，是因为胃肠津液受伤的缘故，不能强求使其大便，只要阴液恢复就自然可以解下大便了。本条提出脉象平和，体温正常的不可用攻下法，人们对其中的道理还容易理解，至于脉象虽然不躁急但不平静和缓，身体虽然无高热，但体温未完全恢复正常，一般的医生必然认为邪气还没有全部祛除，而再次攻下，吴又可也会如此，他们不明白大的邪气伤人，治疗时只需攻逐十分之六的邪气。以后只要给予存阴泄热的方法，就决不会导致不良后果（如果攻下后邪气再次聚积，出现高热、口渴、面色红赤、脉搏躁急的不在此范围内），如果轻率地给予苦燥清热的药物，频繁地损伤胃阴，伤害了肺的母气，胃中燥热，肺气无从生化，反而被燥气逼迫，怎能不咳嗽呢？燥咳迁延不愈，必然会出现身热口渴，如果峻利攻下损伤了脾气，出现大便滑泄也是必然的，滑泄则伤阴液，而加重身热口渴，迁延到三个月，天气发生了变化，病情不能再拖延下去了，所以说"百日左右会引起死亡"。

三十四、阳明温病，口渴严重，可服用雪梨浆来滋养阴液。

 雪梨浆方（方剂和用法见前）

三十五、阳明温病，用攻下法治疗后仍有轻微发热，舌苔不消退的，可用薄荷末擦拭。

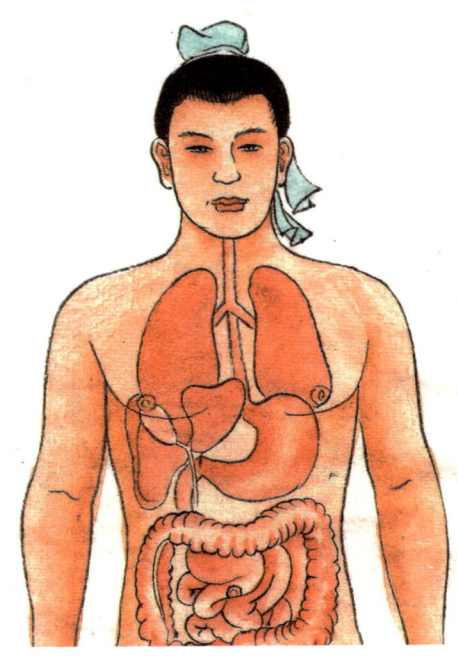

用新布蘸刚刚汲取的凉水，再蘸薄荷细末，反复多次擦拭舌面。

三十六、阳明温病，不论斑疹、温痘、温疮、温毒、黄疸，只要出现了神志昏迷和谵语症状的，就可用安宫牛黄丸治疗。

心的位置居于横膈之上，胃在横膈之下，虽然有横膈膜隔开，但如果胃中浊气太盛，也可以向上侵犯心包络，加之病邪是从上焦传变而来，所以治疗必须以芳香逐秽开窍为首要。

 安宫牛黄丸方（见上焦篇）

三十七、风温、温热、温疫、温毒、冬温等病的中焦病证以阳明为主，湿温病的中焦病证，以太阴病为主，暑温则是阳明、太阴同病。

这是辨别各种不同类别的温病的关键。温热病等都是因为感受火热。阳明为阳土，所以感受火热病邪，容易入于阳明而成为火热病证，因此温热病以阳明症表现为主；湿温病则因为湿性属阴，所以湿温病容易损伤脾土，而多表现为太阴经的病证；暑邪则兼有湿与热两种邪气，所以可以表现为阳明病，也可以表现为太阴病。

◎暑温 伏暑◎

三十八、温病患者出现脉象洪滑，面红目赤，发热、头晕，只恶热，不恶寒，舌苔黄滑，口渴喜喝凉水，但饮后口渴不缓解，反而水入立即呕吐，胸下按着疼痛，小便短少，大便秘涩，属于阳明暑温，是暑邪与水邪互结在胸中，用小陷胸汤加枳实治疗。

脉洪、面赤、不恶寒，说明病邪已不在上焦。暑邪兼有湿、热两种邪气，热盛则口干渴，所以患者多饮水以求自救，但是湿邪郁阻中焦，水液下行受阻，反而上逆，发为呕吐，胃气不降则大便闭结，所以用黄连、瓜蒌清在里的热痰，半夏振奋胃阳而除湿化痰，加枳实苦辛通降，疏通幽门而引水下行。

🪣 小陷胸加枳实汤方（苦辛寒法）

黄连（二钱） 瓜蒌（三钱） 枳实（二钱） 半夏（五钱）

上药加入江河中流动的水五杯，煮取二杯，分两次服。

三十九、阳明暑温，脉象滑数，不思饮食，不知饥饱，大便干结难下，这是浊痰与温热相互凝结，若兼见胃脘痞满，用半夏泻心汤去人参、干姜、大枣、甘草加枳实、杏仁治疗。

不知饥饱、大便干结难下，说明痰浊内阻，胃脘痞满是由于湿热互结阻滞中焦气分，所以用半夏、枳实开气分的湿结，用黄芩、黄连开气分的热结，用杏仁开肺和大肠的气机痹阻。因为暑兼湿热，而以热邪偏胜，所以不用干姜；因为不同于伤寒误用下法后的虚痞，所以去掉人参、甘草、大枣，考虑到人参、甘草、大枣可以助湿加重痞满。

🪣 半夏泻心汤去干姜甘草加枳实杏仁方（苦辛寒法）

半夏（一两） 黄连（二钱） 黄芩（三钱） 枳实（二钱） 杏仁（三钱）

上药以水八杯，煮取三杯，分三次服。体虚的加人参二钱、大枣三枚。

四十、阳明暑温，湿邪已去，热结独存，症见口燥咽干，口渴引饮，面红目赤，舌苔黄燥，脉沉实有力的，用小承气汤治疗，方中各味药物剂量须相等。

暑邪兼夹湿热，平素身体瘦、阴虚火旺的人，再感受热重湿轻的病证，湿易从火化，只将热邪留结在中焦，具有各种攻下证候，才可以用下法。

🥄 **小承气汤方**（方义并见前，此处不必以大黄为君，三物剂量相同就可以了）

四十一、暑温邪气蔓延三焦，舌苔滑润而色淡黄，是邪在气分，用三石汤治疗。如果邪气在气分存留日久，出现舌绛苔少，说明热邪内伤血分，用加味清宫汤治疗。神志不清，热邪内闭心包的，先给予紫雪丹，再服用清宫汤。

邪气蔓延到三焦，则病变已不局限在一条经脉或一个脏腑，所以应当以急清三焦为主。但虽然是清利三焦，而应以手太阴肺经为主，这是因为肺主全身气机运行，气化功能正常则暑湿邪气都可以清除，而且肺金为阳明胃之子，肺属金色白，阳明之气也属金色白，所以肺经的药物大多可以兼入阳明经，阳明经药物也兼入肺经。另外肺是疏通调节水液运行的通道，使水湿下输膀胱而排出体外，肺气闭结若得以疏通，则膀胱之气也可以开通，因此虽说以治肺为主，但其实也同时治疗了胃与膀胱，因此说三焦都包括在内，这就是暑邪在三焦气分用三石汤治疗的道理所在。如果邪气久留，必然内入血络，心主血脉，所以用加味清宫汤治疗。心包内闭，说明邪气炽盛，紫雪丹开窍而清热的效果最快，所以先用紫雪丹，后用清宫汤。

🥄 **三石汤方**

飞滑石（三钱）　生石膏（五钱）　寒水石（三钱）　杏仁（三钱）　竹茹（二钱，炒）　金银花（三钱，用花露更妙）　金汁（一酒杯，冲）　白通草（二钱）

上药以水五杯，煮成两杯，分两次温服。

【方论】

这是微苦辛寒兼芳香的治法，一般治疗肺病，用味微苦的药物可以使肺气下降，但药物过于味苦则会导致药过病所，辛凉药物可以清热，芳香药物可以解毒而化秽浊。方中三石是紫雪丹的君药，取三石色白属金入肺，清热退暑以利窍，兼入肺胃经；杏仁、通草宣通气分，而且通草直达膀胱，杏仁直达大肠，竹茹是竹的脉络，可以疏通经络，金汁、金银花则解暑热毒气。

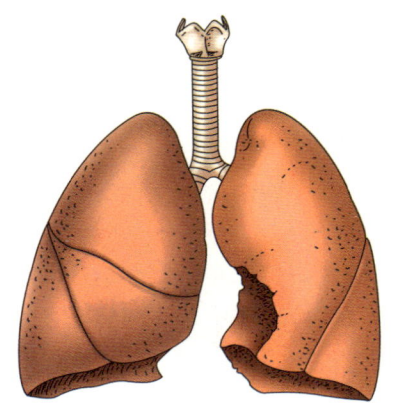

🥄 **加味清宫汤方**

即于清宫汤内加知母三钱，金银花二钱，竹沥五匙冲入。

【方论】

这是苦辛寒的治法。清宫汤在前面已经论述过。加知母可以泻阳明邪热，而保肺清金；金银花败毒清络中余热；竹沥除胸中大热，除烦闷，解口渴。这三味药与清宫汤配合治疗暑邪蔓延三焦血分的病证。

四十二、暑温和伏暑邪气弥漫三焦，舌苔灰白，胸脘痞闷，潮热，呕恶，口干渴欲饮，大便泄泻，汗出而小便短涩的，用杏仁滑石汤治疗。

舌苔白而胸脘痞闷，大便泄泻，呕吐恶心，是湿邪内阻的表现。潮热口渴，汗出而小便短少，是热盛的表现。此时热邪交混于湿邪之中，湿蕴生热，湿热互结，用偏寒或者偏热的药物治疗都不适合，所以用杏仁、滑石、通草宣通肺气，由肺下达膀胱而利湿，厚朴苦温而泻湿浊、除痞满，黄芩、黄连清热除湿止利，郁金芳香走窍而开闭结，橘皮、半夏振奋胃阳而祛湿化痰以止呕恶，使三焦互结的湿热邪气，分别得以祛除。

杏仁滑石汤方（苦辛寒法）

杏仁（三钱） 滑石（三钱） 黄芩（二钱） 橘红（一钱五分） 黄连（一钱） 郁金（二钱） 通草（一钱） 厚朴（二钱） 半夏（三钱）

上药以水八杯，煮取三杯，分三次温服。

◎寒湿◎

四十三、湿邪侵犯中焦，有的表现为寒湿，有的表现为热湿，有从肌表内传而来的，有脾胃不能运化水谷而内生的，还有内湿与外湿相结合而致病的。湿邪对中焦的损伤有以下几种情况：有的损伤脾阳，有的伤脾阴，有的伤胃阳，有的伤胃阴，有的脾胃两伤。一般伤脾胃阳气的占十之八九，伤脾胃阴液的占十之一二。如果混淆不清，治疗不正确，则后患无穷，临证时一定要仔细推求，不能泛泛而论。

本条是湿犯中焦的总纲。湿邪与寒水之气相互搏结成寒湿，湿与水是同一类物质，在天气温和时表现为雨露，在天气阴冷时表现为霜雪，在江河中表现为水的形式，在土中表现为湿的形式，本源相同，因此寒与湿容易结合，同时寒湿最容易损伤人体的阳气。湿热是在长夏季节热邪蒸动湿邪而成，在人体湿邪久郁，阳气化火生热，损伤人体的阴液，从表内传，可由经络内入脏腑，也可以由肺内传入脾胃。水谷精微蕴于内，肺虚不能推动气机，脾虚不能布散津液。或者由于感受寒邪，饮冷水，或者由于嗜酒损伤脾胃，都可导致水湿内生；也有湿邪从肌表侵入，引动体内湿邪发病。脾阳受损，在中焦则可以导致运化失常，脘腹痞满，下传影响到肠则导致腹痛泄泻。胃阳损伤，则导致呃逆、呕吐、不思饮食、胃脘胀满、胸部疼痛。同时伤及脾胃，脾、胃两脏的病变均可出现。那么湿邪又是怎样损伤脾胃之阴的呢？湿邪郁久可以化热，热邪必伤阴液，这就是古人讲的"湿火"。损伤胃阴，则见口渴，没有饥饿感；伤及脾阴，则表现为舌苔先是色灰滑润，然后转为黄燥，大便坚硬难解。湿为阴邪，所以能损伤人体的阳气，道理上容易明白，临床也常见到。湿邪损伤人体的阴液，是病情的变化，所以比较少见。治疗湿邪，必须审查病邪在何经何脏，是兼寒还是兼热，是在气分还是在血分，根据病证的不同而制定选用辛凉、辛温、甘温、苦温、淡渗、苦渗不同的治法，这样所用的药才能有效。如果是脾病而去治胃，是胃病而去治脾，兼有下焦病变的，只治疗中焦，或者笼统混合治疗，不区分脾与胃的病变，不辨别阴阳寒热，必将引起肿胀、黄疸、泻泄、衄血、便血以及其他变证。只有医生在治疗过程中细致推求，辨证治疗才能准确。土气混杂，所以相兼证很多，尤难区分、辨析，怎么可以笼统地讲是湿气呢？

四十四、足太阴脾被寒湿侵犯，症见胸腹痞满，不知饥饱，不思饮食，用半苓汤治疗。

本书用温病命名，却将寒湿病列入书中，是因为湿温与寒湿相对，通过讨论寒湿，对湿温便更容易理解。

胸脘痞满被张仲景列入太阴篇中，是因为湿邪郁阻脾阳，不能鼓动足太阴脾的气机。脾病而累及胃，导致中焦痞满，影响食欲。所以用半夏、茯苓振奋脾胃阳气而健脾化湿，厚朴苦温而泻湿热除胀满，黄连味苦燥湿，重用通草而通利水道，使邪气有外出之路。

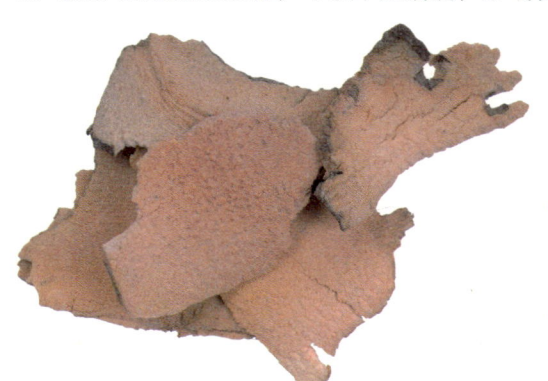

🪣 **半苓汤方**（苦辛淡渗法）

半夏（五钱）　茯苓块（五钱）　黄连（一钱）　厚朴（三钱）通草（八钱，煎汤煮前药）

上药用水十二杯，先煎通草煮成八杯，再加入其余的药煮成三杯，分三次服。

四十五、寒湿侵犯足太阴脾，腹部胀满，小便不通，大便溏薄不爽快，如痢疾那样有里急后重的感觉，用四苓加厚朴秦皮汤治疗，也可以用五苓散治疗。

《内经》说，足太阴的病变可引起脘腹胀满，又说足厥阴的病变也可以导致腹胀满，因为肝木可以克脾土。太阴脾的气机运化功能受损，可导致膀胱气化失司，所以小便不通畅。四苓散味辛淡可渗湿，使膀胱开合正常，将湿邪排出。用厚朴除胀满，用秦皮清肝热。如果肝热不重，则不用秦皮，仍用五苓散中的桂枝来和肝，通利三焦，而使太阳经的阳气运化正常，所以五苓散也可以用于治疗本证。

 ### 四苓加厚朴秦皮汤方（苦温淡法）

茅术（三钱）　厚朴（三钱）　茯苓块（五钱）　猪苓（四钱）　秦皮（二钱）泽泻（四钱）

上药用水八杯，煮成三杯，分三次服。

 ### 五苓散方（甘温淡法）

猪苓（一两）　赤术（一两）　茯苓（一两）　泽泻（一两六钱）　桂枝（五钱）

上药一起研成细末，用滚开的开水调和，每次服三钱，每天服三次。

四十六、寒湿侵犯足太阴脾经，出现四肢有时发冷，大便溏薄，眼睛发黄，舌苔色白滑润，甚至呈灰色，精神倦怠，不想说话，且由于邪气闭阻脾的外窍，导致舌体转动不灵活，语声重浊，用四苓加木瓜草果厚朴汤治疗。

脾主四肢，脾阳被郁所以四肢偶尔发冷。湿邪侵犯脾胃而致脾气下降，所以出现大便泄泻。眼白属肺金，足太阴脾有寒湿则影响手太阴肺。因为手、足两太阴密切相关，加上脾主地之气，肺主天之气，地气上蒸，天气不化，就会导致眼睛发黄。舌苔白滑或灰，都是寒湿的表现。湿邪困阻中焦，而导致中焦虚寒，中气虚寒则不能温化阳气。心为阳中之阳，而且是藏神之处，所以心阳虚则神明不藏而神志昏乱。心又主语言，所以心阳虚则不想说话。脾脏开窍于舌，湿邪困脾则舌体转动不灵活所以语声迟缓重浊，湿邪属阴，以下行为顺，所以用四苓散驱使湿邪向下，加木瓜平肝而治疗脾脏所不胜的脏器，防其乘伐脾土。厚朴温运脾胃，行气导滞，草果可以温散脾土寒湿，其味芳香而上达口舌，补脾阳以健脾运，驱除湿浊以生清气。

四苓加木瓜厚朴草果汤方（苦热兼酸淡法）

生白术（三钱） 猪苓（一钱五分） 泽泻（一钱五分） 赤苓块（五钱） 木瓜（一钱） 厚朴（一钱） 草果（八分） 半夏（三钱）

上药用水八杯，煮成三杯，分三次服。素体阳虚的人，加附子二钱。

四十七、寒湿侵犯足太阴脾，舌苔灰而滑润，中焦气滞痞结，用草果茵陈汤治疗。如果面部和眼睛都发黄，四肢经常厥冷的，用茵陈四逆汤治疗。

湿邪阻滞，气机痞结，必须用遇通阳气、兼开脾窍的方法治疗，所以用草果为君药。茵陈蒿推陈而生新，生发阳气最快，因而作为佐药。配合广皮、大腹皮、厚朴，共用起到消除痞满的作用。猪苓、泽泻可使湿邪外出。如果再兼有面色黄，肢冷，上方就没有效果了，所以用四逆汤温阳回厥，配用茵陈蒿宣化湿浊退黄疸。

草果茵陈汤方（苦辛温法）

草果（一钱） 茵陈蒿（三钱） 茯苓皮（三钱） 厚朴（二钱） 广皮（一钱五分） 猪苓（二钱） 大腹皮（二钱） 泽泻（一钱五分）

上药用水五杯，煮成两杯，分两次服。

茵陈四逆汤方（苦辛甘热复微寒法）

附子（三钱，炮） 干姜（五钱） 炙甘草（二钱） 茵陈蒿（六钱）

上药用水五杯，煮成两杯。先温服一杯，如四肢转温就不再服；如仍肢冷，再继续服。如服完一剂后，四肢仍不转温，可再服一剂。

四十八、寒湿侵犯足太阴脾，舌苔白滑甚至呈灰色，脉象迟缓，不思饮食，睡眠障碍，大便闭塞不通。浊阴之邪凝聚，损伤阳气而见腹痛，痛得厉害时四肢发凉，用椒附白通汤治疗。

本条所论述的是寒湿不仅侵犯足太阴脾，还兼犯足少阴肾经和足厥阴肝经。舌苔白滑或灰滑，都是寒湿的表现。阳气被寒湿所困阻所以脉象迟缓。它的特点是脉的来去都表现为迟缓。不思饮食是因为胃阳被寒湿痹阻，不能睡眠是因为湿邪聚于中焦，阻遏阳气，使之不能下交于阴，大便闭塞不通，是因为脾和大肠的阳气被阻，不能下达引起的。阳气被湿邪困阻，不能温化湿浊，所以中焦被浊阴阻滞而发为腹痛。凡是痛证，都是正邪相争的表现，虽说阳气被困，但毕竟阳气没有衰竭，阳气与寒湿相争不下，所以发生疼痛（以后凡是讲到痛证都是类似原因）。椒附白通汤，可温通三焦的阳气，迅速驱除浊阴之邪。

🥄 椒附白通汤方

生附子（三钱，炒黑）　川椒（二钱，炒黑）　淡干姜（二钱）　葱白（三茎）
猪胆汁（半烧酒杯，去渣后调入）

上药用水五杯，煮成两杯，待药凉后分两次服。

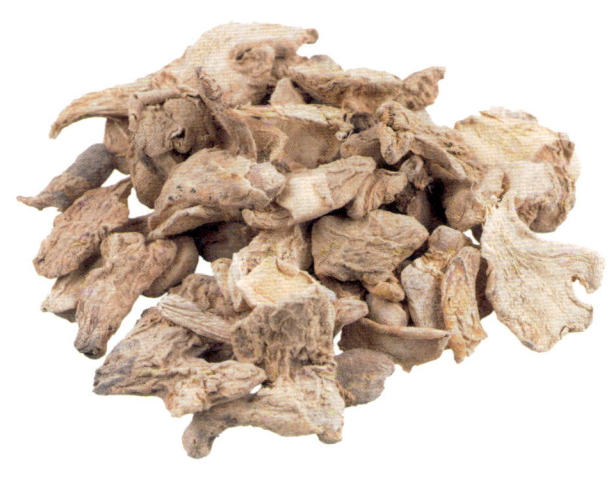

【方论】

　　本方是苦辛热法的复方。苦味药与辛味药合用，能降能通，只有热药能驱除严重的阴寒之邪而使阳气回复，附子温心阳而补命门的真火，资助少阳之相火，如果人体命门之火、心火与少阳相火旺盛，则能较快祛除水饮，三焦通行无阻，湿邪不能停滞，又怎能聚集在中焦而引发疼痛呢？所以用附子为君药，使火旺而脾土强盛，干姜作为直达足太阴经的药物，温中散寒而驱逐湿邪，花椒可燥湿，除胀而消化食物，并治疗心腹冷痛，所以用花椒、干姜为臣药。葱白可以由里达外，形状中空，而通阳最为迅速，也可治疗腹痛，所以用为使药。寒湿是浊阴之邪，如果凝聚于体内，有可能造成阳气被格于外的严重情况，所以以猪胆汁反佐。猪属于水畜而类属于肾，这是"以阴求阴"的方法；胆为甲木而属于少阳，可以主开主泄，而生发最快。本方是由张仲景的白通汤与许学士的椒附汤结合化裁而成的。

　　四十九、寒湿侵犯足阳明胃，出现舌苔白腐，肛门下坠疼痛，大便不爽，不欲饮食，用附子理中汤去甘草加广皮厚朴汤治疗。

　　人的九窍功能异常，都与胃的病证有关。胃被寒湿所伤，所以肛门下坠疼痛并且大便不爽；阳明不能受纳水谷，所以不想饮食。理中汤用人参补阳明胃的正气，用苍术补太阴脾，并且可以渗湿，干姜、附子温运脾阳、驱除寒邪，脾阳发挥功能则可运行水湿，湿得行而胃阳可以恢复。去掉甘草，恐其甘味有令人中满之弊，加厚朴、广陈皮，取它们能够行气的作用。总而言之，本方的原则是辛甘为阳，辛苦能通。

🥄 附子理中汤去甘草加厚朴广皮汤方（辛甘兼苦法）

生茅术（三钱） 人参（一钱五分） 炮干姜（一钱五分） 厚朴（二钱） 广皮（一钱五分） 生附子（一钱五分，炮黑）

上药用水五杯，煮成两杯，分两次服。

五十、寒邪损伤脾胃阳气，表现为恶寒发热，不知饥饿，胃中嘈杂泛酸，身体发冷，或表现为胃脘痞闷，有的是嗜酒而导致湿邪聚结，用苓姜术桂汤治疗。

这是兼可温运脾胃、宣通阳气的轻剂。

🥄 苓姜术桂汤方（苦辛温法）

茯苓块（五钱） 生姜（三钱） 炒白术（三钱） 桂枝（三钱）

上药用水五杯，煮成两杯，分两次温服。

五十一、湿邪损伤脾胃阳气，呕吐腹泻，同时兼有恶寒发热，身体疼痛，或者没有恶寒发热，只感受到腹中疼痛，这种病叫做"霍乱"。如偏于内寒重，不欲饮水的，用理中汤治疗。如偏于表热重，想饮水的，用五苓散治疗。如呕吐，腹泻，出汗，发热恶寒，四肢拘急，手足发冷的，用四逆汤治疗。呕吐腹泻停止，但周身疼痛不休的，用桂枝汤调和治疗。

按：霍乱之证，多见于长夏季节，发病的原因是阳虚伴有寒湿凝聚，病情危重，很快就能危及人的生命。无奈现在医生不读《金匮要略》，不知道病源，也不问病情轻重，一律用藿香正气散治疗。病情轻的还可以治愈，重的很快就会死亡。更可笑的是，在藿香正气散中加入黄连、麦冬，并用大量西瓜来治疗口渴想要饮水的霍乱患者，患者还能不丧命吗？我对这些情况看得多了，所以摘录《金匮要略》原文，在此以备参考。如果胃阳不受损就不会呕吐，脾阳不受损就不会腹泻，邪气与正气不抗争，就不会出现疼痛，营卫之气运化正常，就不会恶寒发热，从不欲饮水的表现可知道是偏于寒，用理中汤治疗（原方是理中丸，在方后有自注说，丸剂疗效不如汤剂，因为丸剂作用缓慢而汤剂作用较快，而且恐怕丸药制作不精细，所以直接改为汤剂），可以温中散寒，人参、甘草是胃中的守药，白术、甘草又是脾的守药，干姜既能通又能守。本病特点为上下两泄，即呕吐、腹泻同见，所以要脾胃两守。而且应在守中有通，通中有塞，使守药可以通阳，通药可以守中。如果是表热重，想饮水，饮水后口渴不能缓解，而且呕吐、腹泻不止，则用五苓散治疗。邪热必须从小便排出，膀胱属于小肠的下游，小肠是火腑，五苓散可以通前阴利小便，所以就可以守后阴。太阳不通则阳明不能合，宜通太阳正是为了守阳明。这两个方剂都有一举两得之妙。呕吐、腹泻则使脾胃阳虚，出汗则劫伐太阳经的阳气。发热，是阳气浮越在外；恶寒，是由于实寒之邪侵犯中焦；四肢拘急，是因为脾阳不足，不能外荣于四肢；手足发冷，是由于脾胃虚寒湿蕴而足厥阴肝木克伐的表现。四逆汤善于治疗四肢厥冷，所以称为四逆汤。方中人参、甘草可守中焦阳气，干姜、附子通中焦阳气，人参、附子又可保护体表的阳气；干姜、甘草则可保护中焦的阳气，如能恢复人身内在的阳气和体表的阳气，则各种阴寒邪气都可以驱除，四肢厥冷就可以治愈。如呕吐、腹泻已停止，而全身仍疼痛不休，是由于中焦阳气恢复而体表阳气不和的缘故，所以用桂枝汤温通经络而稍微调和营卫。

理中汤方（甘热微苦法）

本方的用药分量以及后面的加减法，全部按照《金匮要略》的原文，应用时根据情况酌情加减。

人参（三两） 甘草（三两） 白术（三两） 干姜（三两）

上药用水八杯，煮成三杯，趁温时服一杯，每天服三次。

【加减法】

如果见到脐上筑动的，为肾气上攻，去白术加桂枝四两。呕吐重的，去白术加生姜三两。如腹泻较重的，还应使用白术；如心悸的，可加茯苓二两；口渴想喝水的，可加白术到四两半。腹中疼痛的，加人参到四两半；怕冷加干姜到四两半；腹部胀满的，去白术加附子一枚。服药汤后，间断一顿饭的时间，可喝热粥一升，使患者稍微有汗出，但此时不要揭开衣服被褥。

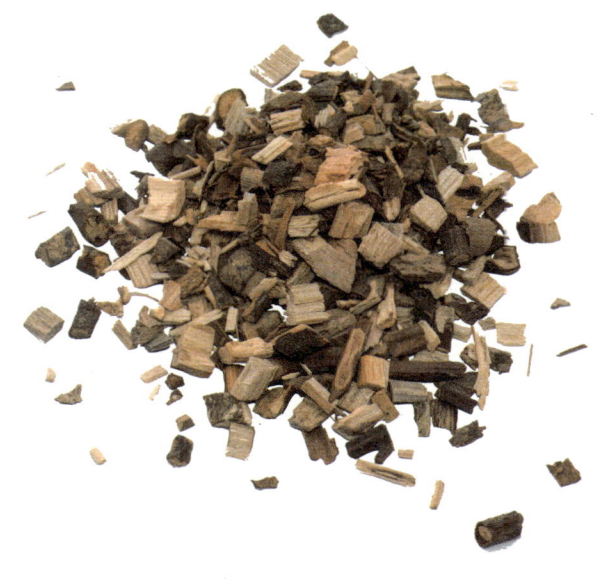

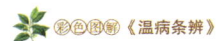

 四逆汤方（辛甘热法，药物分量临证时酌情使用）

炙甘草（二两）　干姜（一两）　半生附子（一枚，去皮，加人参一两）

上药用水五碗，煮成两碗，分两次服。

按：原方中没有人参，此处唯独加用人参是因为上条中寒多而不想饮水，病情比四肢逆冷轻，但张仲景都用了人参；本条已见阳气欲脱，而中焦虚寒更为危急，若不用人参，怎么能固护阳气于内呢？柯韵伯在《伤寒注》中说，张仲景凡是治虚证，都以里证为主，见到发热下利，脉微弱的，便要用人参。如果出汗后身体疼痛，脉象沉迟的，也要加人参。此处脉象迟而下利清谷，而且没有心烦也不咳嗽，说明中气已经大虚，元气已经外脱，如果只用温药而不用补药，怎么能救逆证呢？茯苓四逆汤证的烦躁，尚且用人参，何况是通脉四逆汤，难道反而不用人参吗？此必然是原文丢失，所以录于此处以备参考。

五十二、霍乱兼见四肢筋肉拘急抽搐而疼痛的，用五苓散加防己桂枝薏苡仁治疗。如寒邪重、脉象紧的，可再加附子。

肝藏血，主筋脉，如寒湿搏结而筋脉拘急，则可发生转筋，所以在用五苓散治疗霍乱时，再加桂枝温通筋脉，用防己急驱下焦血分的寒湿，薏苡仁可以治疗湿痹、脚气，通过补益脾土来抑制肝木，还可以治疗筋脉拘急痉挛。如寒邪重，脉象紧，则非用辛热的附子不可。

五苓散加防己桂枝薏苡仁方

即在五苓散内加防己一两，桂枝一两半，与原方的桂枝合为二两，薏苡仁二两。寒邪重的，可加大附子一枚。将上药捣为细末，每次服五钱，用滚开的水调和服下，每日三次，病重的白天服三次，晚上服一次，如果能安卧就不要再服了。

五十三、突然外感寒湿，挟有秽浊之邪，表现为头眩目眩，腹中绞痛，脉象沉紧而迟，甚至出现脉伏，想吐而又吐不出来，要泻也泻不出来，严重的发生转筋，四肢冰冷，俗称为"发痧"，又称"干霍乱"。转筋的俗称为"转筋火"，这在古书中没有记载（即以上三条中涉及的俗名在古书中没有记载，对于这种病证的治疗，参看《金匮要略》腹满、腹痛、心痛、寒疝等条文，就可以明白），可以用蜀椒救中汤治疗，也可以用九痛丸治疗；语言错乱的，先服至宝丹，再服前面提到的汤药。

按：这种病证在夏季湿气上蒸的时候最多见，因为霍乱与本病有相似之处，所以记载于此处。中焦阳气虚衰，寒湿内停，又被蒸腾的秽浊之气所侵犯，病邪从口鼻直达中焦，以致腹内阳气受阻遏，正邪交争而出现腹部绞痛；胃阳受损，不能顺降，所以想吐而吐不出来，脾阳受困，虽然想解大便而解不出来；如果寒湿伤及经络，则筋如转动的绳索，拘挛疼痛；中焦阳气虚衰，肝木来乘，则四肢厥冷。为什么称为"发痧"呢？是因为本病发病迅速，有的来不及请医生，有的连医生也不认识。相传用钱币或瓷碗的碗口蘸姜汤或香油，刮患者的关节来治疗，刮的时候，气血向四处分散，停止则气血又聚合在一起，这样一分一合，则可以产生阳气，疏通关节，流通气血，往往刮完后很快即可痊愈。在刮的地方会出现像沙粒似的红紫血点，所以称为"痧"，但刮后二十四小时内如果饮水则会复发。否则，邪气留在血络中，稍受寒邪，或发怒，则病证复发。因为本病欲吐不能吐，想泻泻不出，腹中疼痛，所以又称为"干霍乱"。此外，将转筋称为"转筋火"是因为此证常发生于夏季，夏季属于火令，而且病势又像火一样迅速，其实是阴邪内伏，与湿气相搏而引起的，所以用大建中汤的蜀椒急驱阴浊下行，干姜温中散寒，去掉人参和胶饴，是怕人参、胶饴中壅滞内守，加入厚朴泻湿浊，槟榔散结气，直达下焦，广陈皮疏通十二经的气机，之所以改名为救中汤，是因为本方急驱浊阴，所以救中焦之真阳。九痛丸驱邪扶正并举而以驱邪的力量较强，所以也可以服用。另外，前面所说的又吐又泻的霍乱，有阴证和阳证两种类型，干霍乱则只有阴证而没有阳证，就像天地之气不能交通，阴气闭塞，而成为冬天一样，如八卦中否卦的卦象。如果言语错乱，是邪气内犯心包之象，所以先用至宝丹，驱除心包络的邪气。

救中汤方（苦辛通法）

蜀椒（三钱，炒出汗） 淡干姜（四钱） 厚朴（三钱） 槟榔（二钱） 广皮（二钱）

上药用水五杯，煮取两杯，分两次服。兼有转筋的，加桂枝三钱，防己五钱，薏苡仁三钱。厥冷的，加附子二钱。

九痛丸方（治九种心痛，苦辛甘热法）

附子（三两） 生狼牙（一两） 人参（一两） 干姜（一两） 吴茱萸（一两）巴豆（一两，去皮心熬碾如膏）

以上药物用蜜调和制成如梧桐子大的药丸，用酒送服，强壮的人服三丸，每日三次，身体弱的，每次服两丸。

本方兼治突然感受秽恶不正之气，腹胀痛，口不能说话的病证；又可治疗多年寒冷内积流注心胸而引起的心胸疼痛，以及寒冷邪气向上冲逆，从车马上摔落，各种血证等。饮食忌禁和平时一样。

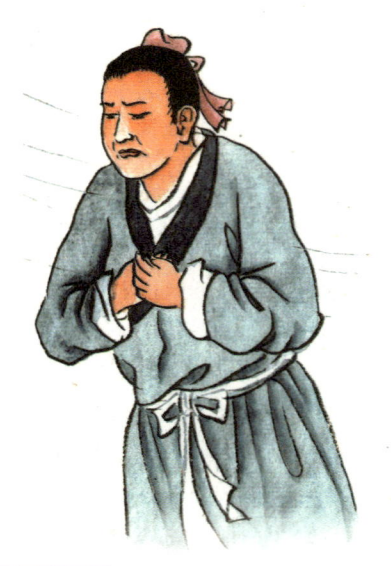
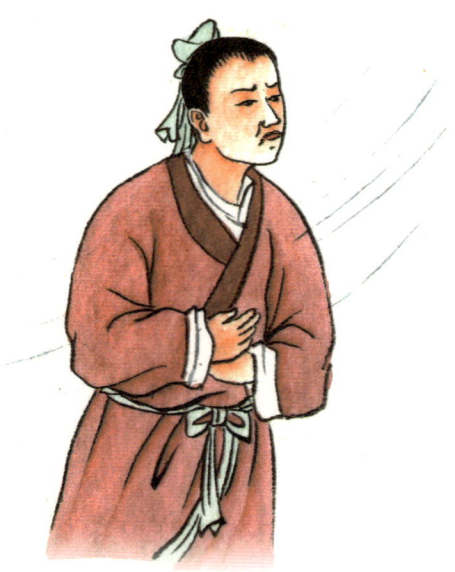

【方论】

《内经》记载有五脏、胃腑引起的心胸疼痛，以及痰、虫、食积，共为九种疼痛，心痛的原因，不是风就是寒，所以用干姜、附子驱寒壮阳，吴茱萸可使肝脏的浊阴下行，生狼牙善于驱逐浮风，用巴豆驱逐痰、虫、积滞，以人参养正气以除邪，因为本方所用药物既能入气又能补血，补泻攻伐的药物都具备，所以治疗中恶、腹胀痛等病证。

此处附录《外台》中的走马汤，治中恶、心痛、腹胀，大便不通，属于苦辛热法。沈目南注释说，中恶的病证，俗称为绞肠乌痧，即秽臭、恶毒的邪气，从口鼻直入心胸、肠胃、脏腑，使正气壅塞不行，所以出现心痛、腹胀、大便不通等症状，属于实证，不像六淫邪气侵犯人体，有表里、清浊的区别。所以方用极热、大毒、药力峻猛的巴豆，急攻邪气，佐杏仁以通利肺与大肠的气机，使邪气从大便一扫尽除，则疾病可愈，如果稍有迟缓，则会造成正气不通，营卫、阴阳闭塞而死亡，是"通则不痛"的意思。

走马汤方

巴豆（*去心皮熬，二枚*） 杏仁（*二枚*）

上两味药，以棉布缠好，用槌打碎，用热汤二合，捻揉使药汁渗进水中，然后饮用药水，服后应当引起腹泻，应根据老人、小儿、体质强弱来掌握用量。还可以治疗飞尸、鬼击等。

按：在《医方集解》中，有用阴阳水治霍乱的方法，是取其调和阴阳，使正邪不相争的含义。又有用盐汤探吐的方法治干霍乱，因为对于闭塞很严重的病证，除了用针灸外，就是用吐法通达阳气最快，一般呕吐为厥阴气滞的表现，腹中寒痛，是太阳寒水之气引起的病证表现，否卦为冬天景象，冬季太阳寒水主令，得厥阴之气则上升而开泄，万物都会出现生机。至于针灸，治病迅速，但不良反应出现的也很快，应当认真学习《针灸甲乙经》，只有精通针灸的医生才能使用针灸。

⚜◎湿温（附疟、痢、疸、痹）◎⚜

　　五十四、湿热病，上焦邪气未清，患者里虚，邪气内陷，表现为神志昏蒙，舌苔水滑，脉缓的，用人参泻心汤加白芍治疗。

　　湿邪在上焦，如果中焦阳气不虚，则始终在上焦，绝不会内陷。如果素体中阳虚，或被药物损伤，必然会导致邪气内陷。湿邪伤人，表现为头重如裹，眼睛像蒙上布一样，视物不清。热邪能使人神昏，所以见神志昏蒙，这与热邪直入心包，引起的神昏谵语有区别。因为正虚所以用人参以护里和阳，白芍以护真阴；湿邪陷入，故用干姜、枳实辛以温通化湿；湿邪兼夹热邪，所以用黄芩、黄连等苦降药物。本证邪气已经内陷，不能再从表解，应当用通降的方法，从里治疗。

🥢 人参泻心汤方（苦辛寒兼甘法）

　　人参（二钱） 干姜（二钱） 黄连（一钱五分） 黄芩（一钱五分） 枳实（一钱） 生白芍（二钱）

　　上药用水五杯，煮取两杯，分两次服，药渣加水后再煮一杯服下。

　　五十五、湿热之邪从口鼻而入，从募原直达于中焦，表现为不知饥饱，不思饮食，神机失灵的，用三香汤治疗。

　　本条论述病邪从上焦传来，再使它从上焦祛除的治疗方法。

🥢 三香汤方（微苦微辛微寒兼芳香法）

　　瓜蒌皮（三钱） 桔梗（三钱） 黑山栀（二钱） 枳壳（二钱） 郁金（二钱）

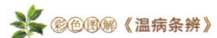

香豉（二钱） 降香末（三钱）

上药用水五杯，煮取两杯，分两次温服。

【方论】

按：本证是由上焦传来，邪气尚轻浅，所以用瓜蒌皮、桔梗、枳壳等微苦微辛的药物开泄上焦，山栀质地轻浮，味微苦，可以清热，香豉、郁金、降香化中上焦的秽浊而开郁结。上条是使邪气从下焦祛除，所以用药以沉降为主；本条是以上焦为邪气出路，所以选用轻浮药物，下一条三焦均受邪气，则用分消的方法。彼此相互参考，可以了解叶天士根据病证立方的巧妙之处，可惜散见于医案中，人们大多不注意，所以特别选出来论述，这样对其他相关内容也可达到触类旁通的效果。

五十六、口鼻呼吸秽浊湿气，布散于三焦，湿热蕴蒸，故头胀痛，身体疼痛、呕吐、小便不通，神志昏迷，舌苔白，口渴而不想喝水，先给芳香开窍的安宫牛黄丸，再用淡渗利水、分消湿浊的茯苓皮汤治疗。

按：本证是湿热困阻表里、经络、脏腑、三焦。此时最怕造成内闭外脱，所以急用安宫牛黄丸清热化痰开窍而固护神明，但安宫牛黄丸不能分利湿邪，所以再加用茯苓皮汤。

茯苓皮汤方（淡渗兼微辛微凉法）

茯苓皮（五钱） 生薏苡仁（五钱） 猪苓（三钱） 大腹皮（三钱） 白通草（三钱） 淡竹叶（二钱）

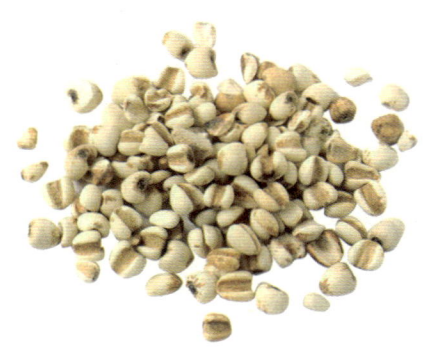

上药用水八杯，煮取三杯，分三次服。

五十七、阳明湿温，胃气壅滞，发生呃逆，用新制橘皮竹茹汤治疗。

按：《金匮要略》中的橘皮竹茹汤，是治疗胃虚受邪引起呃逆的方剂。现在所治的是湿热壅遏胃气而引起的呃逆，所以不宜用人参、甘草等滋补的药物，因此改用柿蒂。柿子成熟于秋季，因而禀受阳明燥金的主气，且柿子的外形多为方形，有别于其他果实，所以对治疗肺胃疾病有独到的作用（肺的五行属性是金，胃的气运也属金）。柿蒂是柿子的归束之处，一般花都主升散，子都主降，一般降之前先收聚，从生长到开花，从成熟到结果，都是蒂在起作用，所以柿蒂具有治呃逆的功效（再按：草木为一个整体，芦和蒂是升降的门户，芦载生发之气，蒂归藏阴精，研究事物规律的人，不可不在这些地方用心探求）。

新制橘皮竹茹汤（苦辛通降法）

橘皮（三钱） 竹茹（三钱） 柿蒂（七个） 姜汁（三茶匙，冲）

上药用水五杯，煮取两杯，分两次温服，不见效再服。有痰火的加竹沥、瓜蒌霜，有瘀血内停的加桃仁。

五十八、湿邪郁阻三焦，气机升降失常，脘腹胀满，大便不爽，用加减正气散治疗。

另外本条与第五十六条都是三焦受邪，但第五条病证的治疗以开窍醒神、分利湿邪为首要任务，而本条病证的治疗以升降中焦气机为基本方法，这是因为临床表现各不相同。

 一加减正气散方

藿香梗（二钱） 厚朴（二钱） 杏仁（二钱） 茯苓皮（二钱） 广皮（一钱）神曲（一钱五分） 麦芽（一钱五分） 绵茵陈蒿（二钱） 大腹皮（一钱）

上药用水五杯，煮取两杯，每日服两次。

【方论】

藿香正气散原为苦辛温兼甘法，现在加减成为苦辛微寒法。去原方的紫苏、白芷是因为没有表邪，去甘草、桔梗是因为本证以中焦病变为主，不需要升提上焦。只用藿香芳香化浊，厚朴、广皮、茯苓皮、大腹皮理气除湿，消胀除满，加杏仁宣利肺与大肠之气，用神曲、麦芽升降脾胃之气，绵茵陈蒿宣通湿郁而启动生发之气，藿香只用梗，是取其走中焦而不行于肌表；茯苓只用皮，是因为各种皮都属凉性，清泻湿热功效独特。

五十九、湿邪郁阻三焦，症见脘闷便溏，身体疼痛，舌苔色白，脉象模糊不清，用二加减正气散治疗。

上条以中焦病变为主，所以治疗以升降中焦气机为主。本条脘闷、便溏为中焦病表现，身痛、舌苔色白、脉象模糊不清，则是湿阻经络的表现，所以加防己迅速祛除经络中的湿邪。大便溏不同于大便不爽，所以加通草、薏苡仁通过分利小便达到大便正常的目的；大豆黄卷由湿热酝酿而成，所以能清化湿热而恢复脾胃功能。

 二加减正气散方（苦辛淡法）

藿香梗（三钱） 广皮（二钱） 厚朴（二钱） 茯苓皮（三钱） 木防己（三钱） 大豆黄卷（二钱） 川通草（一钱五分） 薏苡仁（三钱）

上药用水八杯，煮取三杯，分三次服。

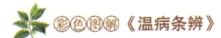

六十、秽浊湿邪留于体内，出现舌苔黄，胃脘痞闷，气机不得宣通，日久则化热，用三加减正气散治疗。

前面两条，一以升降脾胃气机为主，一以宣通经络祛湿为主，本条则因为舌苔黄，可知体内有伏热，日久必化热，所以身体也会发热，而用杏仁宣利肺气，肺气宣畅则湿热可以清化，加辛淡而凉的滑石，清湿中之热，配合藿香宣通气机的郁闭。

三加减正气散方（苦辛寒法）

藿香（三钱，连梗叶）　茯苓皮（三钱）　厚朴（二钱）　广皮（一钱五分）　杏仁（三钱）　滑石（五钱）

上药用水五杯，煮取两杯，分两次服用。

六十一、秽浊、湿邪留于体内，阻滞气分，舌苔白滑，右脉缓，用四加减正气散治疗。

因为右脉缓，可知湿阻气分，所以加草果、山楂肉、神曲，迅速调节脾胃阳气，使脾土的湿浊之气不能上蒸而影响手太阴肺气。

四加减正气散方（苦辛温法）

藿香梗（三钱）　厚朴（二钱）　茯苓（三钱）　广皮（一钱五分）　草果（一钱）　楂肉（五钱，炒）　神曲（二钱）

上药用水五杯，煮取两杯，药渣加水，再煮一杯，分三次服。

六十二、秽浊、湿邪留于体内，出现胃脘痞闷，大便泄泻，用五加减正气散治疗。

因为是秽浊、湿邪导致的脘闷，所以用藿香正气散芳香开通。由大便泄泻可知脾胃已伤，所以加大腹皮运行脾气，用谷芽升发胃气。以上两条应当列入寒湿类中，因为都是藿香正气散的加减应用，想使读者了解古方化裁的精妙之处，所以都列在这里了。

五加减正气散方（苦辛温法）

藿香梗（二钱）　广皮（一钱五分）　茯苓块（三钱）　厚朴（二钱）　大腹皮（一钱五分）　谷芽（一钱）　苍术（二钱）

上药用水五杯，煮取两杯，分两次服。

按：现在的医生以藿香正气散统治四季的感冒，请问四时只有一种主气吗？还是四时各有一种主气，而且有兼气呢？何况感受邪气的患者在体质以及脏腑强弱上存在着个体差异，纵观前面的五个加减正气散，虽同是用正气散为

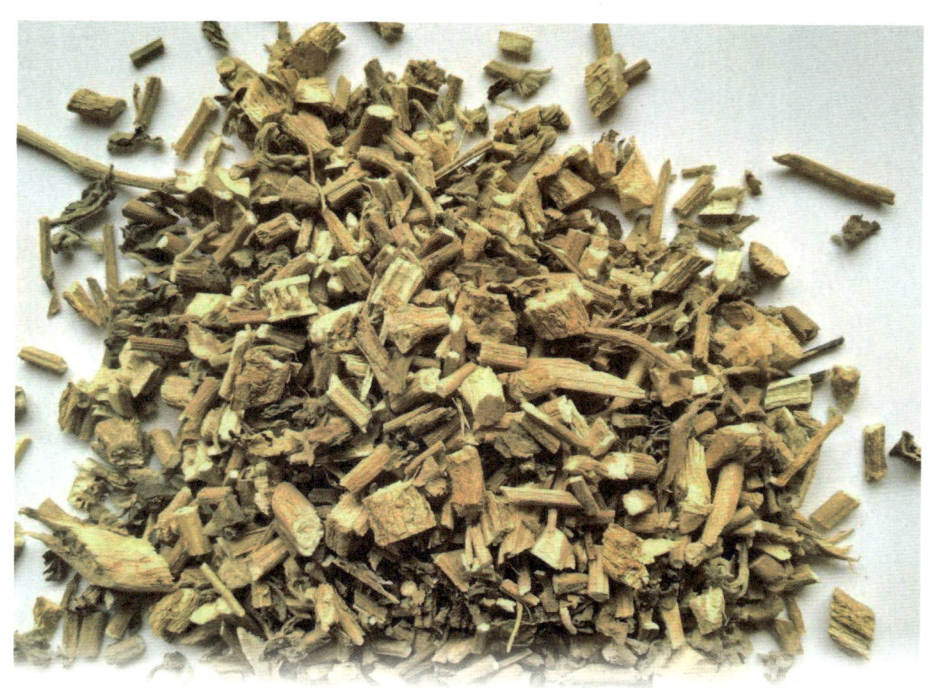

基本方，但加减法不同，由此就可以知道，用药如果不能丝丝入扣，就不能切中病情。那些医生泛论四时不正之气仅用几个方剂治疗一切病证，都是没有真正掌握中医的真谛，这些人又怎么能称为医生呢？

六十三、脉缓，身体疼痛，舌苔淡黄而滑，口渴而饮水不多，甚至口不渴，汗出之后热势减退，但不久又再次发热，这是由脾胃不能运化水谷所产生的湿邪，与外感湿邪相合所引起的。发汗解表，通下攻里的方法都不可以用，如果误认为是伤寒，而进行治疗，必然转成难以治疗的病证。如果只清热则湿邪不能除，只祛湿则热势更盛，此时应该用黄芩滑石汤治疗。

脉象缓，身体疼痛，与外受风邪相似，但脉不浮，舌滑，口不渴，不欲饮水则又不是受风邪的表现。如果属于外中风邪，汗出后身体疼痛应当解除同时热退，现在热退后不久又发热，这是因为湿热相蒸引起的汗出。湿为阴邪，黏滞难除，不能随汗出而去，所以继而又发热。脏腑不能运化水谷之湿，湿邪困阻脾胃，又外受湿邪，流于经络，如果以治疗伤寒的发汗解表，攻里通下法治疗，则发表会损伤正常的肌表，卫阳伤则会发痉；攻里则损伤脾胃阳气，而虚寒内盛而腹泻不止，转成坏证。湿热两种邪气伤人，不可偏治，所以用黄芩、滑石、茯苓皮清湿中之热，豆蔻仁、猪苓宣化湿邪，再加大腹皮、通草宣气化湿、通利小便，通过宣发气机则湿邪得除，小便通利热

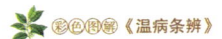

随小便而除。

黄芩滑石汤方（苦辛寒法）

黄芩（三钱） 滑石（三钱） 茯苓皮（三钱） 大腹皮（二钱） 白蔻仁（一钱） 通草（一钱） 猪苓（三钱）

上药用水六杯，煮取两杯，药渣加水后再煮一杯，共分三次温服。

六十四、阳明湿温，呕吐而口不渴，用小半夏加茯苓汤治疗。以呕吐严重而兼有胃脘痞闷的，用半夏泻心汤去人参、干姜、大枣、甘草，加枳实、生姜治疗。

呕吐而口不渴，说明饮邪重，热邪轻，所以用小半夏加茯苓汤治疗，驱逐水饮则呕吐自止。呕吐而兼有痞满，说明热邪内陷，与水饮相互搏结，结聚不通，所以用半夏泻心汤去掉人参、干姜、甘草、大枣等甘壅补中药物，加枳实、生姜宣通胃气。

小半夏加茯苓汤方

半夏（六钱） 茯苓（六钱） 生姜（四钱）

上药用水五杯，煮取两杯，分两次服。

半夏泻心汤去人参干姜甘草大枣加枳实生姜方

半夏（六钱） 黄连（二钱） 黄芩（三钱） 枳实（三钱） 生姜（三钱）

上药用水八杯，煮取三杯，分三次服，体质虚弱的再加入人参、大枣。

六十五、湿热蕴阴熏，灼经络，出现寒战高热，骨节疼痛剧烈而烦躁，舌苔灰腻呆板，面目萎黄，这种病称为"湿痹"，以宣痹汤治疗。

《内经》讲"风、寒、湿三者合而为痹"，《金匮要略》说"经热则痹"，可见《金匮要略》实际上补充了《内经》的疏漏之处。痹证因为寒邪内侵的的确很多，但热痹也不少。合参《金匮要略》与《内经》的原文，在临证时细心体会，自然可以掌握。本书中因论述湿温而兼论及湿热痹，在湿温门中，原来就有痹证，但本书对痹证没有全面的讨论，学医的人要想全面了解，当结合《内经》《金匮要略》，喻嘉言、叶天士以及宋元时期医学家的论述共同探求。痹证不外乎寒热两种，根据虚实分别治疗。寒痹病势重反而容易治疗，热痹病势缓反而难治，体质壮实，只有肢体病变容易治；体质虚弱，兼有脏腑病变并兼有痰饮腹胀满的难治，这如同伤寒的两感证一样。本条因为舌灰、目黄，可知湿邪已化热，寒战高热，可知病邪在经络中，骨节疼痛可知为痹证，如果泛泛地用祛湿药物，而不知疏通经络，也是无效的，所以用防己驱除经络的湿邪，杏仁开通肺气，连翘清气分的湿热，赤小豆清血分的湿热，滑石通利小便而清利热中之湿，山栀清肃肺气而泻湿中之热，薏苡仁淡渗利湿而治筋骨拘急挛痛，半夏辛平而主治寒热邪气，蚕沙能化生浊道中的清气，疼痛严重加片姜黄、海桐皮以宣络止痛。

宣痹汤方（苦辛通法）

防己（五钱）杏仁（五钱）滑石（五钱）连翘（三钱）山栀（三钱）薏苡仁（五钱）半夏（三钱，醋炒）晚蚕沙（三钱）赤小豆皮（三钱）（赤小豆即五谷之中的赤小豆，色红味酸，用凉水浸泡后取皮用，不是药店中的赤小豆，药店中的赤小豆是两广地区的野豆，红皮黑蒂，肉呈黄色。）

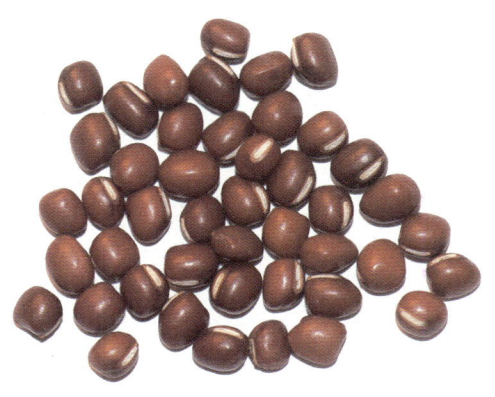

上药用水八杯，煮取三杯分三次趁热服。如果疼痛严重加片姜黄二钱，海桐皮三钱。

六十六、湿邪郁于经脉中，症见全身发热、疼痛，汗多，大便溏泄，胸腹部有白疹，这说明内外都有邪气，禁忌单纯用辛味药物发散肌表，或苦寒清热药治疗，应用辛凉淡法，以薏苡竹叶散治疗。

上条仅是经络痹阻，本条则脏腑也有湿邪，所以又重新立法。汗多则开泄肌表阳气，身痛则邪郁肌表，属于风湿证，因为寒邪的特点是汗出邪解，风为阳邪，不能随汗而解，何况湿为重浊的阴邪，所以汗出而病证不除。学医的人对有汗出而病不解的病证，应当认识到不是风就是湿，或属于风湿相搏。大便溏泻必然小便短少，白疹是风湿郁于孙络毛窍的表现。本证属于湿邪内留、热邪郁结的病证，所以用辛凉药物解肌表之热，辛淡药物渗利在里的湿邪，使表邪通过气化从表透散，里邪从小便而除，是表里同治的方法，与下条互相参考就可以明白了。

薏苡竹叶散方（辛凉淡法，也是轻以去实法）

薏苡仁（五钱）竹叶（三钱）飞滑石（五钱）白蔻仁（一钱五分）连翘（三钱）茯苓块（五钱）白通草（一钱五分）

上药共研为细末，每次服五钱，每日服三次。

六十七、风、暑、寒、湿四种邪气，相互夹杂，侵犯人体，气机不宣，症

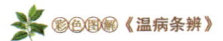

见咳嗽头胀，不知饥饱，舌苔白腻，肢体犹如残废，不听使唤，用杏仁薏苡汤治疗。

多种邪气混杂在一起侵犯人体，病症表现多样。本条病机以"气不主宣"四字为关键，所以用宣通气机的药物为主，既然兼有雨湿中的寒邪，所以应当把辛凉法改为辛温法。本条本该列在寒湿类条文中，因为与上条对比，所以列在这里。

🥄 杏仁薏苡汤方（苦辛温法）

杏仁（三钱） 薏苡仁（三钱） 桂枝（五分） 生姜（七分） 厚朴（一钱）半夏（一钱五分） 防己（一钱五分） 白蒺藜（二钱）

上药用水五杯，煮取三杯，药渣加水后再煮一杯，分三次趁热服。

六十八、感受暑湿而成为痹证的，用加减木防己汤治疗。

这是治疗痹证的基础方。风气较重则牵引掣痛，即所谓"风胜则引"（引是指肢体吊痛、掣痛等，或上下游走作痛，即《内经》所说的行痹），加桂枝、桑叶；湿气胜则肿胀，即"湿胜则肿"（湿邪属土，湿胜称为敦阜），加滑石、萆薢、苍术；寒气胜则疼痛，加防己、桂枝、姜黄、海桐皮；面红、口角流涎提示胃热（《灵枢》中说"胃有热则廉泉开而涎出"），重用石膏、知母；无汗加羌活、苍术；汗多加黄芪、炙甘草；兼痰饮加半夏、厚朴、陈皮。因为不能详述全文，所以通过对基本方的加减，以示痹证治疗的原则。

🥄 加减木防己汤方（辛温辛凉复法）

防己（六钱） 桂枝（三钱） 石膏（六钱） 杏仁（四钱） 滑石（四钱） 薏苡仁（三钱） 白通草（二钱）

上药用水八杯，煮取三杯，分三次趁热服。效果轻微的，加重剂量再服，白天三次，夜服一次。

六十九、湿热邪气在体内久久不解，日久发生黄疸。对于黄疸的治疗，古人已经有系统的治疗方法，此处不再详细记载，只列举数条来说明基本的治疗原则（以下所论，疟疾、痢疾等病证都与此相同）。

我写这本书的目的，就是为了补充前人的不完备之处，如果前人已有现成的治法可以遵循，没有必要把这些内容全部记录在这里。因为本书是讨论四时外感邪气所引起的病证，所以一定要讨论湿温，同时与湿温有联系的黄疸、疟疾、痢疾等疾病也就一起进行讨论了，但也仅仅是简略说明治疗原则而已。在四时外感疾病中，以湿温类疾病种类最多，所用的方剂也最广，这是因为脾胃属土，居于中焦，是各种秽浊邪气归藏的地方，因此可以出现许多错综复杂的相兼症状，难以一一列举。就以黄疸为例，在《金匮要略》一书中有三十五条原文对黄疸进行了系统的辨证论治并同时列出了十二首方剂。首先提出黄疸能否发生，关键取决于小便是否通利，黄疸病是否容易治疗，要看口渴或不渴；其次讨论了瘀热入胃的多种原因，有的因为外邪侵入，有的由内而发，有的因为谷食郁热熏蒸，有的因为饮酒过度，有的因为性生活过度，身体衰弱，有的因为病邪由经络内传，血液瘀滞不行停于下焦成为蓄血，有的因为出汗后又在水中洗澡，水湿内侵而致汗出色黄。瘀热入胃，气血郁滞则郁热不能下行，阳气偏盛于上而出现周身发热，下焦气机郁结则水液代谢失常而发生小便困难。另外表里俱虚、热退后胃气虚弱，出现呃逆，以及误用艾灸、温针等强迫发汗都可以发生黄疸，这样了解了导致黄疸的不同原因，治疗起来就可以针对不同的病因采用相应的治法。例如见到脉弦、胁肋疼痛的，属于少阳病证还未解除，仍要以和解为主的方法进行治疗；口干渴而饮水多是阳明经燥热的表现，应尽快用清热泻火的方法进行治疗，湿邪在上部的以辛味药宜散利湿，多用祛风药物；湿邪偏于下焦，治疗以苦泄为主多用淡渗药物；血液蓄积不行、精神烦躁，甚至发狂的，则必须要用攻逐的方法；对于发汗后，小便由黄转白的，可用温补法治疗；平素嗜酒的患者，大多热蕴于内，应当先清泄中焦邪热，配合分利湿邪，然后再用保护脾胃阳气的方法；由于性生活过度而致病的，大多挟有秽浊邪气，治疗时先用清热解毒的方法，再用通利下窍的方法，但最终须用大剂量的滋补药调理其真阴不足；表气虚弱的用固表实卫的方法，里气虚弱的则要扶助正气；其他如因为出汗后在水中洗澡或误用火劫发汗以及其他治疗不当所引起的黄疸和并发症，也都有论述和治疗的方剂，给后世学医的人确立了规范。至于寒湿在里所引起的黄疸，仅在《伤寒论》阳明篇中有一条原文提到，可以按寒湿病进行治疗，而没有提到具体的方剂。脾土的本性是畏惧肝木的克伐，但又喜欢肝木的风燥之性，可以运化水湿，却又厌恶寒湿泛滥。阴黄这一病证，就是由于寒与湿相互搏结引起的，就像潮湿的土地需要风吹日晒才能干燥一样，因此完全是阴寒的病证，适用辛温大热的方法治疗是没有疑问的，虽然没有提出具体的治疗方剂，但治疗方法已经非常清楚了。可是朱丹溪却认为不必具体区分成五种黄疸，因为黄疸的形成过程与酝酿成酱的道理相似，他以为找到了黄疸的基本治疗方法，但是这种方法治疗阳黄，尚且显得笼统混杂，用来治疗阴黄更是万万不可以的。喻嘉言竟然说张仲景对阴黄的论述与治疗方剂都已经失传了，似乎无可遵循了。只有罗谦甫独具卓识，极力主张辨别阴黄、阳黄，并按张仲景"于寒湿中求之"的宗旨，提出用茵陈四逆汤治疗阴黄。我对阴黄这一病证也研究了许多年，都是采用罗谦甫的

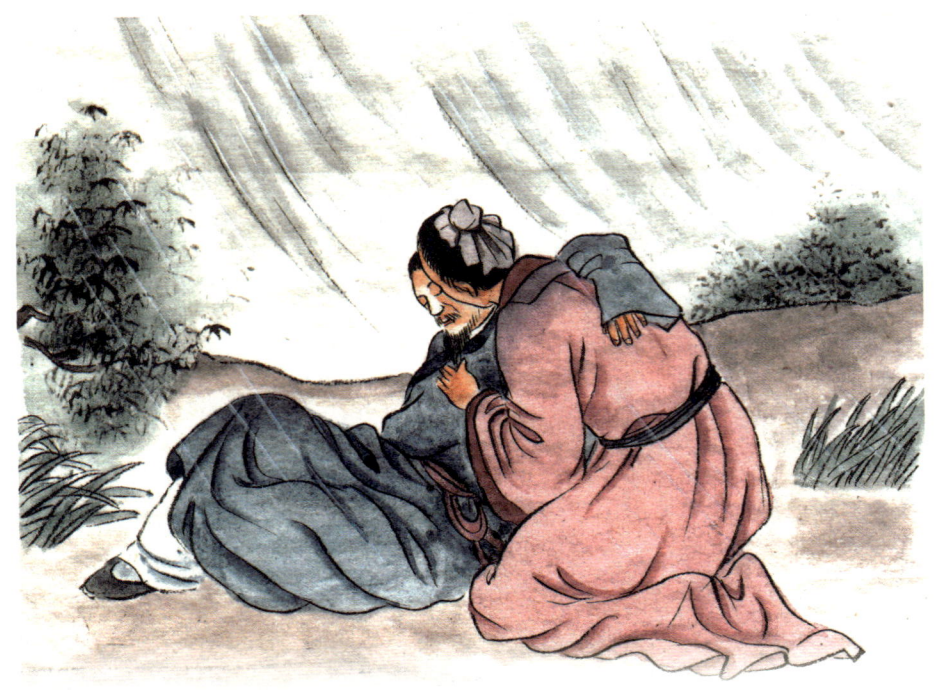

治法进行加减化裁，没有不很快取得疗效的，其中也有开始是寒湿的表现，而阳气并没有完全衰败，用了几剂温热药之后，寒湿就化燥生热成为阳黄症，这时再按阳黄治疗就可以了。

七十、夏秋季节发生的黄疸病，多数是由于湿热蕴蒸而形成的。一方面感受了夏秋季节的外在湿热，另一方面体内不能运化水谷，而蕴湿生热，内外相合，就容易形成黄疸，其治疗必须以宣通气分为主，如果治疗不当，就会出现全身肿胀。由黄疸引起的肿胀，应当用苦泄辛散、淡渗利湿的方法治疗，可以选用二金汤。

这一条说明了黄疸产生的原因、治疗方法以及治疗不当所产生的并发症，并根据病情变化而制定了治疗方法。

🥣 二金汤方（苦辛淡法）

鸡内金（五钱）　海金沙（五钱）　厚朴（三钱）　大腹皮（三钱）　猪苓（三钱）　白通草（二钱）

上药用水八杯，煮取三杯，分三次趁热服。

七十一、各种黄疸，兼有小便量少的，均可以用茵陈五苓散治疗。

沈目南说，茵陈五苓散是治疗黄疸气分实证的通用方剂。脾胃是受纳水谷而产生卫气营血的地方。风邪进入胃的气分与胃中水谷湿热相互蕴蒸，就形成阳黄证，如果湿热下注于膀胱，膀胱气机郁结，不能宣通，使水液代射失调，就必然会引起小便不利。治疗应该用五苓散宣通内外邪气，用茵陈蒿干散郁结而清热利湿。

茵陈五苓散方（五苓散方见前，五苓散是苦辛温法，现在茵陈蒿的用量为五苓散的一倍，所以是苦辛微寒法）

茵陈蒿（十分）　五苓散（五分）

上药一起研成细末，每次服三钱，每日服三次。

《金匮要略》中的方剂，不能一一列举，学者应当对原书细细揣摩，此处唯独采用茵陈五苓散的原因，是因为它是治疗实证黄疸的通用方剂，既可以祛除外感邪气，又可以清利体内湿热。

七十二、黄疸病，出现脉沉，脘腹痞满，恶心，大便秘结，小便黄赤的表现，是属于湿热弥漫三焦的里证，可以用杏仁石膏汤治疗。

前一条是表里两解的方法，本条是上、中、下三焦同治的方法，前条是从横的角度来论述，本条是从纵的角度来论述的，两条一横一纵，相互呼应。本方中杏仁、石膏宣发上焦，生姜、半夏辛温苦燥治疗中焦，枳实则驱使中焦邪气下行，山栀子通利三焦，黄柏清下焦湿热。大凡治疗三焦的方剂，重点都放在上焦，因为上焦是病邪最初侵入的地方，也是一身气化的关键部位，因此，虽然本方是治疗三焦，但仍以杏仁石膏命名。

杏仁石膏汤方（苦辛寒法）

杏仁（五钱）　石膏（八钱）　半夏（五钱）　山栀（三钱）　黄柏（三钱）　枳实汁（每次三茶匙，冲）　姜汁（每次三茶匙，冲）

上药用水八杯，煮取三杯，分三次服。

七十三、平素劳损的患者，再感受湿温后，被错误地运用了发汗解表的方法，而出现身体及面部发黄，不欲饮食，小便黄赤，应当用连翘赤豆饮煎汤后送服保和丸。

前面第七十条讲的是由黄疸而变生其他疾病，本条讲的是由其他疾病转变为黄疸的病证，这两条是相互对应的。本条所讲的病证属于内伤脾胃，外感湿热而表里同病的"两感"，因此选用连翘赤豆饮以解除外邪，保和丸以调和脾胃，使湿温外感，劳倦内伤以及误治后产生的症状一起解除。保和丸性味苦温，能健运脾胃阳气，祛除体内湿邪；用陈皮和连翘，可使病邪由里达外，保和丸毫无疑问可以治疗湿邪，那么为什么又可以治疗劳倦内伤呢？《内经》讲

"劳者温之"，这是因为肢体、官窍的活动都依赖阳气的推动，过度劳累则损耗阳气，所谓劳倦是因为劳累而疲倦，疲倦是指四肢倦怠乏力。脾主四肢，因此脾胃阳气受伤则四肢倦怠乏力。此外，肺属金而主全身之气，气属于阳，脾属于土，可以生肺金，所以阳与气虽然有在里在外的区别，但实际上都是同一种气的运转输布罢了。劳倦直接损伤了主外的阳气，影响在里的阳气也不能正常地温化运转了，在里的阳气不能运化水谷，那些本来是人体赖以生存的水谷津液，反而成了困阻脾胃的水湿邪气，脾胃就更不能行使运化水湿的功能了。善于治疗劳倦内伤的古代医学家中，前有张仲景，后有李东垣，他们都是从健运脾胃阳气着手的。那为什么后世的医生一提起劳倦内伤就用滋阴的方法呢？这都是因为盲目相信了朱丹溪的一家之说。本书所讲的主要是外感疾病，并不涉及内伤杂病，但因为出现了内伤合并外感的情况，因而对劳倦内伤稍加以论述。

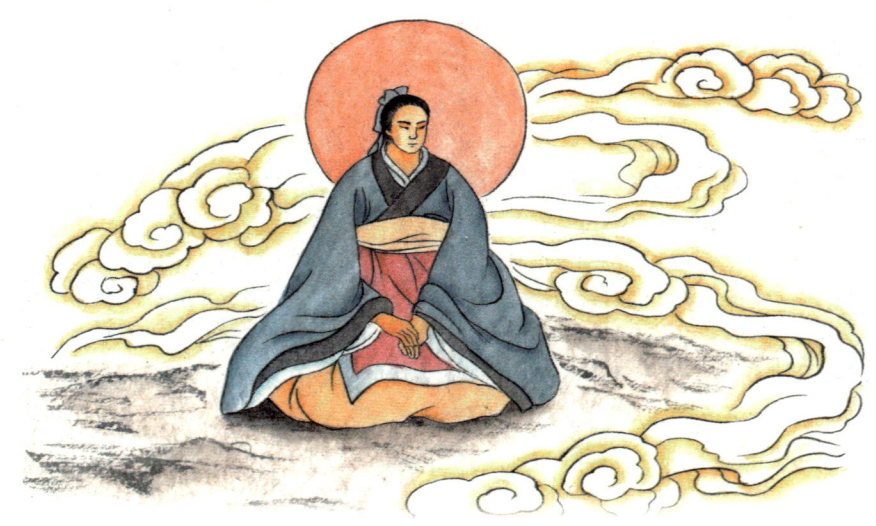

连翘赤豆饮方（苦辛微寒法）

连翘（二钱） 山栀（一钱） 通草（一钱） 赤豆（二钱） 花粉（一钱） 香豆豉（一钱）

上药煎汤送服保和丸三钱。

保和丸方（苦辛温平法）

山楂 神曲 茯苓 陈皮 莱菔子 连翘 半夏

七十四、湿邪重，郁久而化热，疟疾邪气与湿热相互搏结，聚于心下，出现舌苔白、口干渴、烦躁不安、大便泄泻等症状。疾病初起时，身体疼痛，病久心下也感觉疼痛的，用泻心汤治疗。

泻心汤是治疗疟疾邪气聚在心下、阻滞气机的方剂。

泻心汤方（方法见前）

七十五、平素患有疮疡的患者，感受湿热疟疾邪气，在治疗时禁忌使用发散的方法和药物，可以用苍术白虎汤加草果治疗。

《金匮要略》讲，患疮疡的患者的禁忌用发汗法治疗。若误用发汗的方法，就会导致痉病，因为疮疡是血脉不和的病证，心主血脉，如果血脉虚而邪热盛，就会形成疮疡。形成疮疡以后，血液又化生成脓液。而汗液是由心阴变化而成的，从血脉之中而外达毛窍，形成汗液，因此有疮疡的人误用发汗的方法，更加重阴血的耗损，使筋脉不得濡养，怎能不痉厥！因此本书用白虎汤辛凉重剂，清解阳明的湿热之邪，并使湿热从肺卫皮毛外出；加入苍术、草果，温散脾胃中积滞的寒湿邪气，使其也从肺卫皮毛外出。胃属阳土，用石膏、知母辛凉清热；脾属于阴土，用苍术、草果苦温燥湿，这正是根据脏腑禀性而矫正其偏胜的方法。

苍术白虎汤加草果方（辛凉复苦温法）

即在前面提到的白虎汤内加苍术、草果。

七十六、后背怕冷，胸中痞满，疟疾发作时间逐渐推迟，是邪气逐步向阴分发展的征象，可用草果知母汤治疗。

患者因为长期劳作，未患疟疾前身体就已经很虚弱，所以感受邪气后邪气潜伏于体内不容易祛散，因为阳气虚弱，湿热痼结，所以选用草果温散脾经寒湿，知母清泄胃热，厚朴帮助草果泻中焦的湿邪，与生姜、半夏一起，辛开苦降而开散痞结，天花粉助知母生津退热。脾胃同病时，最怕肝木来克伐，所以用乌梅、黄芩清热而和肝，病邪要深入伤及阴分则会致使疟疾发作时间逐渐推迟，如果要使邪气向外透达，全靠草果了。

草果知母汤方（苦辛寒兼酸法）

草果（一钱五分） 知母（二钱） 半夏（三钱） 厚朴（二钱） 黄芩（一钱五分） 乌梅（一钱五分） 花粉（一钱五分） 姜汁（五匙，冲）

上药用水五杯，煮取两杯，分两次趁热服。

按：草果知母汤就是吴又可所创的达原饮去槟榔加半夏、乌梅、姜汁，用来治疗中焦湿热内结而阳气内陷的证候，最为适宜。但吴又可用达原饮治疗不

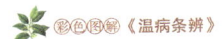

兼湿邪的瘟疫初起证候，却是大错特错了。

再按：不论前代医学家制定方剂，还是有人将方剂编集成册，都是为了让后世学医的人明白组方的原则，并做出示范，但他们不能预测疾病发展的全部过程会有怎样的变化，会出现什么兼症以及患者的年龄、体质等，所以高明的人传授知识，也只能告诉人们大体的规律，举一反三还是要靠自己。至于那些细微的巧妙之处是不可能也不容易传授的，但这些精妙之处是可以在实际中遇到的，但不可强求，它们的出现是偶尔的，而不是经常的，所以人们在明白并掌握那些"规矩""准绳"之后，临证时选方用药自然会有标准了。因此，这就是所谓的"神而明之"，完全在于医生的灵活应用。

七十七、疟疾之邪损伤胃阳，以致胃气上逆而不得通降，热邪又伤胃阴，不知饥饱，不欲饮食，大便不通，口渴而不想喝水，口中酸臭，可以用加减人参泻心汤治疗。

本条所讨论的病证，有阳气受伤，有阴液耗损，但以阳气损伤为主，因此，本方中固护胃阳、扶助正气的药物仅有四味，保存胃阴而清热泻火的药物有两味，所用的方法就是喻嘉言所讲的治疗胃的病变不一定用治胃的方法，可以通过清肝胆而达到治胃的方法目的。

加减人参泻心汤（苦辛温兼咸寒法）

人参（二钱）　黄连（一钱五分）　枳实（一钱）　干姜（一钱五分）　生姜（二钱）　牡蛎（二钱）

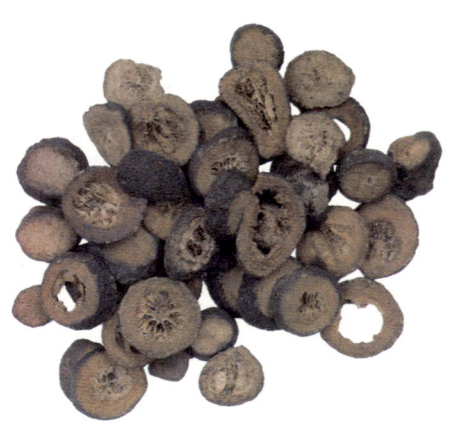

上药用水五杯，煮取两杯，分两次趁热服。

按：用大辛大温的药物配合大苦大寒的药物是治疗厥阴经病变的一种规律，其他脏腑都是分为两处，或者一上一下，或者一左一右，只是通过经络相互贯通，通过筋膜互相联系。唯独肝与胆合在一处，胆被包括在肝内，因此肝脏患病则胆腑必然会出现相应病症，胆腑有病变也会影响到肝脏，从脏腑特性来看，肝宜温，胆宜凉，张仲景的乌梅丸、泻心汤就是因为寒热并用而成为治疗肝胆疾病万世不变的法规，这点从小柴胡汤的组成上就能看出端倪。本条所述的病证是疟疾之邪扰胃，使胃气上逆，为什么也采用这种辛温寒苦合用的方法呢？这是因为胃是六腑之一，其性属阳而功用却属阴，以下降为顺，上升则为异常，因此呕吐、呃逆、胃脘痞塞等症状都属于胃气上逆的表现，虽然表现出胃气上逆，但引起胃气上逆的原因却不是胃而是肝与胆，因此古人把呕吐作为肝病的表现，可现在的人却都以为是胃病。

七十八、胃阴被疟邪所伤，表现出不知饥饱，不解大便，午后发热，进食后心烦、发热等症状加重，津液不能恢复的，可用麦冬麻仁汤治疗。

暑湿易于损伤阳气，而疟疾邪气容易损伤阴液，因此出现了上述症状，本条与上条的不知饥饱，不解大便，症状相同，但上条从胃气上逆、口中酸臭等症状可以辨知阳气受伤，本条从午后发热，进食后心烦、发热加重可以辨知阴液受损，既然已经确定了本条病机是阴液受损，而恢复胃阴最好的办法是用甘寒药物养阴，再加上酸味药物，使酸味与甘味药物相配合加强养阴的作用。这两条都是疟邪伤胃。为什么都有大便不解的症状？因为九窍不调和与胃的病变密切相关，因此导致大便不通。

🥣 麦冬麻仁汤方（酸甘化阴法）

麦冬（五钱，连心）　火麻仁（四钱）　生白芍（四钱）　乌梅（三钱）　何首乌（三钱）　知母（二钱）

上药用水八杯，煮取三杯，分三次趁热服。

七十九、疟疾邪气侵犯足太阴脾经，发作时怕冷从四肢开始，口不渴，频繁呕吐，心胸烦热，可以用黄连白芍汤治疗，如果烦躁剧烈，可以另外服一丸安宫牛黄丸。

由于脾主四肢，因此见到怕冷从四肢开始，口不渴，就可以知道是疟疾邪气侵犯脾经，邪热郁积在心胸，热势上扰，所以频繁呕吐，这是脾土有病，肝木克伐的表现，因此治疗以调和肝胃为主。本条病证，邪热较重，所以清热药物用得较多，而用白芍收敛脾阴。

🥣 黄连白芍汤方（苦辛寒法）

黄连（二钱）　黄芩（二钱）　半夏（三钱）　枳实（一钱五分）　白芍（三钱）　姜汁（五匙，冲）

上药用水八杯，煮取三杯，分三次趁热服。

八十、足太阴脾经之疟，症见脉象濡软，恶寒发热，疟疾发作逐渐推迟，腹微胀、四肢冷的，用露姜饮治疗。

这种病证偏于脾气虚寒，所以应当用甘温扶正的方法，露姜饮能退邪的巧妙之处全在于用"露"的方法，清凉可以清邪热，甘润又不伤阴液，还能促进人体的气化作用。

🥄 露姜饮方（甘温复甘凉法）

人参（一钱）　生姜（一钱）

上药用水两杯半，煮成一杯，放在室外露一宿，然后再加水温服。

八十一、疟邪伤脾，见脉弦而缓，怕冷而全身发抖，严重的还伴有呕吐、嗳气、腹中肠鸣、大便溏泄等症，不可以用苦辛寒法，而应该用苦辛温法，宜用加味露姜饮治疗。

上一条讲的是单纯的脾气虚寒证，而本条所讲的不仅脾气虚寒，而且邪气更盛，脉中兼见弦象，说明脾气虚寒而肝气旺盛，所以加用温燥药物，温暖脾土而泄肝平木以退邪气。

🥄 加味露姜饮方（苦辛温法）

人参（一钱）　半夏（二钱）　草果（一钱）　生姜（二钱）　广皮（一钱）　青皮（一钱，醋炒）

上药用水两杯半，煎煮成一杯，滴入荷叶露三匙，趁热服下，药渣可加水再煎一杯服下。

八十二、疟疾邪气犯于中焦，寒热发作日久不止，这是因为中气虚弱，不能祛邪外出，所以病邪留而不去，可以用补中益气汤治疗。

本条所述邪气内留，是因为中气虚弱，所以采用升阳益气方法治疗。

🥄 补中益气汤方

炙黄芪（一钱五分）　人参（一钱）　炙甘草（一钱）　白术（一钱，炒）　广皮（五分）　当归（五分）　升麻（三分，炙）　柴胡（五分，炙）　生姜（三片）　大枣（二枚，去核）

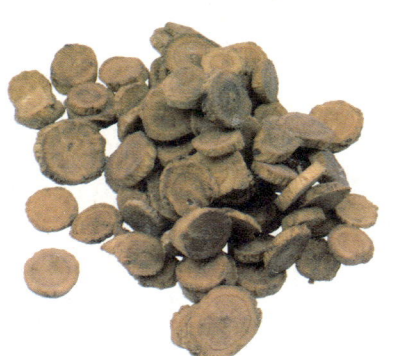

上药用水五杯，煮取两杯，药渣再煮一杯。分三次趁热服。

八十三、患者左手脉弦，夜间发热，清晨热退汗出，口渴饮水多，这是疟邪侵犯少阳经，邪热偏盛的表现，可以用青蒿鳖甲汤治疗。

少阳经邻近三阴经，所以治疗邪犯少阳病证时，一方面要引领邪气外出，另一方面要防止邪气进一步深入。例如：小柴胡汤用柴胡领邪外出，用人参、大枣、甘草顾护正气；用柴胡清解表邪，用黄芩、甘草，甘苦相合以清里热；用半夏、生姜调和肝胃，涤除痰饮，宣通胃阳，而和胃降逆，疏利肝气。以生姜、大枣调和营卫，这样使在表的邪气不与正气相争，在内的脏腑调和，该清的可以清，该补的可以补，该升的可以升，该降的可以降，该平的可以平，因此被称为和法。青蒿鳖甲汤取法于小柴胡汤而稍加以变通，却不用其中的药物，因为小柴胡汤本是为了治疗伤寒设立的方剂，疟疾感受的却是暑湿邪气，病因不同，所以治疗的药物就应该有所不同。但两者都属于少阳经的病变，所以治疗大法还是一致的。青蒿鳖甲汤用青蒿领邪外出，青蒿比柴胡作用缓和，而且芳香逐秽，疏通经络的作用比柴胡要强得多。且寒邪易伤人阳气，所以柴胡汤中所用人参、甘草、生姜都是保护阳气的，而暑热之邪伤阴，所以改用滋阴潜阳的鳖甲，而且鳖是一种蠕动的动物，所以鳖甲能入阴络而搜剔邪气。小柴胡汤证中胁痛、干呕是因为痰饮引起的，所以选用生姜、半夏通阳气，降阴浊而涤除痰饮；青蒿鳖甲汤证是邪热伤阴，所以用知母、天花粉清热滋阴止渴，用牡丹皮清少阳经血分的邪热，桑叶清少阳经络气分中的邪热。因为邪气侵犯少阳经而有偏寒偏热的不同，所以叶天士遵从古人的立法，变化其中的药物，创立了青蒿鳖甲汤。由此可见，叶氏读古人书而善用古方，绝不是那些死抱教条的人可以与之相提并论的。

🥄 青蒿鳖甲汤方（苦辛咸寒法）

青蒿（三钱） 知母（二钱） 桑叶（二钱） 鳖甲（五钱） 牡丹皮（二钱）花粉（二钱）

上药用水五杯，煮取两杯。疟疾发作之前，分两次趁热服。

八十四、疟疾邪气侵犯少阳经的临床表现与伤寒少阳证是相似的，仍可用小柴胡汤治疗。口渴严重的，用小柴胡汤去半夏加瓜蒌根，如果脉象弦而迟的，可用小柴胡汤加干姜、陈皮汤治疗。

疟伤少阳与寒伤少阳的临床表现相似，是指疟疾偏于寒而热象较轻，所以仍用小柴胡汤治疗，如果燥热伤津而口渴严重的则减去辛温苦燥的半夏，加瓜蒌根生津止渴。寒邪加重可见脉象弦迟，《金匮要略》讲脉弦迟的应当用温药治疗，因此在小柴胡汤中加干姜、陈皮温中，从中焦透达于外，使中焦阳气得以伸展，驱邪外出。

🥄 小柴胡汤方（苦辛甘温法）

柴胡（三钱） 黄芩（一钱五分） 半夏（二钱） 人参（一钱） 炙甘草（一钱五分） 生姜（三片） 大枣（二枚，去核）

上药用水五杯，煮取两杯，分两次趁热服。其加减法可按《伤寒论》，口渴严重的减去半夏，加瓜蒌根三钱。

小柴胡加干姜陈皮汤方（苦辛温法）

在小柴胡汤内加干姜（二钱）、陈皮（二钱）。

上药用水八杯，煮取三杯，分三次趁热服。

八十五、患者舌苔白，胸脘痞闷，疟疾发作时四肢首先发凉，口渴而喜欢喝热水的是因为湿邪内蕴，被称为湿疟，用厚朴草果汤治疗。

本条所讲的是热邪轻而湿邪重的病证。舌苔白，胸脘痞满都是因为湿阻引起的；怕冷始于四肢，是由于湿邪郁滞，脾阳不伸。因为脾主四肢，所以怕冷首先从四肢开始；口干渴是因体内有热，应当喜欢喝凉水，但此条却喜欢喝热水，是因为湿属于阴邪，散布于中焦，所以喜欢喝热水以助驱散阴邪。治疗应当用苦辛通降、温开的方法，而不能用苦寒药。

厚朴草果汤方（苦辛温法）

杏仁（一钱五分）　厚朴（一钱五分）　草果（一钱）　陈皮（一钱）　半夏（二钱）　茯苓块（三钱）

上药用水五杯，煮取两杯，分两次趁热服。

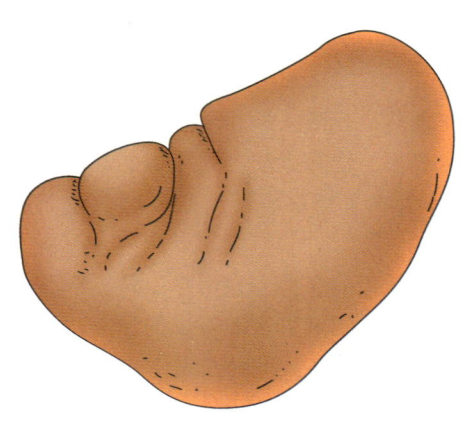

按：中焦疟疾，以脾胃为主要病位，邪热盛的主要在胃，治疗应该偏重于治胃，湿邪偏盛的主要在脾，治疗应该以治脾为主，胃属腑属阳，因此治胃必须要用甘寒、苦寒的药物。脾属腑属阴，治疗应当用甘温、苦辛的药物。病邪在脾胃附近的，则脾胃两者都要顾及。本书对于疟疾只列了很少几条，大概地提示基本的辨证论治原则，不可能作全面系统的论述，但如果对于这几条能反复认真对照，互相印证讨论，联系上焦篇中疟疾的病机，结合下焦篇认识其转归，则治疗疟疾的基本规律就大体可以掌握了。

八十六、湿温邪气蕴于体内，夹杂饮食积滞，使气滞血瘀，所以形成滞下，俗称痢疾。本病因为邪气深入脏腑，所以古代时认为是重证。病证初起时，腹胀痛的容易治，日久腹不痛不胀的难治；脉象小弱的容易治，脉象实大数的难以治疗；年老体弱，脉象实大小弱都难治，而脉象平和的容易治；每日大便几十次的容易治，每日大便一两次的甚至没有大便的难治；面色及大便的颜色鲜明的容易治，面色及大便晦暗的难治；噤口痢属于实证的还可以治疗，属于虚证的难治；先表现为滞下（通常说的痢疾），后转为下利（通常说的腹泻）的容易治，先病泄泻，后病痢疾的难治。先患痢疾，后患疟疾的容易治；先患疟疾，后患痢疾的难治。本年新发痢疾容易治，由于上年伏暑、酒客积热或老年阳虚积湿导致的难治。两胁少腹部没有跳动感觉，没有疝气结块的容易治，有上述表现的较难治。

本条是论述治疗痢疾的大纲，虽然罗列了十几种难治以及容易治疗的情况，但总的来说邪气有向外透达趋势的就容易治疗，邪气深入脏腑血络的难以治疗，俗话说："饿不死的伤寒，吃不死的痢疾。"目前人们都解释为凡是伤寒患者应当禁食，让病者饥饿，这样就不至于使饮食与外邪相互搏结，而令患者死亡；患痢疾的人每天泻下几十次，则肠胃空虚，这时一定要让患者多食，则不至于使肠胃完全空虚而死亡。但人们都不知道这两句话是古代的高明的医生临证救人的宝贵经验，后人不能仔细地审查病情，又不能读懂文义，以至于盲目地解释经文。《内经》讲，热病应当禁食，是在疾病即将痊愈的时候，而不是最初发病的时候。张仲景在《伤寒论》中有用喝粥帮助治疗疾病的记载，但是不可以吃肥甘厚腻的食物。痢疾的病因是暑湿夹杂，内伤饮食，并不是由一种邪气引起的，肠胃受到了多种病邪的侵害，所以古人常常提示要吃清淡食物。怎么能再让患者暴饮暴食，使饮食与邪气相互搏结，让疾病久久不能痊愈呢？我看到患痢疾的人，因为不能节制饮食而死亡的数不胜数。这两句话中，"饿"与"吃"字都各自表达了一层意思，讲的是患伤寒的人如果感到饥饿而想进食，是有生机的证候，如果患者死亡了，只能归咎于医生治疗不当，因为伤寒是突然发生的疾病，病邪从外界侵犯人体，如果侵犯卫表而没有侵犯营血，患者知道饥饿说明病变轻浅，医生只要扶助正气，驱除外邪就可以使疾病痊愈，所以说不会死亡。如果不知道饿则是病势沉重的表现，所以张仲景讲"风病能食，寒病不能食"，就是这个道理。痢疾是湿热邪气内伏，而下注于肠胃，如果脏腑之气充实，不让邪气停留于肠胃，彼此相争，就会发生腹胀，说明病邪有向外的趋势，医生只要顺水推舟，驱邪外出，疾病就可以痊愈，所以说患痢疾的人感觉腹胀的不会死亡。如果脏腑之气已经衰弱，不能抵御外邪，则不会发生腹胀，提示病邪深入。

八十七、患者泄泻而大便不爽，是将要发作痢疾了。如果腹中拘挛疼痛，小便短少的，可以用四苓合芩芍汤治疗。

既然大便下利（俗称泻泄），一般应排便通畅，现在却表现为大便不爽是什么原因呢？这是因为湿中兼热，湿热郁阻，气机不能遂其条达之性，所以气机郁滞，而五脏六腑的活动，全凭气机运转输布，如果气机郁结，怎么可能不形成痢疾呢？"欲作"是指要发生而尚未发生，拘急是大便不爽、胃肠积滞内停的表现，小便短少是因为湿热下注于大肠与阑门（大小肠相接处），不能分利水谷，膀胱不能渗泄湿邪而形成的。所以用四苓散分利阑门水湿，疏通膀胱，用开支流的方法使湿邪不能直接下注大肠，与黄芩、芍药配合宣通

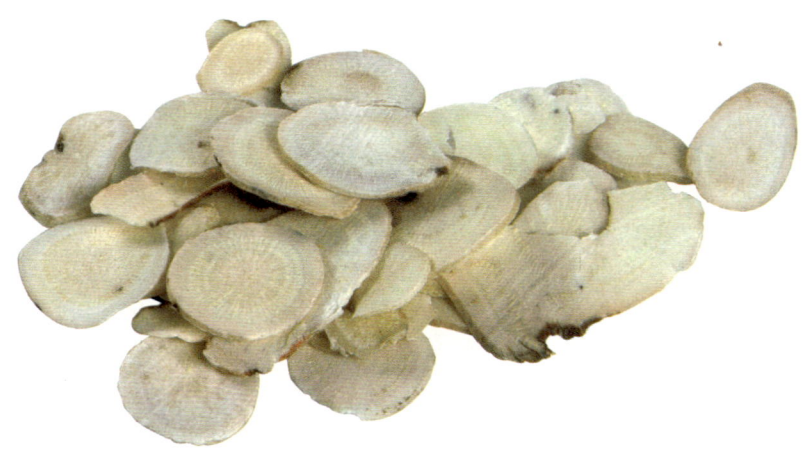

气分，清除积滞，防止发生痢疾。本方是治疗痢疾初起的方剂，如果痢疾日久，阴液损伤，就不可以用分利水湿的方法，所以在方后注明下利日久不可以用本方。

　　按：浙江人倪涵初曾制定了三首治疗疟疾、痢疾的方剂，在论述痢疾时，首先禁止用发汗、分利、重剂攻下、温补的方法，是因为见到当时的庸医误用汗法、攻下、分利、温补等方法，加重病情，以致死亡，感到痛心疾首，才提出了这样的观点，但如果汗法、攻下、分利、温补等方法全部禁止使用，未免因噎废食。而且他创立的三首方剂又怎么能治疗痢疾门中的所有病证呢？这是仅有一点点心得，而没有进行深入探究痢疾证治规律的表现。我读了许多古书，潜心思考，认为如果适于发汗的就用汗法，适用攻下的就用下法，适用清热的就用清法，适用温补的就用补法，全要根据病证表现，不能事先就抱有成见。对于治疗可能出现的错误，医生必须时刻注意，就恐怕考虑不周全，本身学识、技术不成熟而导致失误，怎么能相信错误的见闻，而不仔细加以审察呢？

四苓合芩芍汤方（苦辛寒法）

苍术（二钱）　猪苓（二钱）　茯苓（二钱）　泽泻（二钱）　芍药（二钱）　黄

芩（二钱）　广皮（一钱五分）　厚朴（二钱）　木香（一钱）

上药用水五杯，煮取两杯，分两次趁热服，痢疾日久不可以用本方。

八十八、暑湿风寒邪气夹杂伤人，恶寒发热兼有，表证明显，里证也急迫，出现脘腹不适，大便泄下不爽，里急后重的，用活人败毒散治疗。

本证是内伤于水谷酝酿的湿邪，而外感于时令的风湿邪气而形成的，中气本来就不足的人，又被湿邪损伤气机，所以表证、里证都比较急迫，立方的原则是以人参为君药，协助脾胃，坐镇于中央，就像督战的元帅一样，用羌活、独活、前胡、柴胡与川芎配合，从半表半里领邪外出，这就是喻嘉言所称的逆流挽舟法。用枳壳宣通中焦气机，茯苓渗利中焦湿邪，用桔梗开宣肺和大肠的郁闭，甘草调和诸药，这是对下陷的中气和侵入的邪气投以升举的方法，即"陷者举之"的方法，即不治疗痢疾本身而治疗形成痢疾的原因，对于痢疾初起而伴有憎寒壮热的，非用此方不可。但如果说本方可以统治伤寒、温疫、瘴气就不可以了。所有的疾病病因均不同，怎么能用一首方剂治疗所有疾病呢？本方在风湿类疾病中应用较多，如果风邪不兼湿邪而兼有热邪，用本方就不合适了，更何况温热病呢？长久以来那些一般的医生用本方治疗温热疾病，我只见到过由此而产生的害处，而没有见到过它的好处。

活人败毒散方（辛甘温法）

羌活（一两）　独活（一两）茯苓（一两）　川芎（一两）　枳壳（一两）　柴胡（一两）　人参（一两）　前胡（一两）　桔梗（一两）　甘草（五钱）

上药一起研为细末，每次服用二钱，加水一杯，生姜三片，煎煮到七成左右，一次服下。如果热毒犯胃，形成噤口痢，不能进食的，用本方加陈仓米用量与上述药物一样，名为仓廪散，服法同前，但剂量

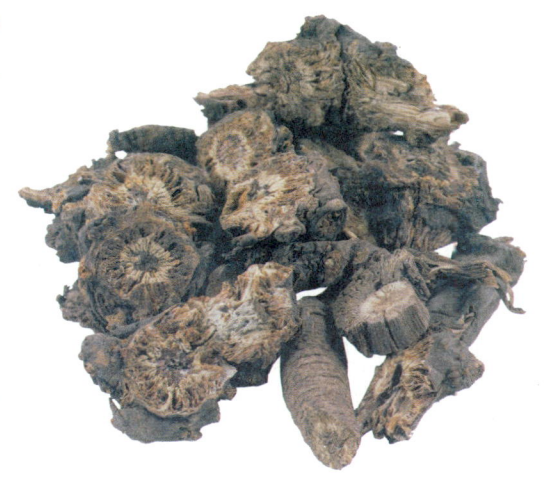

增加了一倍。如果噤口痢是由于胃气虚引起的，不可以用本方。

八十九、痢疾已经形成，腹胀疼痛的，用加减芩芍汤治疗。

这是刚刚形成实证痢疾的表现，治疗仍然以疏利肠胃间的湿热为主。

加减芩芍汤方（苦辛寒法）

白芍（三钱） 黄芩（二钱） 黄连（一钱五分） 厚朴（二钱） 木香（一钱，煨） 广皮（二钱）

上药用水八杯，煮取三杯，分三次趁热服，忌食油腻生冷的食物。

【加减法】

肛门坠胀的，加槟榔二钱，腹痛剧烈、想解大便，便后腹痛减轻，不久又出现腹痛想解大便的情况，如果大便以白色黏液为主，加附子一钱五分，酒炒大黄三钱，大便以脓血为主的，加肉桂一钱五分，酒炒大黄三钱。大便通畅后通下法就不可以频繁使用了。如果胃肠积滞还未下干净，应当减小以上药物的剂量。有脓血的加当归尾一钱五分、红花一钱、桃仁二钱；舌苔浊腻，脉实有力，有食滞内停的，加山楂肉一钱五分，神曲二钱，枳壳一钱五分。湿重而出现目珠黄染、舌苔白、口不渴的，加茵陈蒿三钱，白通草一钱，滑石一钱。

九十、湿热内蕴导致的痢疾，中焦气机闭塞不通，神志昏乱的，用泻心汤治疗。

痢疾由于湿热内蕴，以致中焦气机闭塞不通，只要用泻心汤治疗形成痞结的原因，痢疾就自然可以痊愈了。

 泻心汤方（处方和治法都见前）

九十一、痢疾出现红色、白色的黏液血便，舌苔颜色灰黄，口干渴而不愿多喝水，小便少且不通畅的，用滑石藿香汤治疗。

本证是因为暑湿内伏，三焦气机闭阻不通而形成的，所以不可见到积滞就泻下，应当用辛味淡味药物渗湿以宣通气机、芳香药物利窍的方法治疗形成积滞的原因，这样就可以不直接治疗积滞而使积滞自愈了。

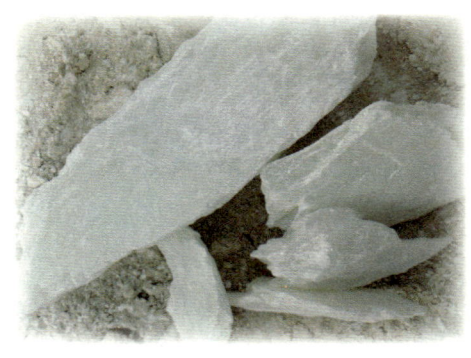

 滑石藿香汤方（辛淡合芳香法）

飞滑石（三钱） 白通草（一钱） 猪苓（二钱） 茯苓皮（三钱） 藿香梗（二钱） 厚朴（二钱） 白蔻仁（一钱） 广皮（一钱）

上药用水五杯，煮取两杯，分两次服。

九十二、湿温所致大便泄利、肛门外脱，可以用五苓散加寒水石治疗。

这是急开支河的方法，通过利小便使湿邪去而下利自然停止。

五苓散加寒水石方（辛温淡复寒法）

即于五苓散内加寒水石三钱，服法与五苓散相同，久痢的不可用比方剂。

九十三、痢疾日久不愈，导致阳明大肠不能关闭的，用人参石脂汤治疗。

九窍不能调和，多属于胃的病变。痢疾日久不愈，胃气虚弱，气虚则寒，胃气下泄则大肠不能固涩，所以治疗用固涩胃肠的方法。

人参石脂汤方（辛甘温合涩法，即桃花汤）

人参（三钱）　赤石脂（三钱，细末）　炮姜（二钱）　白粳米（一合，炒）

上药用水五杯，先浓煎人参、白粳米、炮姜浓缩成两杯药液，然后加入赤石脂细末和匀，分两次服。

九十四、大便泄泻，腹部胀满，小便清长，脉象濡而小，这是足太阴脾经的病变表现，应当用温脏的方法治疗，而不是用通腑攻下的方法。可以用加减附子理中汤治疗。

这是湿邪偏胜、脾胃虚寒而没有热象的证候，所以用附子理中汤减去甘缓守中的人参、甘草，加入温通气机、运化湿邪的茯苓、厚朴。

加减附子理中汤方（苦辛温法）

白术（三钱）　附子（二钱）　干姜（二钱）　茯苓（三钱）　厚朴（二钱）

上药用水五杯，煮取两杯，分两次趁热服。

九十五、大便泄泻而口不渴的属于足太阴脾经的病变，严重的则出现哕（俗称恶心），这是胃气上逆的表现，应当紧急救治衰败的脾土，用附子粳米汤治疗。

本条比上条所述病证更加危重，上条是阴寒的湿邪困阻脾土，而脾胃阳气还没有衰败，本条则是脾阳衰败，不能制约阴寒湿邪与体内虚寒邪气，所以上条用通补的方法治疗，本证则纯粹用甘温守中的方法，这是扶助阳气，抑制阴寒邪气的治疗原则。

附子粳米汤方（苦辛热法）

人参（三钱）　附子（二钱）　炙甘草（二钱）　粳米（一合）　干姜（二钱）

上药用水五杯，煮取两杯，用药渣再煮成一杯，分三次趁热服。

九十六、疟疾，热气内陷于肠胃转变成痢疾，日久不愈则脾胃元气受损，出现颜面浮肿，腹部胀满，里急后重等症状，属于中气虚弱，邪气内伏，可以用加减小柴胡汤治疗。

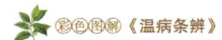

疟疾邪气大多侵犯经络，与痢疾邪气损伤肠胃脏腑相比，病位浅表，而痢疾病位深于疟疾。内陷是由浅入深，所以治疗的方法不出喻嘉言所提出的逆流挽舟的范畴。这是因为邪气内陷入里，仍须升提使邪气外出，所以用柴胡由下向上，由里向外祛邪外出，与黄芩配合清解内外邪气，用人参配合谷芽宣发补益胃中阳气，牡丹皮、当归、白芍内护足厥阴肝、足太阴脾、足少阴肾，谷芽清除气分的积滞，山楂清除血分的积滞。这是因为谷芽能升发胃气，所以涤荡谷食积滞，山楂可以入血分，所以推荡肉食停滞。

加减小柴胡汤方（苦辛温法）

柴胡（三钱）　黄芩（二钱）　人参（一钱）　牡丹皮（一钱）　白芍（二钱，炒）　当归（一钱五分，土炒）　谷芽（一钱五分）　山楂（一钱五分，炒）

上药用水八杯，煮取三杯，分三次趁热服。

九十七、由于春温邪气内陷所形成的痢疾，最容易发生昏厥和虚脱，用加减黄连阿胶汤治疗。

春温邪气内陷是很明显的热多湿少证候，而邪热一定会损伤阴液，所以治疗方法以救阴液为主。但救阴液的方法，不外乎育阴、坚阴这两种具体治疗方法。本条治疗以黄连坚阴，阿胶育阴，并以黄连、阿胶作为方名。黄芩配合黄连坚阴，生地黄、白芍协助阿胶育阴、养阴，炙甘草调和甘味药物与苦味药物。以下三条条文应该列在下焦篇中，但为了与各种内陷证对比，所以列在这里。

加减黄连阿胶汤方（甘寒苦寒合化阴气法）

黄连（三钱）　阿胶（三钱）　黄芩（二钱）　炒生地黄（四钱）　生白芍（五

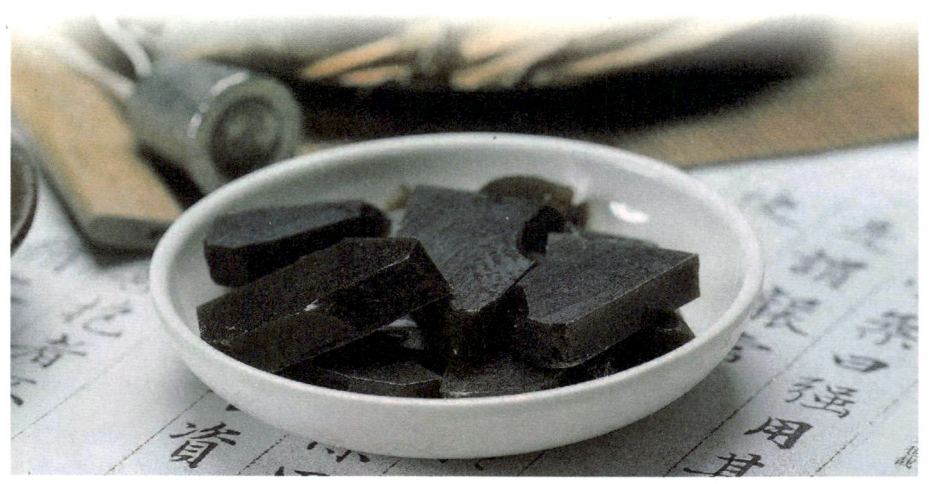

钱）　炙甘草（一钱五分）

上药用水八杯，煮取三杯，分三次趁热服。

九十八、中气虚弱，清气下陷，肠胃不固而导致泄泻不止的，用加减补中益气汤治疗。

本条是邪少虚多的证候，但偏于气虚，病位偏于气分，所以以升补为主治疗。

加减补中益气汤方（甘温法）

人参（二钱）　黄芪（二钱）　广皮（一钱）　炙甘草（一钱）　当归身（二钱）炒白芍（三钱）　防风（五分）　升麻（三分）

上药用水八杯，煮取三杯，分三次趁热服。

九十九、里虚而邪气下陷，热性腹泻，表现有里急后重、腹痛、左脉小、右脉大，用加味白头翁汤治疗。

本条是内虚兼有湿热邪气下陷即将成为痢疾的治疗方法，张仲景在厥阴篇中讲："热利下重者，白头翁汤主之。"热邪侵犯下焦，如果病情不愈，一定会便下脓血。右手脉大，说明邪气从上焦、中焦气分而来；左手脉小提示下焦邪气坚结不散，所以白头翁为主药，因为白头翁无风的时候也会摇动，禀受肝胆风木之气，可以透发下陷的邪气，使邪气上出。同时白头翁在有风的时候却又不动，又禀受了燥金之气，气清可以清热，燥可以除湿，使湿热积滞祛除而腹痛可止。秦皮禀受了水木相生之气，颜色碧绿而气味苦寒，所以能清肝经热邪；黄连禀受了少阴水寒之气，能清泄肠胃邪热；黄柏禀受了水土的精气以清热渗湿。用黄芩、白芍是因为邪气内陷，由上焦、中焦而传入下焦，而且右手脉大，说明上焦、中焦还有余热邪气，所以加入黄芩清肠胃邪热，同时清解肌表的热邪。黄连、黄柏只能入中下焦，而黄芩可以入中上焦，因为黄芩是兼入手足阳明经及手太阴肺经的药物。白芍祛瘀血、生新血，可以调和血中之气。张仲景在太阳篇中有表证未解、误用下法而成为协热下利的病证，如果是兼有心下痞硬的虚寒证候，用桂枝人参汤治疗。对兼有脉促的热性证候，用葛根芩连汤治疗，均不同于本条证候。

加味白头翁汤方（苦寒法）

白头翁（三钱）　秦皮（二钱）　黄连（二钱）　黄柏（二钱）　白芍（二钱）黄芩（三钱）

上药用水八杯，煮取三杯，分三次服。

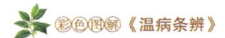
❀◎秋燥◎❀

一百、燥热损伤胃阴，可用五汁饮治疗，也可选用玉竹麦门冬汤治疗。

🟢玉竹麦门冬汤方（甘寒法）

玉竹（三钱）　麦冬（三钱）　沙参（二钱）　生甘草（一钱）

上药用水五杯，煮取两杯，分两次服。脾虚加生扁豆，气虚加人参。

一百零一、胃中阴液干枯，外感邪气已解的，用牛乳饮治疗。

这是用血肉有情之药物填补人体津血的方法。

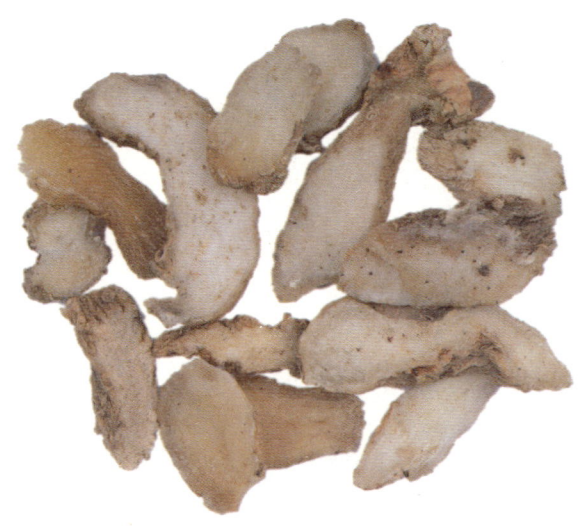

🟢牛乳饮方（甘寒法）

牛乳（一杯）

隔水炖熟，一次服下，严重的每日服两次。

一百零二、燥热证，同时气血两燔的，用玉女煎治疗。

【卷三】

下焦篇

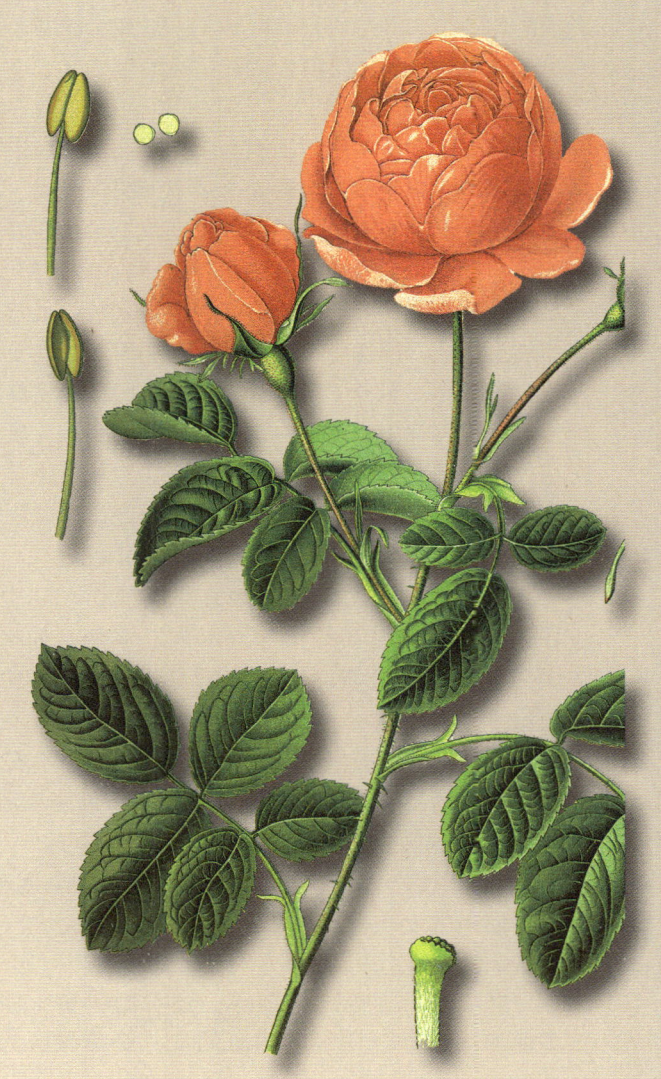

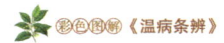

◎风温　温热　温疫　温毒　冬温◎

一、风温、温热、温疫、温毒、冬温等病证，邪气传入中焦阳明久留不解，或者已经用过攻下的方法，或者还没有攻下，如果身热仍然不退，面色红赤，口干，舌燥少津，甚至牙齿焦黑，口唇干燥皲裂，脉象沉实有力的，仍然可以使用攻下法；如果脉虚大，手足心热盛于手足背，宜用加减复脉汤治疗。

温邪久留于中焦，阳明为阳土，病邪久居于此，必克伐少阴肾水。或者已经攻下而阴液受伤，或者尚未攻下而阴液衰竭。如果以邪实为主，正气尚未溃败的，脉象沉实有力，还可以借助攻下治疗，即《伤寒论》中急下以存津液的方法。如果肠胃中没有干结粪便，热邪以虚热为主，脉象必然虚而无力。手足心主里，手足心的热势必然胜于主表的手足背。如果再攻下，可使津液耗竭而加重病情，加速患者死亡，所以用复脉汤恢复津液，阴液恢复则可以潜敛阳气，这样则不至于阳气外脱而死亡。因此以复脉汤为基础减去人参、桂枝、生姜、大枣等补阳药，加白芍收敛三阴的阴液，所以称为加减复脉汤。张仲景时治疗感受寒邪的脉结代，要用人参、桂枝、生姜、大枣来恢复脉中的阳气；现在要治疗感受温热邪气出现的阴虚阳亢，所以不能再补阳。应用古法，不等于拘泥于古方，还需要医生临证时加以化裁。

二、温病误用辛温解表，津液耗伤，心中悸动不安，舌体僵硬，神志昏迷，宜用复脉汤等治疗，以恢复津液。如果服药后，舌上津液渐复，由燥转润，提示病情好转；如果不断出汗，心中不安而不能自主，应用救逆汤治疗。

误用发表，损伤阳气，心气耗伤则心悸不安，心阴伤则经脉失养，故舌体蹇涩，转动不利，因此应该用复脉汤等恢复津液。如果损伤严重，阴阳离绝，复脉汤也不能胜任，则非用救逆汤治疗不可。

三、温病出现耳聋，属肾阴亏损，如果用小柴胡汤治疗，则必然更伤阴液，使阳气上亢甚至死亡。患病六七日后，应当用复脉汤一类的方剂，恢复阴精。

温病没有三阳经的证候，却有阳明腑实证（在中焦篇已经说明腑证的形成原因）和三阴经的内脏病证。脏是藏匿的意思，主藏精。温病最容易耗伤阴液，因此三阴经实际上首当其冲而先受损害。如果阳明内结，则脾阴受伤而不能健运。脾胃是一脏一腑，邻近而相连，如同生活中的夫妻，阳土累及阴土是必然的，可以用急下存阴的方法。如果阳明邪实而肾水亏虚，累及少阴，会出现耳聋、心烦不眠等证。如果累及厥阴则出现两目紧闭、痉厥等症。这是病变从上到下、由阳入阴的传变途经，学医的人不可不知。温病出现耳聋，《灵枢》《素问》认为必定会死亡，难道邪在少阳经的耳聋会导致死亡吗？《内经》说肾开窍于耳，又说耳聋是阴精之失的征象。温病初起时，阳气火热上闭，阴精不能上承，因此清窍不通。继而阳气上亢，阴精衰竭，此时再用小柴胡汤升散少阳，必然形成阳气上逆、阴精下竭的证候，必死无疑。

不知从何时起医生都用《陶氏六书》的方法治疗一切疾病，而不仔细研究《灵枢》《素问》《难经》。我治疗温病发病六七日以后，壮火稍减，内盛的阴火，耳聋的，都用救阴的方法获效。说"宜复脉辈"，只是为了说明立法，希望从事温病治疗的医者在临证时加减化裁。

四、平素劳倦过度，内伤阴精，又感受了温病，得病六七日以上，病证不解，应该用复脉汤治疗。

这是先有内伤再感受外邪的两感证的治法。味甘的药物能补益正气，所以应该用复脉汤等扶正达邪。服二三剂后，如果身热退而周身疲倦，应该加用人参。

五、温病已经用了汗法却没有出汗，已经用了攻下法而热势仍不退，得病

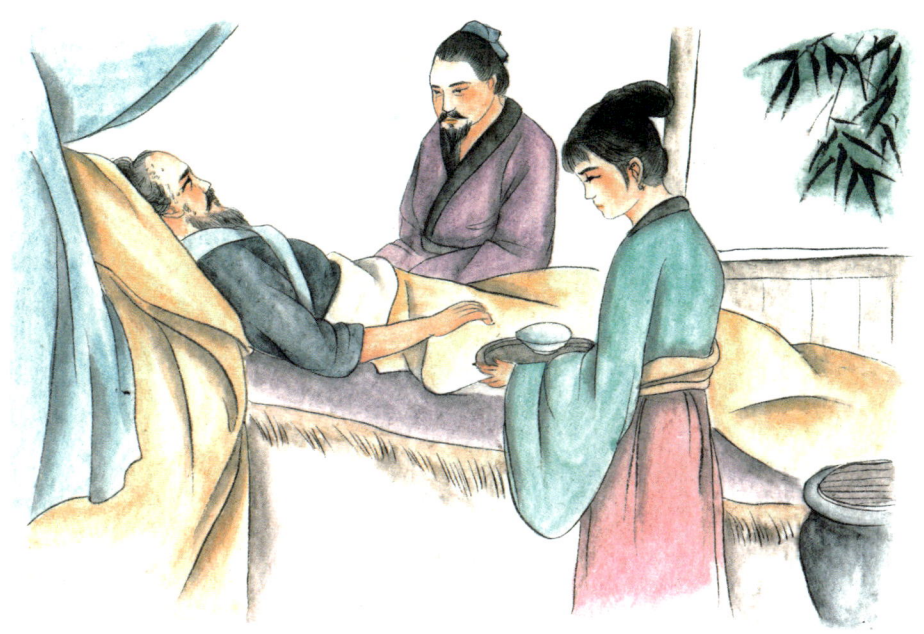

六七日以上，脉象仍躁急而盛，重用复脉汤治疗。

已经用了发汗的方法，而不得汗出，已经用了攻下的方法而热不退，说明发汗、攻下的方法是不恰当的。

脉躁盛提示邪气盛而正气不虚，正气能够与邪气抗争，所以要重用复脉汤，扶正以达邪，则疾病可以痊愈。

六、治疗温病时错误地应用了升散药物，以致脉象结代，甚至一呼一吸脉搏跳动两次，应该重用复脉汤。必待阴精恢复后再治疗其他病证。

这是保存人体正气为先的方法，也就是张仲景所说的"里急，急当救里"的意思。

七、温病用了发汗和攻下的方法后，出现口燥咽干，精神倦怠，嗜睡，舌质红赤，苔焦老干燥，用加减复脉汤治疗。

中焦邪实，用攻下法后，如果邪气没有深入下焦，应当用益胃汤来恢复胃中的津液。如果口燥咽干，说明肾阴不能上承，神昏欲眠正是"少阴病，但欲寐"的临床表现，所以与复脉汤治疗。

八、热邪深入下焦，无论损伤肾阴，还是损伤肝阴，均可以用加减复脉汤治疗。

本条讲复脉汤是治疗肝肾阴亏的基本方，因为肾主藏精，厥阴肝木必须待少阴精水充足后才能生长，因此肝肾两经的病变，都可以用加减复脉汤治疗，即乙癸同源之义。

🥄 加减复脉汤方（甘润存津法）

炙甘草（六钱） 干地黄（六钱）（地黄有三种用法：乣地黄，是指鲜地黄还没有晒干的，可以入汤药中煮用，也可以取汁，性甘凉，能够退热存津，用以治疗上中焦病证；干地黄是晒干的鲜地黄，因为已经晒过而去除了寒凉之性，所以本草称干地黄性甘平；熟地黄是用酒和砂仁制过后，又经过九蒸九晒而成的，由于经过太阳的暴晒，又经过炭火的蒸煮，因此性甘温。无奈现在人们都误认为干地黄就是生地黄，北方人甚至不知道还有生地黄，称干地黄性寒凉，这真是指鹿为马，不能不加以分辨）生白芍（六钱） 麦冬（五钱，不去心） 阿胶（三钱） 麻仁（三钱）（柯韵伯说用麻仁是错误的，应当是酸枣仁。他是从"心动悸"三字看出传写错误的，很有道理。现在治疗温病仍用麻仁，是取麻仁甘能益气润能去燥的特性）

上药用水八杯，煮取三杯，分三次服。病重的，加甘草至一两，地黄、白芍各八钱，麦冬七钱，白天服用三次，夜间服用一次。

救逆汤方（镇摄法）

即加减复脉汤去麻仁，加生龙骨四钱，生牡蛎八钱，煎煮法与加减复脉汤相同，如果脉虚大欲散的，加人参二钱。

九、温病攻下后，大便稀溏，每天三四次，脉象仍数的，不能用加减复脉汤，可以用一甲煎治疗。服一二日后，大便成形，再用一甲复脉汤治疗。

攻下后应当数日不解大便，现在反而稀溏，次数增多，不是患者素体阳虚，就是攻下不得法，有亡阴的危险。如果此时用复脉汤等滑润而味厚的药物，那么养阴药反而成了泻阴的毒药，所以单用一味牡蛎，则力量较大，既能存阴，又能固涩大便，而且能清在里的余热。虽然只用一味药，却发挥了三方面的治疗作用。

一甲煎方（咸寒兼涩法）

生牡蛎（二两，碾成细末）
上药用水八杯，煮取三杯，分三次趁热服。

一甲复脉汤方

即加减复脉汤去麻仁，加牡蛎一两。

十、热邪传入下焦，伤肝肾阴液，只要见到大便溏的，就可以用一甲复脉汤治疗。

温病传入下焦，损伤阴液，一定以救阴为当务之急。但养阴药大多性滑润，只要见到大便出现稀溏，不要等到每日三四次，就可以用一甲复脉汤，此方既可以救阴液，又可以防滑泄伤阴。

十一、温病深入下焦，损伤肾阴，出现肾阴即将涸竭，邪热上亢，心中烦躁，不能入睡，用黄连阿胶汤治疗。

前面的加减复脉汤等，是为邪少虚多的证候设立的。对于阴亏热盛的证候，用甘草就不对证。心烦不宁，是阳热挟心火上亢的表现，心火盛，心阴受伤，所以烦躁而入睡困难，是阳热亢盛不能入阴、阴虚不能潜藏的表现。本证阴阳离

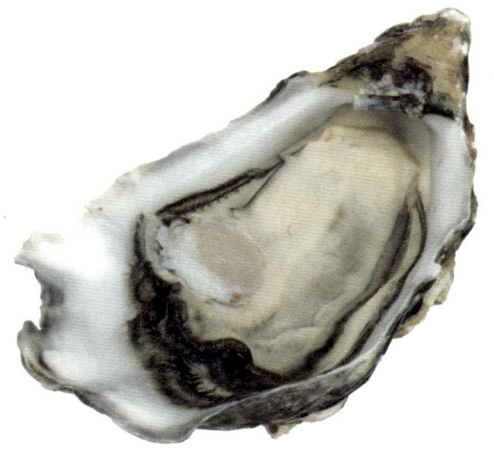

绝，有相互背离之象，因此很危险，所以用黄芩辅助黄连清泻壮火而保护真阴，以芍药辅助阿胶内护真阴以捍御充阳。之所以称为黄连阿胶汤，是取其一方面可以苦寒泻火，另一方面柔润养阴的含义。其中变幻莫测的奇妙之处，全在于鸡子黄。前人认为鸡子黄为巽木，秉承了心的母气，色红可以入心，用鸡子黄是"虚则补其母"的方法，说得虽然有道理，但还没把其中的巧妙含义全都阐发出来。鸡子黄有地球的形象，属于血肉有情的药物，而有生发之气，是奠安中焦的圣品，具备了甘草的性能，而又比甘草有灵性；正中有孔，所以能上通心气，下达肾气，具有类似莲子的妙用；鸡子黄性平和，所以能使亢盛的平和，虚弱的补益；气味焦臭，所以上能补心；味甘咸，所以下可补肾。此外，佛教有地上的水能被风火消灼的比喻，即若一旦出现肝风内动的变化，则阴液必会被完全消灼，而鸡子黄镇定中焦，通达上下，合阿胶可以提前平息内风的摇动。若不知道人体阴阳相生的意义，则肯定不能体会到仲景用鸡子黄的奥妙。

黄连阿胶汤方（甘苦咸寒法）

黄连（四钱） 黄芩（一钱） 阿胶（三钱） 白芍（一钱） 鸡子黄（二枚）

上药用水八杯，先煮黄连、黄芩、白芍，煎成三杯，去渣后，放入烊化的阿胶，再加入鸡子黄搅拌均匀，每日服三次。

十二、夜间发热，早晨热退身凉而无汗，这是热邪伏于阴分的表现，可以用青蒿鳖甲汤治疗。

夜间阳入于阴分而发热，昼日阳气出于阳分而热退，可知热邪深伏于阴分；热退后无汗，可知邪气未出体表，仍归于阴分。邪热混杂在气血之中，因此不能单纯用养阴药，又不是壮火，更不能滥用苦燥清热药物。所以用鳖甲、

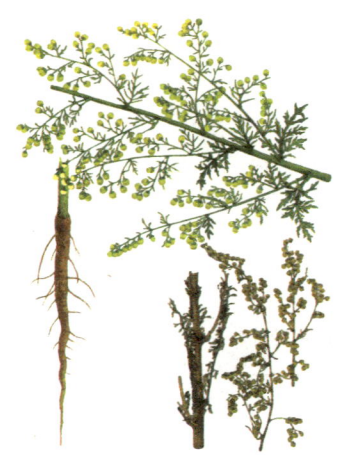

蠕动动物的甲壳可以入肝经而至阴分，既可以养阴，又可以入络搜邪；以青蒿芳香透络，从少阳引领邪气外出；细生地黄清阴络之热；牡丹皮可以泻血中的伏火；知母，即能知道病变的根源，佐助鳖甲、青蒿以搜剔邪热。另外，此方有先入后出的妙义，青蒿不能直接进入阴分，鳖甲可以领其入阴分；鳖甲不能单独出于阳分，而青蒿可以领使其外出。

青蒿鳖甲汤方（辛凉合甘寒法）

青蒿（二钱） 鳖甲（五钱） 细生地黄（四

钱） 知母（二钱） 牡丹皮（三钱）

上药用水五杯，煮取两杯，每日服两次。

十三、热邪深入下焦，脉象沉数，舌苔干燥，牙齿焦黑，手指自觉蠕动，这是肝肾阴亏，引动内风的征象，必须紧急预防发生痉厥，用二甲复脉汤治疗。

本条是告诉人们治疗痉厥初起的方法，温病七八天后，热深不解，口中津液干涸，只是感觉手指掣动，就应当防止发生痉厥，不必等到已经痉厥，然后再治疗。因此用复脉汤养阴，加入介类潜阳，使阴阳交通，这样就可以预防痉厥了。

 二甲复脉汤方（咸寒甘润法）

即加减复脉汤加生牡蛎五钱，生鳖甲八钱。

十四、温热邪气深入下焦，热势深而厥逆严重，脉象细小而短促，心中悸动不安，甚至心胸疼痛的，用三甲复脉汤治疗。

前面的二甲复脉汤，可以预防痉厥发生，即使痉厥已经发作，也可以用二甲复脉汤止痉厥。现在又加入龟板，称为三甲复脉汤，是因为心中悸动，甚至疼痛的缘故。心中悸动，是因为火以水为体，肝阳上亢、肝风内动，有下竭肾阴之势，肾水亏虚，不能上济肝木，因而发生痉厥。痉厥发生后，肾水难在短时间里恢复，这样心阴不济，故悸动不安。严重的发生心胸疼痛，《内经》说"阴维为病主心痛"，本证久热伤阴，而八脉附于肝肾，肝肾阴伤累及阴维脉，所以发生心痛。这不同于寒气侵犯心胸所致的胸痛，不可以用温通法。所以本证用镇纳肾气，补任脉通阴维的龟板止心痛，并配合入肝搜邪的二甲共补肝肾。

 三甲复脉汤方（同二甲汤法）

即二甲复脉汤加生龟板一两。

十五、下焦温病，不仅手足搐搦，而且呃逆不止，脉细而劲急，宜用小定风珠治疗。

温热邪气久留于下焦，使肝之阴液受损，发为厥逆，扰动冲脉，发为呃逆，阴液与阳气都衰减，所以脉细。肝木横强则脉劲急，所以用鸡子黄健脾而平息内风；龟板补任脉而镇冲脉；阿胶沉降，补阴液而息肝风；淡菜虽生于咸水而味淡，结构为外面成双而内部为单，有坎卦之象，所以能补阴中之阳，其外形一开一合，又能潜敛上亢的阳气；童便味浊可以入浊阴中，所以用作使药。本方称为定风珠的原因，是因为鸡子黄如珠形，得巽木之精气，能息肝

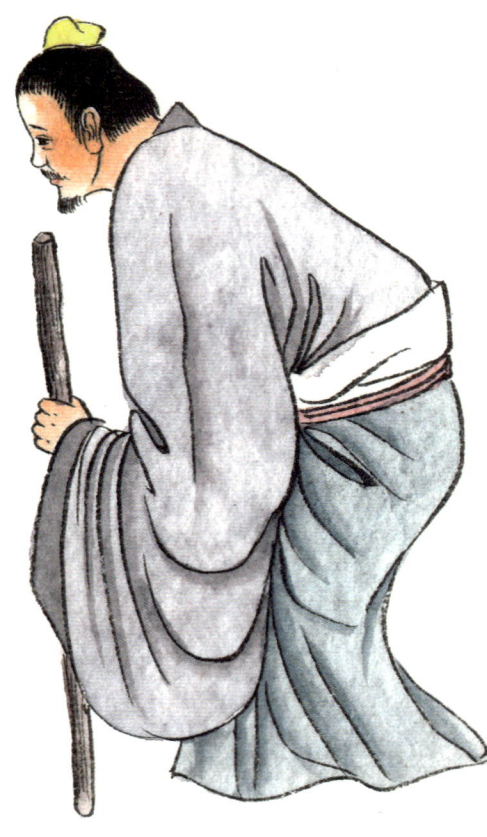

风。龟能生蛋，蛋也具有珠子的外形，具有真武之德，故能平肝胆。震卦与雷相应，在人体与胆相对应，天上打雷便起风，一旦雷声停止，风也就随之平静。亢盛的阳气直冲头顶，如龙之上腾于天，而龟能制伏龙。古代人养龙和驾驭龙的方法失传很久了，然其主要原则不超出此段所述。

小定风珠方（甘寒咸法）

鸡子黄（一枚，生用）　真阿胶（二钱）　生龟板（六钱）　童便（一杯）　淡菜（三钱）

上药用水五杯，先煮龟板、淡菜，得两杯去渣后入阿胶，烊化后，加入鸡子黄，搅拌后即成，再冲童便，一次服尽。

十六、热邪久留不去，耗伤肾阴，或者因为误用发汗解表，或妄用攻下的方法，以致下焦肝肾阴伤，表现为精神疲倦，手足抽搐，脉象虚弱，舌绛少苔，随时有可能发生虚脱，可用大定风珠治疗。

本证病机是邪气已去十之八九，真阴仅存十之一二。看脉虚、苔少等就可以知道，本证以真阴虚衰为主，所以用大量的性味厚重药物以填补真阴，介类药物重镇潜阳，以一味鸡子黄从足太阴而下安足三阴，并上济手三阴，使上下交合，阴平阳秘则不至于发生虚脱病证。

大定风珠方（酸甘咸法）

生白芍（六钱）　阿胶（三钱）　生龟板（四钱）　干地黄（六钱）　麻仁（二钱）　五味子（二钱）　生牡蛎（四钱）　麦冬（六钱，连心）　炙甘草（四钱）　鸡子黄（二枚，生）　鳖甲（四钱，生）

上药用水八杯，煮取三杯，去渣后，再加入鸡子黄，搅拌而成，分三次服。兼见气喘加人参，兼见自汗出加龙骨、人参、小麦，兼见心悸加茯神、人参、小麦。

十七、下焦温病，壮火炽盛的病证不能用定风珠、加减复脉汤等。邪少虚多的不能用黄连阿胶汤。肝肾阴亏，有发生痉厥征兆的，不能用青蒿鳖甲汤治疗。

这是定风珠、加减复脉汤、黄连阿胶汤、青蒿鳖甲汤的禁忌证。这些方剂虽然都可以存阴退热，但其中有的通过补阴而达到泻热目的；有的一方面补阴，一方面搜剔邪气；有的一方面填补阴液，另一方面救护阳气。应该做到心领神会，不能相互混淆。

十八、温病，出现痉厥、神昏、舌体短缩、烦躁等症，属于手少阴心经热邪郁结不散的，应先给予安宫牛黄丸、紫雪丹一类药物，以清心开窍，泻热达邪，然后用三甲复脉汤等方剂育阴潜阳。临证时要仔细辨证，治疗顺序不能颠倒混乱。

痉厥、神昏、舌短缩、烦躁等症状表现，可以笼统称为厥阴证。但有手厥阴、足厥阴经的区别：病在上焦，以清除邪气为主，祛邪之后，要用存阴法调理；病在下焦，则应当以存阴为主，在用养阴法之前，如果尚有余邪未清，则应当先搜除邪气。手少阴证未解，是指寸脉大，口气重浊，颧红，目赤，壮热等。

十九、邪热久留不解，致阴精枯竭，皮肤干燥、粗糙而脱屑。有的因为攻下后，邪气溃退，有的用养阴药物后，阴液恢复将要蒸汗外出，此时正气已经亏虚，不能立即鼓邪外出，阴阳相互交争而全身战栗，这是将要战汗的征兆，可温服复脉汤助正气。如果患者体虚严重，可加人参；形体壮实，只要让患者安静休息即可，不要扰动患者。

伤寒一定要在攻下之前汗出，而温病多在攻下后，下后里气得通，邪气外出，所以战汗而解，确实像吴又可所说的一样。凡要战汗的，一定先烦躁，然后汗出邪解。如果正气虚，邪气重，或者邪气已经深入下焦，攻下后里气通；或者津液干枯，服养阴药后，津液增加，此时正邪相争，则作战汗。战栗而得汗出，则可以痊愈，战栗而不能出汗则是死证，这真是生死关头，只在顷刻之间。患者已经有肌肤甲错，可知津液已经枯竭，所以用加减复脉汤加人参以扶正祛邪，送汗液出于肌表。如果患者肌肤腠理致密，体质不是很虚弱，不需要加减复脉汤扶助正气，就顺其自然，莫频频扰动患者，第二天再考虑补阴也不迟。

二十、患者时时想用水漱口，但难以吞咽，大便颜色发黑而容易排出的，是有瘀血的表现，应当用犀角地黄汤治疗。

邪气在血分，所以不想饮水，但热邪伤阴，所以又口干渴想饮水，因此出

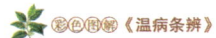

现只想以水漱口不想咽下的病证。瘀血外溢于肠内，日久则变黑，血液性质柔润，所以大便色黑而易于排出。犀角味咸，可以入下焦血分以清热，地黄可以去积聚而补阴，白芍去恶血生新血，牡丹皮泻血中伏火。本证瘀血已经下行，所以用这样的轻剂来调理。

犀角地黄汤方（甘咸微苦法）

干地黄（一两）　生白芍（三钱）　牡丹皮（三钱）　犀角（水牛角代，三钱）

上药用水五杯，煮取两杯，分两次服，药渣加水后再煮一杯服下。

二十一、少腹坚硬胀满，小便通利，夜间发热，白天热退身凉，大便秘结不通，脉象沉实有力，是下焦蓄血的征象，宜用桃仁承气汤治疗，如果蓄血严重，宜用抵当汤治疗。

如果少腹坚硬胀满，应当小便不利，现在反而小便通利，可知不是膀胱气闭引起的。夜间发热说明阴分有热，昼日热退身凉也说明邪气伏于阴分。大便闭结，说明血分有瘀结，所以用桃仁承气汤通血分的瘀结。如果瘀滞严重，用桃仁承气汤不能攻下，则必须要用抵当汤，但不可以轻易使用，这是迫不得已而备选的方法。

桃仁承气汤方（苦辛咸寒法）

大黄（五钱）　芒硝（二钱）　桃仁（三钱）　当归（三钱）　芍药（三钱）　丹皮（三钱）

上药用水八杯，煮取三杯，先服一杯，得通下则停止服用，不通的再服。

抵当汤方（飞走攻络苦咸法）

大黄（五钱）　虻虫（二十枚，炙干为末）　桃仁（五钱）　水蛭（五分，炙干为末）

上药用水八杯，煮取三杯，先服一杯，通下后，就停止服用，如果不通的，再继续服。

二十二、温热病，本应表现为数脉，但现在脉不数反而濡小，这是热邪清除后，转成里虚的表现。症见大便呈稀水样，或便中有脓血，用桃花汤

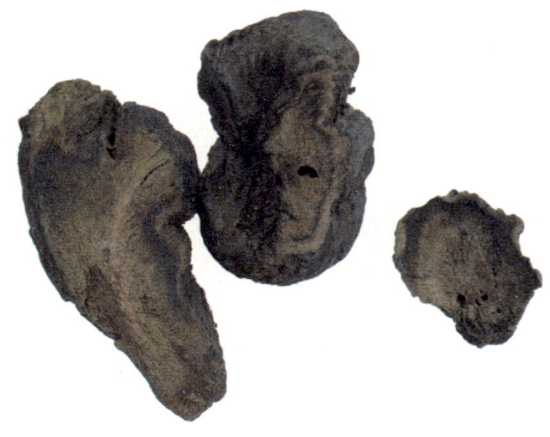

治疗。

温病应当脉数，因为用了清热药后，热除而里虚，所以脉濡小，如果下焦空虚则可出现内寒，即使不出现泄泻，也应当用温补法，更何况出现稀水、脓血样大便呢！所以要用治疗少阴病泄泻，关门不固的堵截阳明法。

桃花汤方（甘温兼涩法）

赤石脂（一两，一半整块入汤煎，一半研为细末调服）　炮姜（五钱）　白粳米（二合）

上药用水八杯，煮取三杯，去渣后入赤石脂末一钱五分，分三次服。如果服了一次后，病情就痊愈了，剩余的就不要再服了。里虚严重的，可加人参。

二十三、温病拖延了七八日以后，出现脉虚数，舌质红绛，舌苔少，每天泄下几十次，甚至大便中夹杂未消化的食物，虽然周身发热，也应当用桃花粥治疗。

上条因为脉不数而濡小，泻下稀水便，所以辨为虚寒证而用温涩法。本条虽然脉数，但每天泻下几十次，甚至大便中有不消化的食物，则在内的邪气随之也基本上泻尽了。便中有未消化食物，说明脾阳下陷，阳气衰微；脉象虽数却虚而无力，苔少，虽然身热，但也是虚热，完全是关门不固的表现，治疗稍缓就会发展为脱证。所以把桃花汤改为桃花粥，是为了使药性逗留在中焦的时间更长。本条中大便出现不消化的食物，是辨证的关键。

桃花粥方（甘温兼涩法）

人参（三钱）　炙甘草（三钱）　赤石脂（六钱，细末）　白粳米（二合）

上药用水十杯，先煮人参、甘草，得六杯，去渣后再入粳米，煮得三杯，加入赤石脂末三钱一次服完。如果泄泻不止，用上面的方法再煮，服下第二杯；泄泻停止，则停服。如果已经用了寒凉药，脉不数，身不热，加干姜三钱。

二十四、温病伤及少阴，出现泄泻、咽喉疼痛，胸中满闷，心烦不宁的，用猪肤汤治疗。

本条是《伤寒论》的一条原文。温热邪气深入少阴经，逼使阴液下行，出现泄泻、咽喉疼痛的也不少见，所以采录在这里。柯韵伯说，少阴病泄泻，是下焦虚的表现，少阴经脉循行于喉咙，其支脉络于心而注胸中。咽痛、胸满心烦，是肾火不能潜藏并循经脉上行于阳分的表现，阳积于上，阴积于下，心肾水火不交，是未济之象。猪为水畜，而津液在肌肤，所以用猪肤除上浮的虚火，佐甘味的白蜜、白粉，可以泻心润肺而和脾，滋化源而培母气，使水升火

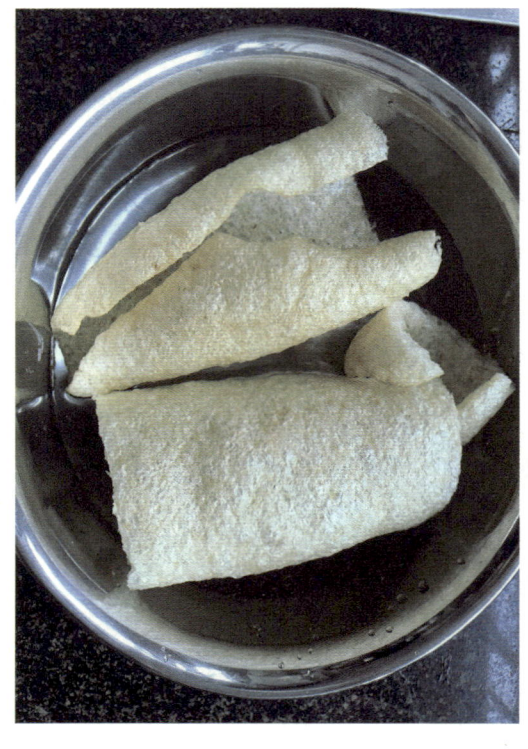

降，除虚热止泻利。

 猪肤汤方（甘润法）

猪肤（一斤，用白色猪皮，刮去里层的肥油脂，直到如纸一样薄）

上一味，以水一斗，煮取五升，去渣，加白蜜一升，白米粉五合，熬出香味后，调和均匀。

二十五、温病，邪入少阴肾经，咽喉疼痛的，可以用甘草汤治疗；如服药后，仍不见效，用桔梗汤治疗。

柯韵伯说，仅有咽喉疼痛，而没有下利、胸闷、心烦等症状，只用"甘以缓之"的方法治疗就可以了。如果不愈的，配以桔梗，取"辛以散之"的方法。本证热势较轻微，所以只需用这样的轻剂治疗。

 甘草汤方（甘缓法）

甘草（二两）

上一味，以水三升，煮取一升半，去渣后，分两次趁热服。

 桔梗汤方（苦辛甘升提法）

甘草（二两）　桔梗（二两）

与甘草汤的煎服法相同。

二十六、温邪入于少阴肾经，症见恶心呕吐，咽喉糜烂，生疮，疼痛不能讲话，声音哑，甚至发不出声音的，用苦酒汤治疗。

王晋三说，苦酒汤可以治疗肾水亏虚，不能上济心火，而致咽喉生疮、失音等症。疮就是溃疡的意思。方中半夏辛滑，佐以鸡子清的甘润，有利窍通声音的功能，而没有燥津涸液的顾虑；但是半夏发挥这种功能，全依赖苦酒领入阴分而发作祛痰敛疮的功效，即使是阴火沸腾，也可以因苦酒的作用而下降，所以称为苦酒汤。

苦酒汤方（酸甘微辛法）

半夏（二钱，制）　鸡子（一枚，去鸡子黄后，将苦酒放入鸡子壳中）

以上二味，将半夏放入苦酒中，把鸡子壳放在刀环上，放在火上煮沸后去渣，取药汁少许，含在口中，慢慢咽下。若没有痊愈，再这样服三剂。

二十七、妇女患温病，恰逢月经来潮，因此出现脉数、耳聋、干呕、心烦口渴较重，宜用辛凉药物退热，同时用凉血的方法治疗。如果病情严重，十几天时间病情仍未见好转，邪热内陷，引动肝风而痉厥的，可以用竹叶玉女煎治疗。

本证与两感证治法相同。辛凉解肌，兼清血分的治法补充了上、中焦篇证治内容，使之更加完备；病邪十几天不解，邪气内陷，引动肝风，发生痉厥，这是外热未除，而里热又很急迫，因此以玉女煎加竹叶可以两清表里的邪热。

 竹叶玉女煎方（辛凉合甘寒微苦法）

生石膏（六钱）　干地黄（四钱）　麦冬（四钱）　知母（二钱）　牛膝（二钱）竹叶（三钱）

上药用水八杯，先煮生石膏、干地黄，煮成五杯，再加入另外四味药，煮取两杯，去渣后先服一杯，十二小时后，再服下第二杯。如果病情已解，就停止服药；如病情不解，再煎服（在上焦篇中用竹叶玉女煎时减去牛膝，是因为牛膝是下焦药，恐怕用牛膝会引邪深入，本证为下焦病变，所以仍用牛膝）。

二十八、妇女月经期邪气内侵，入于血室之中，医生使用了清气、凉血的治疗方法，病邪已经解除了大半，但脉象仍数，余邪不解的，用护阳和阴汤治疗。

本条是紧接着上条而讲的。一般体虚的患者，邪气驱除一半以后，一定要扶正与祛邪兼顾，所以本方用人参、甘草保护阳气，以白芍、麦冬、生地黄清热养阴。

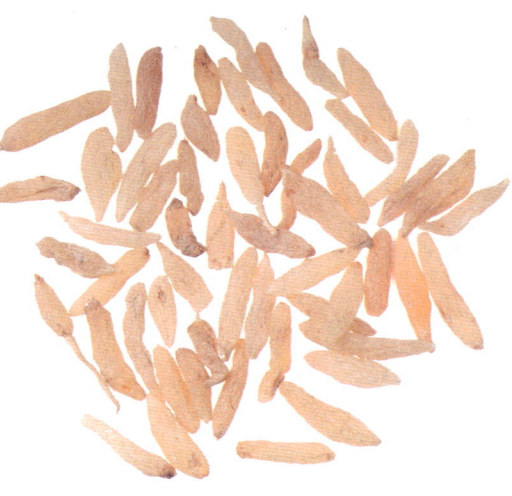

 护阳和阴汤方（甘温、甘凉复法，偏于甘凉，即加减复脉汤治法）

白芍（五钱）　炙甘草（二钱）　麦冬（二钱，连心、炒）人参（二钱）　干地黄（三钱，炒）

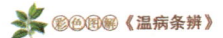

上药用水五杯，煮取两杯，分两次趁热服。

二十九、妇女温病，热邪侵入血室之中，经治疗病邪已经祛除十之八九，而症见右脉虚数，傍晚时有轻微的恶寒发热，可用加减复脉汤加人参治疗。

本条是热入血室，邪少虚多的证候，所以可用加减复脉汤治疗。右脉虚数，说明邪热不是单独侵犯了血分，也侵犯了气分，所以仍用人参补气。傍晚显出轻微的寒热症状，不能误认为是邪气实，实际是气血两虚、营卫不和的缘故。

加减复脉汤加人参方

即加减复脉汤加人参三钱。

三十、妇女患温热病时，恰逢月经来潮，十几天病邪均不能解除，舌体痿软，喜喝冷水，心中烦热，神志时而清醒，时而混乱，右脉长，左脉沉，这是邪热与瘀血相搏结，阻滞下焦的表现，宜用加减桃仁承气汤治疗。

前条讲述病邪十几日不解，而用竹叶玉女煎治疗，是因为在气分的邪气较多，所以用了气血两清的方法。本条因为左右脉象不同，有时神志昏乱，所以辨为蓄血证，而治疗以驱逐血分的瘀热为首务。

加减桃仁承气汤方（苦辛走络法）

大黄（三钱，制）　桃仁（三钱，炒）　细生地黄（六钱）　牡丹皮（四钱）泽兰（二钱）　人中白（二钱）

上药用水八杯，煮取三杯，先服一杯，十二小时后，如果大便解出黑色瘀血，并神志清醒，口渴减轻，就停止服药。如服药后没有见效，则继续服用。

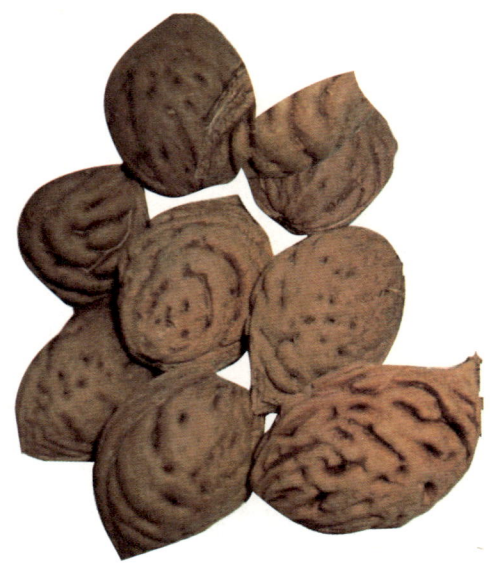

按：邵新甫说，热入血室在《金匮要略》中有五种治法。第一种用小柴胡汤治疗，因为症状中兼有寒热发作，所以用小柴胡汤。虽然月经刚过，也要尽快升提少阳经的邪气，不要让邪气下陷。第二种，感受寒邪，发热，恰逢月经来潮，因此出现了昼轻夜重，谵语，幻听幻视等症状，担心被误认为阳明腑实证，所以告诫人们"无犯胃气及上二焦"。第三种，感受风邪出现恶寒、发热等症，又逢月经来潮，经过七八天后，症见脉迟，周身发凉，胸胁满闷如同患了结胸症一样，出现谵语，显然表证已消，邪气已入血室的症状表现，所以应当尽快针刺期门穴，本条是想让人们知道针灸比药物的力量迅捷。第四种为阳明病证，出现了下血、谵语、仅头上汗出的症状，也是热入血室的表现，刺期门穴使汗出而邪解。第五种，是有另外的病因侵害，例如痰涎壅滞，神昏不知，应该先化痰，然后再除热。这是仲景教人们知道临证时应加以变通，所以不厌其烦，加以阐述。现在的人们见到热入血室证，也不辨寒热虚实及是否在月经期，就用小柴胡汤治疗，留下很多祸害。热入血室证的辨证要点是：一般热重而血瘀的治以桃仁承气汤加穿山甲、当归尾等；血虚而有热，则用犀角地黄汤加牡丹皮、木通等治疗；表邪未散且兼有表证的，可以用温通药物；血结胸可用桂枝红花汤加海蛤壳、桃仁等治疗；神昏发狂严重的，用牛黄膏调入清气化结的方药中。另外在叶天士的医案中，有气血两清的玉女煎治法；热重伤阴的，有益气养阴的复脉汤法；还有养阴清热的缓攻法。总之，古代的医圣，后世贤能的医家，对本证的治疗做了深刻的分析，学医的人，应仔细审查症状后，再确定治疗的方剂，不要拘泥于小柴胡汤这一种方法。

三十一、温热病邪解除后，吐稀痰而不咳嗽，整夜不能入睡，可用半夏汤治疗。

中焦脾胃阳气虚的患者，偶然感受温热病邪，医生用辛凉、甘寒或苦寒的药物来清解温热邪气致病邪残留十之二三，用药过量，则寒饮内停中焦，使胃气不和，所以不能入睡。《素问》说，胃气不和便睡不安稳，服用半夏汤后即可很快入睡。阳气下行与阴气交会则进入睡眠状态，胃居于中焦，是阳气下交于阴中的道路，中焦虚寒，水饮停聚，使阳气不能下交，所以入睡困难。半夏逐痰饮而和胃，秫米禀燥金之气，所以能补阳明燥金之气，而渗利水饮，使寒饮退而胃和，有很好的安眠作用，因此《内经》说服本方后，"复杯则卧"。

半夏汤方（辛甘淡法）

半夏（八钱，制）　秫米（二两，即平常时所说的高粱米，古人称为"稷"，现在有地区称为"芦稷"，如果南方不容易得到，就用薏苡仁代替）

上药用水八杯，煮取三杯，分三次趁热服。

三十二、痰饮消退，则可以入睡。若仍有舌苔水滑，纳食欠佳，可以用半夏桂枝汤治疗。

本条是胃腑虽然已经调和了，但营卫不和，胃阳还没有完全恢复，所以用上条的半夏汤合桂枝汤，以调和营卫，振奋胃阳，自然就可以进食了。

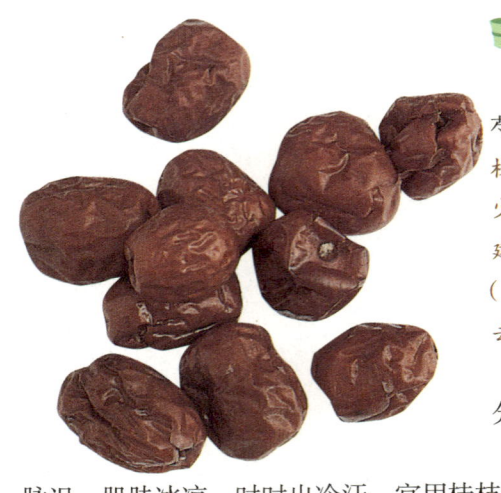

🥄 **半夏桂枝汤方**（辛温甘淡法）

半夏（六钱）　秫米（一两）　白芍（六钱）　桂枝（四钱）（虽说是用桂枝汤，却用了小建中汤的方法，桂枝用量少于白芍的用量。是因为桂枝汤解表，小建中汤可以调里，两方不同）　炙甘草（一钱）　生姜（三钱）　大枣（十二枚，去核）

以上药物用水八杯，煮取三杯，分三次趁热服。

三十三、温热病邪解除后，症见脉迟，肌肤冰凉，时时出冷汗，宜用桂枝汤治疗。

平素阳虚体质的人，热邪退后，就显露出阳虚的本质，所以用桂枝汤振奋阳气。

🥄 **桂枝汤方**（见于上焦篇中。此处桂枝与白芍等量，用量不必多于白芍，也不必喝热粥发汗，也就是张仲景所说的"用桂枝汤小和"的方法）

三十四、温病热退后，面色萎黄，舌质淡，不想喝水，脉迟而弦，不能进食，用小建中汤治疗。

这也是素体阳虚的表现，所以用小建中汤治疗，徐徐建立中气，使中阳恢复则能进食，能进食则各种阳气都可以恢复。

🥄 **小建中汤方**（甘温法）

白芍（六钱，酒炒）　桂枝（四钱）　甘草（三钱，炙）　生姜（三钱）　大枣（二枚，去核）　胶饴（五钱）

上药用水八杯，煮取三杯，去渣后，加入胶饴，用火烊化，分三次趁热服。

三十五、温病痊愈后，或者一月，甚至一年，症见面部微红，脉数，傍晚发热，常想喝水而不欲进食，用五汁饮或牛乳饮治疗。如果病后皮肤枯燥，小便时尿道疼痛，或者轻微干咳，或者不思饮食，这是胃阴不足的表现，可以用益胃汤、五汁饮一类方剂治疗。

前面所列的加减复脉汤等，可恢复下焦的阴液；本条是胃阴不足，虚热上亢的证候，所以用甘润法益胃阴、降胃中虚热，自然可以进食，绝对不能用辛燥药物开胃进食，如此反而导致燥咳而发展成痨病。

🥤 **五汁饮、牛乳饮方**（见于前面的秋燥门）

　　按：吴又可曾经说，与其病后调理不当，不如静养。这真是不得病后调理要领的话。病后调理，比治病更容易，怎么会出现可以治病，反而不会调理的谬论呢！但是病后调理，与治病祛邪同等重要，如果开始治病的时候，治疗得法，轻的三五天就可以痊愈，重的七八日可愈。愈后余邪祛除，身体没有严重损伤，可以不用药物调理，只用饮食调养就可以了，即《内经》所说的"食养尽之"。如果感受的病邪较重，又误用发表、攻下、苦燥、清热等方法，损伤气血，致使外感病变成了内伤病。这全靠医生善于调理病后的各种变化（未经错治，或者因为患者素日阳气虚，阴液亏虚；或邪气太重，不得不用重剂攻邪；或者正虚不能透邪等，需要随清随补）。而补救错误治疗的过失（指前面的治疗已经出现了错误），消除损伤机体的因素（指余邪或药物对人体造成的损伤），恢复正气（或补胃阴，或保胃阳，或填补肾阴，或温肾阳以恢复先天和后天的生生之气），更加不敢听之任之！万一变生不测，把责任推给病家，能于心无愧吗？至于调理的大法，温病主要以养阴为法。不能骤然进食坚硬厚腻的食物，也有平时阳虚的人，热邪退后，就显露出阳虚的本质，不能死守养阴的观点，再用寒凉养阴，只会更加损伤阳气。所以本书在中焦篇中列了益胃汤、增液汤、清燥汤等，在下焦篇中列了复脉汤、三甲复脉汤、五汁饮等养阴的方剂，均可作为热病之后调理的常法。在下焦篇中同时又列了建中汤、半夏汤、桂枝汤等作为素体阳虚，或误用凉药损伤阳气的调理方法，是热病后进行调理的变法。

❧◎暑温　伏暑◎❧

　　三十六、暑邪深入少阴，口干渴，大量饮水却不缓解，用连梅汤治疗；暑邪深入厥阴，肢体麻痹，可以用连梅汤治疗；如果心胸灼热，烦躁不安，神昏严重，可以先给紫雪丹，然后再用连梅汤治疗。

　　肾主汗、涕、泪、涎、唾五种液体，最怕干燥。暑邪伤人，先入心经，使心火亢盛，而肾液不能供养心阴，故口干渴而大量饮水却不能缓解。另外，心

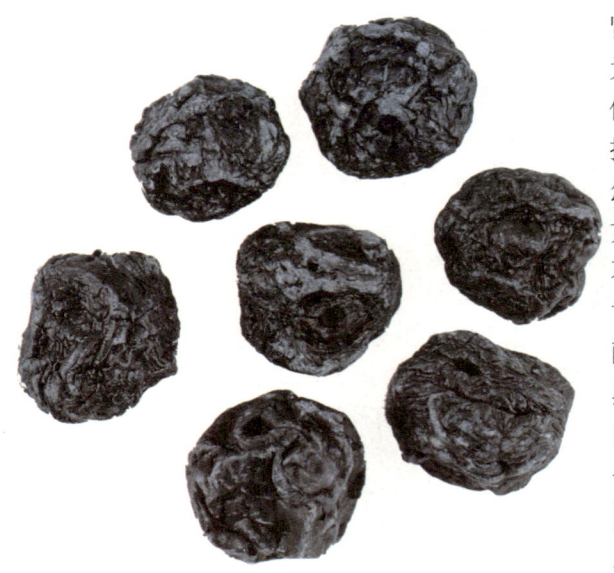

肾同属少阴而主火，暑邪为火热邪气，火热邪气入侵火脏，外火与内火相互搏结。水液难以上济，又怎么能不发生消渴呢？本方以黄连泻实火，使火邪不能消灼津液；以乌梅酸甘以生津液，乌梅配黄连，酸苦合化为阴气。又以色黑而沉降的阿胶救肾水，以生地黄、麦冬与乌梅相合，酸味与甘味相合以化阴液，如此立法组方，可止烦渴。肝主筋，而滋养筋脉的阴液则来源于肾，热邪损伤阴液，筋脉失于荣养，所以肢体麻痹。肝与心包络都属于厥阴，肝主风属木。暑邪入心，则心包络代替心脏以受邪气，风与火相互搏结，又怎能不麻痹呢？此方黄连泻火，使津液不受煎灼；乌梅禀受春木之气，可以补肝；阿胶滋养阴液而平息肝风，麦冬、生地黄补肾水而滋肝木，所以可以治疗麻痹。如果心中烦热，躁扰不安，神志严重错乱，先服紫雪丹使暑邪外达，又能使乌梅、黄连直入病所。

连梅汤方（酸甘化阴，酸苦泄热法）

云连（二钱）　乌梅（三钱，去核）　麦冬（三钱，连心）　生地黄（三钱）　阿胶（二钱）

上药用水五杯，煮取两杯，分两次服下。如果脉虚大而芤，加人参。

三十七、暑邪深入厥阴，舌苔呈灰色，烦渴引饮，胃脘部坚硬痞满，恶心呕吐，甚至吐出蛔虫，恶寒发热，大便泻下血水，甚至不能发出声音，上下闭阻不通，用椒梅汤治疗。

这是脾胃衰败，肝木乘虚克伐，正虚邪盛的表现，是最危险的证候。所以用酸苦泄热、扶正祛邪的方法来治疗，并以此制定方剂，希望能够开通关格，以获转机。

椒梅汤方（酸苦复辛甘法，即仲景乌梅丸的立法，方义已见于中焦篇）

黄连（二钱）　黄芩（二钱）　干姜（二钱）　白芍（三钱，生）　川椒（三钱，

炒黑）　乌梅（三钱，去核）　人参（二钱）　枳实（一钱五分）　半夏（二钱）

上药用水八杯，煮取三杯，分三次服。

三十八、暑温病误治后，胃气受损，病邪传入中下焦，症见胸闷痞塞，烦躁不安，口渴，这属于邪气闭结，盘踞于内，清气不升，浊气不降，相互混杂不清的证候，可以用来复丹治疗。

这是正气被药物所伤，邪气盘踞中焦，痼结难解，攻补都难以实施的危险症情，只能勉强制定这个升清降浊的方法。

 来复丹方（酸温法）

太阴元精石（一两）　舶上硫黄（一两）　硝石（一两，同硫黄一起研末，用微火炒至结块如沙粒大小）　橘红（二钱）　青皮（二钱，去白）　五灵脂（二钱，用水沉淀，去掉药中的沙石杂质，然后在炉火上炒到不冒烟时为止）

【方论】

王晋三说，《易经》指出"一阳来复于下"，在人体来看，阳气来源于少阳生生之气所出的脏器。病性属上盛下虚，则阳气衰退，生气衰竭。本方能恢复下焦的阳气，所以称为来复。元精石是盐卤中性最阴寒的结晶，硫黄性纯阳，为石块中火的精华，而药一寒一热，相互配合，使阴阳交济，有挽救危重的功用，硝石含汞，可以佐助元精石、硫黄降逆，五灵脂引诸药入肝经，使石类药物能够内入厥阴，外达少阳，作为交通内外阴阳的枢纽，以橘红、青皮为使药，行气以利于纳气，也作为肝胆经的引经药物。

三十九、暑热之邪久留不解，睡眠不安，饮食不香，神志迷糊不清，提示阴液元气都受伤，可以用三才汤治疗。

一般温热病，病程日久邪陷下焦，损伤肝肾真阴，一定用滋养阴液的方法。如果同时也损伤了元气，则要加入保护阳气的药物。三才汤阴阳两补，而偏于补阴。温热、温疫等后期，邪气已退十之八九的时候，也可以用本方。而暑温病后期阶段，有的也可用加减复脉汤、三甲复脉汤，黄连阿胶汤等治疗，彼此相互参考，不可偏废。暑温之所以不列入温热病中，而单独立一门，是因为夏至以后所患的热病，感受的是暑热邪气，称为暑病，其中必定兼有湿邪，如果不兼湿邪就不能称为暑温，仍属于温热病。既然兼有湿邪，则最初患病时，治疗方法也就不同于其他温热病。

 三才汤方（甘凉法）

人参（三钱）　天冬（二钱）　干地黄（五钱）

上药用水五杯，浓煎成两杯，分两次趁热服。如果要恢复阴液，可以加五味子、麦冬；如果想恢复阳气，可以加茯苓、炙甘草。

四十、暑热与血相搏，出现蓄血、热入血室等病证，可使用前面温热篇中记载的方法治疗。

四十一、伏暑、湿温病出现胁肋疼痛，或咳嗽，或不咳嗽，不恶寒，只是午后发热，或者寒热发作有时，如同疟疾一样，不能把这些表现误认为是小柴胡汤证，宜香附旋覆花汤治疗。如果病证日久不解，可以间断使用控涎丹。

按：伏暑、湿温等疾病，积留痰饮，伏于胁下，而导致胁痛的情况很常见，这就是《金匮要略》所记载的"水在肝"而以十枣汤治疗的病证。十枣汤证是水饮久积于胁下，因此非用峻攻不可。本证是感受时令邪气，与体内新积聚的水湿相搏，其根基并不是很牢固，不需要用十枣汤这样峻猛的药物，只要用香附、旋覆花通肝络，驱逐胁下水饮就可以了。方中苏子、杏仁降肺气而化饮，即调肺金以平肝木的方法；陈皮、半夏化痰消饮，茯苓、薏苡仁开通太阳膀胱而敛合阳明胃肠，那所谓的治疗水湿之病必先充实脾土、中流水位过高可以开通支流以排水的方法。如果辨证准确，三五天就可以痊愈。有的医生不清楚病因，药证不符，使水饮没有出路，而久留于胁下，有可能转变成悬饮内痛。

🥄 香附旋覆花汤方（苦辛淡合芳香开络法）

生香附（三钱）　旋覆花（三钱，绢包）　苏子霜（三钱）　广皮（二钱）　半夏（五钱）　茯苓块（三钱）　薏苡仁（五钱）

上药用水八杯，煮取三杯，分三次趁热服，腹满胀的，加厚朴，疼痛严重的加降香末。

🥄 控涎丹方（苦寒从治法）

（痰饮属阴性疾病，用苦寒药物治疗阴病，即"求其属以衰之"的方法。以所属的脏腑而言，肾脏主水，味咸而气寒。以所属的经络来看，肾属少阴而主火，其味苦，气化为燥热。肾主水，所以苦寒与咸寒药物都属水。人的真阳藏于肾，所以心、肾都称为少阴，都主火，明白了这个道理，就知道如何应用苦寒、咸寒的方法了。泻有余的火热用苦寒药，寒可制服火热，而苦是由火化生的，这既是正治，也含有从治的方法。有时水饮太重，也用苦寒药物，这是因为寒气与水性质相同，而苦味由火热生成，这是从治，不过其中亦含有正治。这就是当水火各发展到极点时往往出现相似的现象。用苦寒、咸寒的药物治有余实火，水阴不足为正治法；也可以治疗水湿有余，火气不足之证的，如用介类药物和芒硝等咸寒行水，水湿消退则阳气回复，这就属于从治法）

甘遂（去心、制）　大戟（去皮、制）　白芥子

上药等分，研成细末，用神曲糊制成药丸，如梧桐子大，每次服九丸，用姜汤送下。体质壮实的可以加量，体质虚弱的要减量，以有效为度。

◎寒湿◎

四十二、湿这种物质在天气温暖的时候，便化为雨和露水，在天气寒凉的时候，就化为霜和雪；在山上可以形成水泉，在河川可以成为流水；在泥土中能成为湿气。湿气侵入人体以后，在上焦与肺相合，在中焦与脾相合，流于下焦则与属少阴癸水的肾相合。

本条是列举水湿存在于自然界和人体的规律。表现各异而本源相同，可以明白五行中属于土的湿气是一种复杂的气。水湿由自然界而生成，而无处不能相合。在上焦与肺相合，肺主太阴湿土之气，肺脏有病，湿邪阻滞，气机不化，有如霜和雾一样弥漫在肺脏，影响肺正常的生理功能。本应该火制金，此时水湿反而克火，所以肺病则心脏也会产生病变。纵观《素问》记载，寒水之气当令的年份阳气不能正常发挥作用，湿土之气当令的年份阳光不能正常照耀万物的说法，就可以领会明白了。所以治上焦的病证以开肺气、救心阳为法。湿邪在中焦与脾相合。脾主湿，为受湿之地，所以中焦的湿证最多。脾胃关系亲密如同夫妻，脾脏有病则胃气不能单独行使功能。胃属土，土最怕湿。因此以开湿郁，健运中阳，培土制水的治疗方法，都记载在中焦篇中。上焦与中焦病变不愈，则传入下焦，《易经》说"水流湿"，《素问》说"湿伤于下"。下焦为少阴癸水即肾水所在之地，湿邪的本质就是水，又怎能不与肾水相合呢？我认为湿邪流于下焦，邪气旺一分，肾水反而会亏损一分；正气越亏则邪气越盛，到了这个地步就很难治疗了；肾中的真水生于肾脏中的阳气，就如同八卦中坎卦的中满图形所示一样，所以治疗少阴的湿邪，一方面要保护肾阳，使火能生土；另一方面肾与膀胱关系密切如同夫妻，因此泻膀胱内积留的水饮，从下利水，也可以保护肾中的真阳。脾位于中焦，在肾的上游，所以升发脾阳，从上治水，也能使水邪不能湮灭肾中的真阳。水邪侵犯厥阴肝木，其情形又会

怎样呢？水能生木，若水湿太过，肝木反而不能生长，肝木缺乏生生之气，不能司疏泄之职，《内经》有"风湿交争，风不能胜湿"的记载，由此可见，如湿土之气太盛，则风木也有不能制胜的时候。所以治肝经的湿邪，要注意恢复其风木的本性，使肝能正常疏泄为原则。

本书以讨论温热病为主，而兼论四时的杂感。自从宋、元以来，人们不明白《伤寒论》是专为伤寒而设，因此以《伤寒论》来应治四时各种各样的外感疾病，这很难与临床相适应。后世人们编著一本书都以伤寒作为书名，陶节庵多次编著过以伤寒为名的书，而且书中有许多荒诞不经的内容，使后来学习的人，如同在雾中行走，不知不觉已堕入深渊。本书现在罗列的四时杂感，如春温、夏热、长夏季节的暑湿、秋燥、冬寒，如果掌握这些病邪的致病规律，则很容易取效。春温、夏热、秋燥都伤阴液，学习的人如果能时时加以提防，怎么会有阴精耗竭而致人死亡的顾虑呢？伤寒所伤为人体的阳气，医生如果能很好地保护阳气，自然没有化热伤阴，火盛水竭而难以救治的顾虑，即使出现了阴阳受损，医生知道什么时候什么情况下应当保护阳气，什么情况下应当救阴，什么时候先救阳气，什么时候先救阴液，掌握了规律，治疗自然可以得心应手。我再三强调的就是湿温一证，因为土为杂气，一年四季都能产生，能和一切秽浊邪气相混杂，侵犯人体各部，其中错综复杂的变化，难以列举。在上焦的表现像伤寒，在下焦的表现像内伤，在中焦的表现有的像外感，有的像内伤。人感受了湿邪致病，既有从外感受的外湿，也有自内而生的内湿，使人难以辨识。所产生的变证，如湿痹、水气、咳嗽、痰饮、黄汗、黄疸、肿胀、疟疾、痢疾、淋症、带下病、便血、疝气、痔疮、痈脓等病证比风、火、燥、寒四种病邪导致的疾病多出好几倍。如果不能仔细辨析，审查入微，很难不造成张冠李戴的失误。

四十三、湿邪久留人体，潜伏在足少阴肾经，舌苔白滑，身体疼痛，足背浮肿的，应该用鹿附汤治疗。

湿邪伏于少阴经，所以用鹿茸补督脉的阳气，督脉以肾为根本，即"八脉丽于肝肾"，督脉总督一身的阳气，所以督脉的阳气上升，则全身阳气都得到振奋鼓舞。附子可以补肾中真阳，并使其运行十二经脉，配合菟丝子升发少阴之气，则身痛可止。独用一味草果，温散脾土的寒湿，以振奋脾阳，则脾胃上蒸于肺形成的白腻苔可除。而且草果是植物的种子，凡是果实都可以直达下焦。另外以茯苓淡渗，助附子开膀胱而利小便，则足背浮肿可以痊愈。

 鹿附汤方（苦辛咸法）

鹿茸（五钱） 附子（三钱） 草果（一钱） 菟丝子（三钱） 茯苓（五钱）

上药用水五杯，煮取两杯，每日服两次。药渣可以加水再煮一杯，服下。

四十四、湿邪久留于体内，损伤脾阳，同时见肾阳虚弱，用安肾汤治疗。

凡是肾阳衰败的病证，一定要补督脉。所以本方以鹿茸为君药，用附子、韭子补肾中真阳，以茯苓、白术

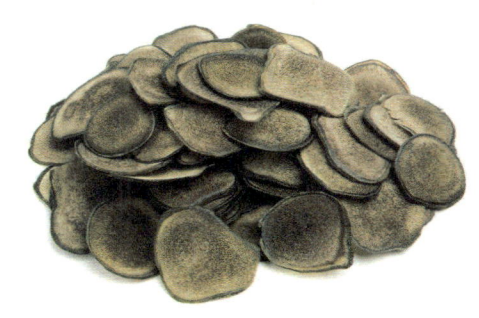

两味药，渗湿而补脾阳。这是釜底增薪的方法（方名之所以叫安肾，是因肾以阳气为根本，阳气充足，则其功能就能正常发挥）。

🥣 安肾汤方（辛甘温法）

鹿茸（三钱）　胡芦巴（三钱）　补骨脂（三钱）　韭子（一钱）　大茴香（二钱）　附子（二钱）　苍术（二钱）　茯苓（二钱）　菟丝子（三钱）

上药用水八杯。煮取三杯，分三次服。大便稀溏的加赤石脂，久病不愿服汤药的，可以用二十份做成丸药。

四十五、湿邪久留，损伤阳气，精神萎靡不振，肢体麻痹，痔疮便血，用术附姜苓汤治疗。

按：痔疮的原因有寒湿，湿热的区别，因此大便出血也有寒湿和湿热的区别，本书不能详细记录，只记录了寒湿痔疮引起的大便出血的病证，这是因为一般的医生只知道有湿热痔疮引起的大便出血，一概用槐花、地榆治疗，并不知道还有因为寒湿而成的，对用干姜、附子等，怕之如虎。所以因为讨论下焦寒湿而类及此证，治疗则两补脾肾阳气。

🥣 术附姜苓汤方（辛温苦淡法）

生白术（五钱）　附子（三钱）　干姜（三钱）　茯苓（五钱）

上药用水五杯，煮取两杯，每日服两次。

四十六、先解大便，然后出血，属于小肠寒湿证，用黄土汤治疗。

本条与上条论述内容相关，所以加以讨论，目的在于纠正对本病的认识偏差，具体方义可参看上条注解。前方单纯用刚健的药物为主组方，本方则以刚药健脾而渗湿，以阴柔药保肝肾之阴，而补充丢失的血液，刚柔相济，是另一立法，为后世学医的人开启了门径。后世的黑地黄丸，就是取法于此方创

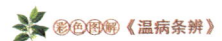

制的。

🥤 黄土汤方（甘苦合用刚柔互济法）

甘草（三两）　干地黄（三两）　白术（三两）　附子（三两，炮）　阿胶（三两）　黄芩（三两）　灶中黄土（半斤）

上药用水八升，煮取两升，分两次趁热服（方中用量、服法完全抄自古方，没有任何增减变化，用时可灵活掌握）。

四十七、秋季感受湿邪，伏藏于体内，到了冬季，又感受外寒，症见脉紧无汗，恶寒，身体疼痛，气喘，咳嗽吐稀痰，胸满闷，舌苔白滑，不想喝水，甚至端坐呼吸，不能平卧，腹中轻微胀满，宜用小青龙汤治疗。如果脉数汗出，用小青龙汤去麻黄、细辛治疗。如果出大汗，桂枝的剂量加倍，干姜用量减少再加入麻黄根治疗。

本条的提出是因为《内经》有"秋伤于湿，冬生咳嗽"的文字记载，所以此处对三焦水饮病证做了补充，大概说明本证的治疗方法。《内经》讲秋被湿邪所伤，是因为长夏是湿土所主的时令，介于夏秋两个季节之间。到了七月，火气流向西方为申月，申就是阳气完全伸展的意思。湿气如果没有阳气的鼓动是不能发越的。阳气完全伸展，则湿气发越也完全，人体感受邪气后，到冬天寒水主令的时候，水与湿相搏而发病。喻嘉言擅自改动经文，把湿改

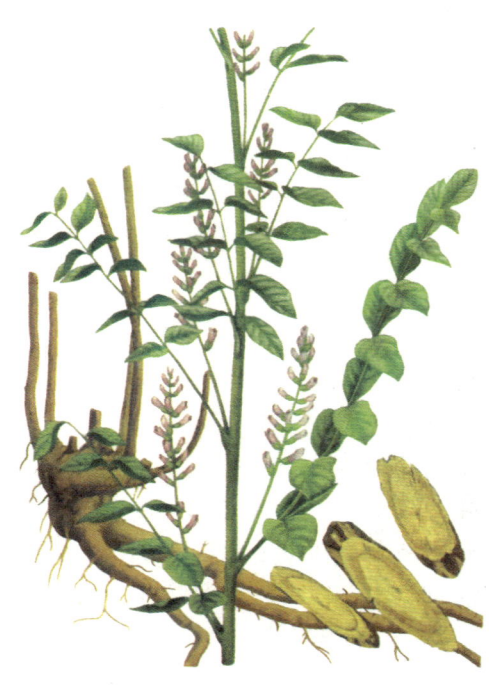

为"燥"，其实是没有明白六气运行的道理。例如，大寒是冬天的节气，厥阴之气来临，风筝就可以起飞了。四月属于夏季，古人认为初夏的气候仍然较清冷，民间认为四月是麦子吐穗，而气候较寒冷的"麦秀寒"时期，意思是虽然已经进入了夏季，但春天的厥阴风木之气没有完全消失。其他几个季节与此相仿。至于湿土之气，一年四季均可产生，即使在冬季依然旺盛，朱熹说冬天在将要下大雪的时候，必然先出现稍温暖的气候。因为在这种气候里阳气易于运行，阳气再行则湿气流动，湿气流动则下雪。冬天都有湿气存在，秋季又怎能没有呢？对这个问

题也有下述看法，《内经》所说的秋季，指中秋以前，也就是秋天的前半段，喻嘉言所说的秋天，是指秋分以后，也就是秋天的后半段。古书之所以遗漏了燥气致病的记载，是因为年代久远，书简残缺遗失的缘故。喻氏补充得很正确，但不应该擅自更改《内经》原文，崇尚自己的观点，而不体察自然界的运行中寒暑互相倚伏的规律。喻氏的学识确实很高，但他恃才气傲，霸气未消，他对于温病的论述，也有这种弊病。人们遇到咳嗽的证候，应结合脉象和气色等进行全面分析，详细寻求病因，是湿邪、燥邪，还是风邪、火邪？是阴虚，还是阳弱？是过去季节的伏气，还是现行的时令邪气？是外感引动内伤，还是先有内伤不足然后招致外感？都要辨别清楚。然后治疗应该用温热药物，还是寒凉药物？用补法，还是泻法？是将补法包含在泻法中用，还是将泻法体现在补法里用？选择运用前代医家的什么治法，选择什么方剂，都不应抱有任何成见辨证施治，有针对性地用药，治疗也就不会有差错了。如本证，因为喘咳痰稀，不想喝水，胸满、腹胀、舌苔白，所以判定为伏湿痰饮所致；因为脉紧、无汗，可认定为外感寒邪引发，所以选用张仲景药性辛温甘酸的小青龙汤，发散寒邪而蠲除水饮。龙一行走则火即跟随，所以小青龙汤能祛寒，龙一活动则水也随之而动，所以小青龙汤可除痰饮。因为自汗、脉数（水饮上冲肺气的脉数，不可认为是火热所导致的脉数），遇风时发作，所以不能再用汗法而损伤阳气，反使水饮无所畏惧，肆意为害，所以减去方中发散太阳、少阴表邪的麻黄、细辛，倍用桂枝以安肌表。汗多则用麻黄根止汗。根有回归约束的含义，麻黄能发散太阳之表即用它的根以归纳约束太阳卫表之气。大汗出则减去干姜，恐其辛热助阳而使汗出增多。有汗时只去麻黄、细辛而不去干姜，是因为干姜为根茎，中实而不空，颜色黄而形圆（属于五行中土象，土性和缓），不像麻黄为植物的茎，中空色青而直（属于五行中的木象，木性急。那么干姜确实是性质和缓的药吗？不过与麻黄相比还是缓和一些。因为干姜经过阳光的暴晒，得火气而成，所以可以温运中阳而至守。麻黄则单纯开宣表阳，因而药性迅猛，远远超过了干姜），细辛辛香走窜，善入经络（细辛为少阴经的引经之药，误用它发散少阴经的汗液必然会动血）。

🥄 小青龙汤方（辛甘复酸法）

麻黄（三钱，去节） 甘草（三钱，炙） 桂枝（五钱，去皮） 芍药（三钱）五味子（二钱） 干姜（三钱） 半夏（五钱） 细辛（二钱）

上药用水八碗，先煮麻黄，至水液减少一碗左右，去掉浮在上面的白沫，加入其他药，煮取三碗，去渣，趁热服一碗，见效后暂缓服用，不见效继续服。

四十八、气喘咳嗽，呼吸急促，咳吐稀清痰涎，脉洪数，右手脉大于左手，咽喉嘶哑，这是热饮内留的表现，用麻杏石甘汤治疗。

《金匮要略》认为痰饮病，应当用温热性药物治疗。因为痰饮属阴邪，非用温药不能治疗，所以痰饮病应当用温化的十有八九，应当用清法的十有一二。本证喘息气促，可知病在上焦，痰液清稀，可知不是痨病的燥咳，也不是火邪所致的干咳无痰、咽喉嘶哑，右脉大于左脉，完全是肺病的表现。此证由痰饮阻隔上焦，心火被其壅遏，肺气不能下降而致。声音源于肺，邪侵肺金导致肺气壅滞则不能发出清亮的声音，所以用中空的麻黄使邪气达外，用中间充实的杏仁降里，石膏辛淡、辛寒质重而气清轻，与麻黄、杏仁配合可以宣解气分的郁热，甘草味甘可缓急且补土生金。本方就是大青龙汤去桂枝、生姜、大枣而成的。

🍵 麻杏石甘汤方（辛凉甘淡法）

麻黄（三钱，去节）　杏仁（三钱，去皮尖碾细）　石膏（三钱，碾）　甘草（二钱，炙）

上药用水八杯，先煮麻黄，至水减少两杯时，去掉药沫后加入其他药物，煮取三杯，先服一杯，以声音响亮为治愈标准。

四十九、水饮停于胸膈而形成的支饮证，呼吸困难，气息急促不畅，用葶苈大枣泻肺汤治疗。

支饮上留滞于胸膈，阻碍肺气，使肺气不能下降，所以呼吸困难，气塞不通，必须用急速的方法治疗才可以奏效。方中葶苈子禀金火之气，破癥瘕积聚，通利水道，药性猛烈，可以泻肺中的壅塞。但其彪悍之性容易损伤脾胃，有损伤中焦脾胃之气的可能，所以用甘缓守中的大枣制约它的峻烈之性，使葶苈子不损伤其他脏腑。一急一缓，一苦一甘，相互为用，相辅相成。

🍵 葶苈大枣泻肺汤方（苦辛甘法）

葶苈子（三钱，炒香、碾细）　大枣（五枚，去核）

上药用水五杯，煮取两杯，分两次服。见效后就减少药物的剂量；不见效，就再服，祛除大半邪气就应停止服用。

五十、痰饮内停的患者，反而口渴，必须重用辛味药物。饮在上焦，加干姜、桂枝；饮在中焦，加枳实、橘皮；饮在下焦，加附子、生姜。

《金匮要略》讲，桂枝、干姜为辛热药物，服后应当感觉口渴，现在反而不渴，是内有痰饮，这是根据口不渴，判定为饮证，这是人们都知道的。又认为水饮在肺，患者则口渴，所以水饮证也有口渴的症状，这是许多人都不知道的。现在的人们见到口渴就用凉药治疗，轻的用天花粉、麦冬、生地黄等，重的就用石膏、知母，完全不辨病情。一般来说，火邪所致的咳嗽无痰，痨伤所致的咳嗽吐胶黏痰，痰饮所致的咳嗽吐稀痰，兼有风寒的则难以咳出，不兼风寒的则容易咳出，病深的难咳，病浅的容易咳出。痰饮在上焦，郁遏肺气，不能清肃下降，反而挟心火上升，销铄津液，所以口渴想喝水，饮后不解渴，水液不行，又停蓄为饮，所以越喝水则咳嗽越重，越咳嗽则口渴越明显。既然明白了是痰饮导致的口渴，用辛热药又有何不可呢？这就是《内经》所说的"辛能润"。以干姜峻猛地温散肺中的寒水之气，而辛能补肺，使肺气宣道，则咳嗽、口渴能止。痰饮在中焦，水蓄于心下，郁遏心气，不能下降，上炼咽喉，又格阻肾液，不能上潮于咽喉，所以咽干口渴。治疗时重用枳实，通幽门气滞，使水液下行，各个脏腑能够在自己的位置上正常发挥功能，就不会出现口渴、咳嗽了。饮停下焦的，由于水湿郁阻膀胱，阻隔肾中真阴不能上达濡润，而且水饮邪气盛一分，则肾水亏一分。因人体储藏真阴的是肾，而肾最怕干燥，肾脉络入心，由心入肺。从肺系上循喉咙。一般人口不渴，都依赖于肾脉通调，使开窍于舌下的玉英穴和廉泉穴有津液溢出。如果水蓄下焦，肾脉不能通调，也会发生口渴，用附子配合生姜治疗，取法真武汤，能温补北方掌管水之神，使水饮邪气流畅，肾中真阴便可以正常滋生。一般痰饮患者应当厌恶喝水，不渴说明病证尚轻，口渴说明病邪较重。温热病应当口渴，如果口渴的说明邪气轻，不渴说明热入营血，反而是病邪深重的表现。至于文中说的"加"，是指在对证选方中重用上述药物的意思。

五十一、女性痰饮患者患阴吹病，即出现阴道排气有声，脉象弦而迟的，不能死搬硬套《金匮要略》的治法，而应当采用相反的治法，用橘半桂苓枳姜汤治疗。

《金匮要略》治疗阴吹症，用猪膏发煎治疗。本病是因为胃中津液不足，大肠干燥，肠中气体不能从肛门排出而被迫从前阴排出导致，因此治疗应重用滋润的方法，使津液充足、正常流动，则肠中浊气就会回归原来的通路。痰饮所致的阴吹，则完全不同，因为痰饮蟠踞中焦，一定会出现不能睡眠，不欲饮食，不知饥饱，不解大便，厌恶饮水，脉不数而迟弦等症状，可知并非津液枯槁，而是痰饮积聚于胃脘。所以运用"九窍不和，皆属胃病"的治疗原则，通利胃肠，使津液下达，使大肠得到胃中津液的滋润，从而使病证消失。这是我的治疗经验，采录于此以开辟一条治疗本病的新途径。

🥄 橘半桂苓枳姜汤方（苦辛淡法）

半夏（二两）　小枳实（一两）　橘皮（六钱）　桂枝（一两）　茯苓块（六

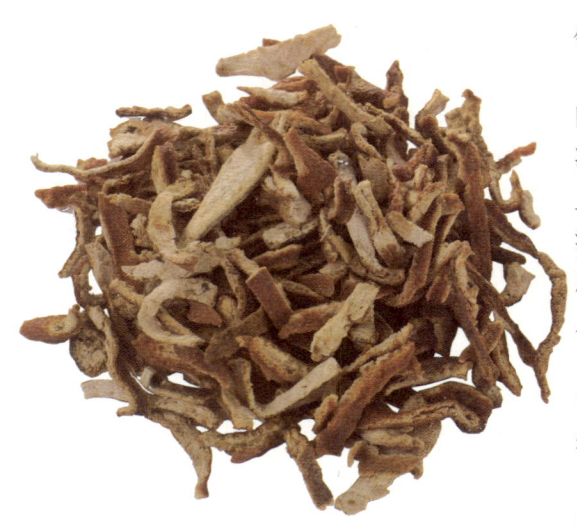

钱）　生姜（六钱）

上药用甘澜水十碗，煮成四碗，分四次服，白天服三次，夜间服一次，到痊愈为止。病愈后用温中补脾的方法，使水饮不再积聚。对下焦虚寒的病证，则温补下焦，胖人用温燥法，瘦人用温平法。

按：痰饮有四种。除了久留的伏饮（不是因为感受暑湿猝然而得的）不讨论外，悬饮已经见于前面的伏暑证中，暑邪与饮邪相互搏结，也见于上焦篇第二十九条。现在特别补充支饮、溢饮的成因，及由感受暑湿邪气猝然导致的痰饮证，希望医生及时祛除病邪，以免留伏于体内导致病患。另外还将补充《金匮要略》所没有论述到的两条，以开启后世学医者读书的思路与方法。《金匮要略》讲溢饮证，可以用大青龙汤治疗，也可以用小青龙汤治疗。许多注家也不明白为什么同一个溢饮证，一个用寒药，另一个用热药，差别那么大呢？从药方分析来看，大青龙汤中有石膏、杏仁、生姜、大枣，而没有干姜、细辛、五味子、半夏、白芍，因此大青龙汤可治脉洪数、面赤、喉哑的热饮证，小青龙汤可治疗脉弦紧，口不渴的寒饮证。由此类推，"胸中有微饮，苓桂术甘汤主之，肾气丸亦主之"。说明苓桂术甘汤治外饮而治脾，肾气丸从肾而治内饮。胸痹门中讲"胸痹心中痞，留气结在胸，胸满，胁下逆抢心，枳实薤白桂枝汤主之，人参汤亦主之"。同一胸痹，一用通法，一用补法，是何原因呢？这是因为寒湿痰饮引起的实证，用通阳法，用补法不但不能治愈，所用的人参助气增满，还会导致喘证。如果没有外寒或痰饮等外因、不内外因，属于胸中清阳之气不足而形成的痹痛，例如喜欢读书而胡思乱想，喜欢歌唱而没有节制，损伤了胸中的阳气，以及老年人阳气虚损的，如果再用薤白、瓜蒌、枳实等滑利通泻的药物，则会加速形成虚劳证，因此必须用人参汤。学习者只有能依此类推，不刻板、机械地理解前人的话才能读好医书。

五十二、突然感受寒湿之邪，形成疝气，寒热往来，脉象弦而数，舌苔白滑，或者没有舌苔，口不渴，肚脐周围疼痛，或胁下疼痛，用椒桂汤治疗。

这是寒湿邪气入里的证候，疝是气结如山的意思。本病是肝脏虚寒，或平素就有肝郁，或者因为暴怒伤肝，又外感寒湿邪气，而好发于秋季。既有恶寒、发热的表证，又有脐腹疼痛的里证，表里见症都很急迫，所以不得不用两解表里的方法。本方以川椒、吴茱萸、小茴香直入肝经，温肝散寒，又芳香化湿而流通气血；用柴胡从少阳经领邪气外出，这是病在肝而治胆的方法；又用桂枝协助柴胡，这是病在少阴而治在太阳的方法，这是《内经》所谓的"病在脏，治其腑"的应用。何况本证又具有恶寒、发热的表证表现。以青皮、广皮为佐药，从内达外，峻猛地疏利肝气；以高良姜为使药，温暖下焦之里，选用急流的水煎药，是为了避免留滞之弊。

椒桂汤方（苦辛通法）

川椒（六钱，炒黑） 桂枝（六钱） 高良姜（三钱） 柴胡（六钱） 小茴香（四钱） 广皮（三钱） 吴茱萸（四钱，泡淡） 青皮（三钱）

上药用急流水八碗，煮取三碗，先趁热服一碗，盖好被子使微汗出为佳。如果不出汗，服第二碗后饮生姜汤，以促使汗出。服药后得汗，第二天早晨，再服第三碗，不需要再盖被取汗。

五十三、寒疝病，脉象弦紧，胁下一侧疼痛，身体发热，用大黄附子汤治疗。

这是邪气入于厥阴，表里见症都很急迫的表现，所以用温下法以两解表里的邪气。脉弦为肝气郁滞之象，紧为内寒之征，胁下一侧疼痛，说明肝胆经络被寒湿侵袭，血脉瘀滞；发热是少阳胆经因为肝郁而不能疏泄所导致的。所以用附子温里通阳，细辛暖肾而散寒湿。胆经与肝经的邪气没有直接外出的道路，所以用大黄通泄胃腑，借助胃腑作为病邪外泄的通路；大黄的苦味与附子、细辛的辛味相配合，既能泄邪气，又能通经络，一旦脏腑郁结通畅，疼痛便可停止。

大黄附子汤方（苦辛温下法）

大黄（五钱） 熟附子（五钱） 细辛（三钱）

上药用水五杯，煮取两杯，分两次服（原方的剂量较重，现在减轻药物的剂量，运用时再对症斟酌）。

五十四、寒疝病，少腹或脐旁疼痛，疼痛向睾丸放射，或牵引到胁下、腰部而难以忍耐，用天台乌药散治疗。

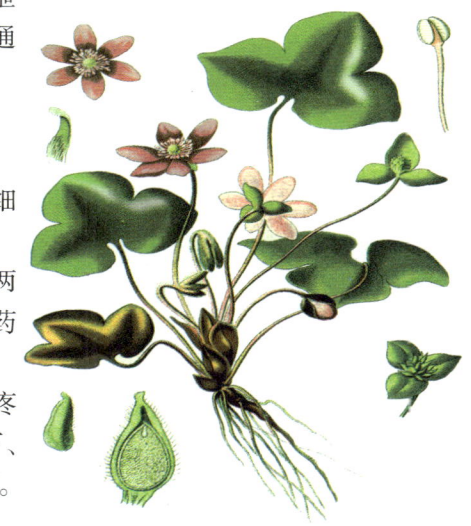

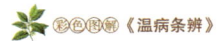

这是寒湿邪气侵入肝、肾、小肠的病证表现，所以方中选用温通足厥阴和手太阳经的药物。

乌药善于祛散膀胱经的阴寒之气，能消肿止痛；木香可以透络定痛；青皮行肝经气滞；高良姜温脏散寒；小茴香温暖小腹部的关元穴而暖腰肾，又能辛香透络而止疼痛；槟榔质地坚硬，可以直达肛门，以散结气，溃坚而散邪气，引领诸药祛逐邪气，由肛门排出；川楝子下导小肠经的湿热，使从小便下行；并用峻猛的巴豆拌炒，只用其气味而不用其形质，使巴豆统帅诸药散无形的寒邪，使寒邪随槟榔而下出肛门，川楝子得巴豆的迅烈之气可以驱逐有形的湿邪，使邪从小便而去。这样，有形及无形的结聚邪气，一齐散解拔除病根。

按：疝瘕的证型很多，因为其病因为寒湿邪气，所以本书讲到下焦寒湿时，列举了三条，大概指出了治法，并且此证与中焦篇的腹满、腹痛等病证有紧密联系。

古人的好方法有很多，张子和专主攻下法，他是根据《金匮要略》中"至其年、月、日、时复发者，当下之"的条文，而方剂则是由大黄附子汤化裁出来的，并把淋证、带下、痔疮、癃闭等症，都收入疝病门中，是因为这些病证都是以下焦寒湿、湿热表现多见。而叶天士对于妇科久病癥瘕的治疗，则以温通补养奇经八脉，温养肝肾为主，是本于《内经》的"任脉为病，男子七疝，女子带下瘕聚"的论述。除此之外，好的治疗方法还有很多，学医的人应当从各家的论述和治验中去寻求，这里就不详细记载了。

天台乌药散方（苦辛热急通法）

乌药（五钱）　木香（五钱）　小茴香（五钱，炒黑）　高良姜（五钱，炒）青皮（五钱）　川楝子（十枚）　巴豆（七十二粒）　槟榔（五钱）

先将巴豆稍微打破，加麸皮数合，与川楝子一起拌炒，炒至巴豆完全黑透为止，再去掉巴豆和麸皮，然后把川楝子和其他药物一起研成细末，用黄酒调服一钱。不能饮酒的人，可用生姜汤代酒调服，疼痛严重的，一天服两次，疼痛剧烈，难以忍受的，一天服三次。

❧◎湿温（附：疟、痢）◎❧

五十五、湿温之邪久留不解，弥漫三焦，蒙闭清窍，神志昏迷，少腹胀满、板硬，大便不通，用宣清导浊汤治疗。

这是湿邪郁结于下焦气分的时间过长，导致闭塞不通的表现。因此方中用能升、能降、苦以泄滞、淡以渗湿的猪苓，配合性味淡而微甘的茯苓，渗湿利气。寒水石色白性寒，其作用由肺直达肛门，宣湿清热。膀胱主气化，肺可以开宣气化的上源，肺藏魄，肺与肛门相对应，所以肛门又称为魄门，反映了肺与大肠相表里的含义。方中晚蚕沙可以宣化浊中清气，一般肉体没有死而不腐烂的，但蚕死后虽僵而不腐烂，这是蚕在生长时得到了纯粹的清气，所以其粪无臭味，且不变色，蚕沙得到蚕的纯清之气，虽然走于浊道也能保全清纯之气，所以既下走少腹部的肠道，又能宣化湿浊，使其归于清气。即用蚕沙的清气祛除体内的湿浊之气，蚕沙用"晚"，是因为当年再生的蚕，生长变化最快。皂荚味辛咸性燥，入肺与大肠经，金能退暑，燥能除湿，辛能宣通上下关窍，皂角子能直达下焦，可通大便的虚闭，与前药配合，使郁结的湿邪由大便一齐解散。猪苓、茯苓和寒水石，可以化无形之气，蚕沙、皂角子可以祛逐有形的湿邪。

🪣 宣清导浊汤方（苦辛淡法）

猪苓（五钱）　茯苓（五钱）　寒水石（六钱）　晚蚕沙（四钱）　皂角子（三钱，去皮）

上药用水五杯，煮成两杯，分两次服，以大便通畅为标准。

五十六、湿邪凝滞，气机遏阻，影响三焦气机而郁闭不畅，症见大小便不通，用半硫丸治疗。

热可以伤气，为什么湿也可以伤气呢？热能伤气，是因为肺主气而属金，火能克金，连带损伤肺所主的气；湿能伤气，是因为肺主天气，脾主地气，而两脏都属于太阴湿土。如果湿气太过，反而会损伤两脏的化气功能，湿邪久留，浊邪凝滞，进一步影响下焦，不仅伤气，而且使气机阻滞。气机一旦被湿邪阻遏，就会导致大小便不通。现在的人们都用大黄通导大便，却不知道大黄性寒凉，只适用于热结有形的燥屎。如果湿邪阻滞无形的气机，不仅伤气，而且气滞，其引起的大便不通，则必须要用温补真阳的方法。硫黄性热而不燥烈，可以疏利大肠。半夏能引阳入阴，燥能胜湿，辛能下气，温可开郁。如此三焦通畅则二便通利。

按：前条的大便秘结偏于湿重，所以以行气化湿的方法为主。本条的大便闭结偏于气虚，所以以补气为主。肾司二便，湿邪困阻肾中真阳，日久则更虚，失去了肾脏应有的功能，所以用硫黄温肾中真阳。肝主疏泄，风与湿相互制约，风气胜则湿行，湿浊凝滞则风气息，而使肝脏失去疏泄的功能，所以用半夏化湿，如果湿邪清除，热结独存，燥粪不下，则必须用大黄。这就需要医生仔细审查病证来区别用药。

半硫丸方（酸辛温法）

石硫黄（硫黄有土硫黄、水硫黄、石硫黄三种，入药必须用石硫黄。土硫黄有土纹，水硫黄有直丝纹，两者色泽都晦暗，气味较臭。只有石硫黄有方棱石纹，晶莹光泽而没有臭味，道家称之为黄矾，是因为其外观大体与明矾相似。硫黄是感受太阳的精华，凝聚水土之精液，相互结合而形成的。生于东北方的硫黄质量较好，因为东北是少土，所以所产硫黄晶莹明亮，气味清淡，毒性很小。产于西南方的则不好，因为西南方为老土，是秽浊之气所归聚的地方，因此所产硫黄晦暗无泽，气味重浊而毒性较大，不能入药，只能用来生产火药。石硫黄产于国外，经船舶运入，所以又称"倭黄"，加入萝卜煎十二小时，则可以消除毒性） 半夏（制）

以上两味药，各用等分，研成细末，用蒸饼做成药丸，如梧桐子大，每次服一至二钱，白开水送下（半硫丸可以通大便虚闭，也可以治疗便溏，便溏日久服半硫丸也可以使大便成形，这是因为本方有补肾燥湿的功能）。

五十七、湿浊之邪，久留体内不去，向下流注于肛门，气机郁闭，肛门下坠疼痛，不思饮食，舌苔白腐而腻，宜用术附汤治疗。

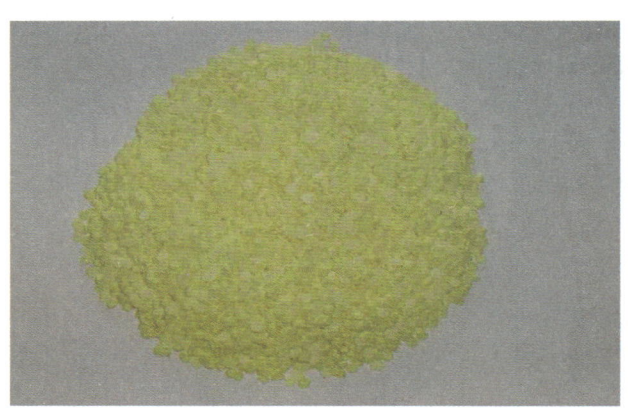

这是湿浊邪气久留于肠胃，以致肾中阳气受困，而出现肛门坠痛。肛门所在的部位称"尻"，肾虚则尻的经脉失养，引起肛门疼痛，气机阻滞也可引起。但气机郁结引起的疼痛有两种，即寒湿与热湿。热湿相结引起的肛门坠痛多属实痛，如痢疾，用黄连、槟榔等治疗。本证是由于气虚而寒湿阻滞气机引起的肛门坠痛，所以用人参、附子峻补肾中的元阳之气，炮姜、苍术益气健脾，厚朴、橘皮行湿浊引起的滞气，使虚者得到补益，闭者得以通畅，浊者能够运行，则肛门坠痛可止，胃纳开而进食。肛门疼痛如果是因剧烈的惊吓，或房事过度所导致，可以用人参、鹿茸等治疗，都属于虚劳的范畴。可以与本条的肛门疼痛相互对照，所以提出来讨论。另外，本条应该列入寒湿门中，因为可以与以上三条互相补充，所以列在这里，以便学医的人看到后能有所启发。

🥄 术附汤方（苦辛温法）

生茅术（五钱） 人参（二钱） 厚朴（三钱） 生附子（三钱） 炮姜（三钱）广皮（三钱）

上药用水五杯，煮取两杯，先服一杯，约六个小时后，再服一杯，以肛门疼痛痊愈为止。

五十八、疟邪久留体内不去，日益耗损正气，而成虚劳的，称为劳疟；络脉空虚，失于濡养所以周身疼痛，阳气虚弱，不能化浊而胀满，胁下有结块称疟母。此证属邪留损伤正气，用加味异功汤治疗。

本证属气血两伤。《内经》讲"劳者温之"，所以用异功汤温补脾胃之气。本方用当归、肉桂配合异功汤则可以温养下焦的营血；用生姜、大枣调和营卫，使气血相生，则疾病可愈。本方可以补气是人们都知道的，却不知本方还可以补血。《内经》讲"中焦受气取汁，变化而赤，是谓血"，凡是阴阳两伤的病证，必须通过补气而达到补血的目的，这是一般规律。

🥄 加味异功汤方（辛甘温阳法）

人参（三钱） 当归（一钱五分） 肉桂（一钱五分） 炙甘草（二钱） 茯苓（三钱） 白术（三钱，炒焦） 生姜（二钱） 大枣（二枚，去核） 广皮（二钱）

上药用水五杯，煮成两杯，药渣再煮一杯分三次服。

五十九、疟疾迁延日久不愈，胁下结成坚硬的痞块，称为疟母，可以用鳖甲煎丸治疗。

疟邪留于体内，疟疾发作日久不止，必然耗损正气，以致清阳失去了转

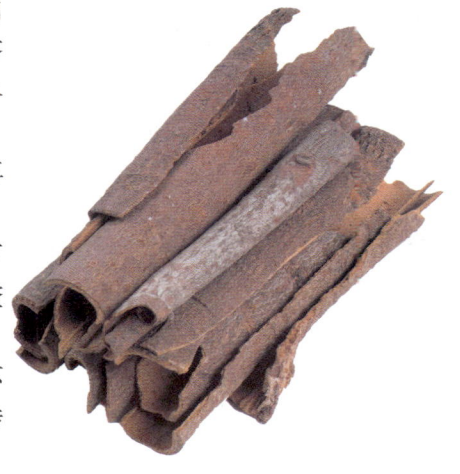

运的功能，因而浊阴逐渐凝结盘踞，气机郁闭则痰凝血滞，而形成了结块。胁下为少阳经、厥阴经所循行的部位，少阳、厥阴为人体气机的枢纽，疟疾的病位又不离开胆与肝，日久则肝胆受困，使少阳、厥阴所管的气机枢纽功能失职，所以在胁下肝胆经过的地方形成了积块，之所以称为疟母，是由于疟疾引起的，而且形成之后很难治愈的原因。《金匮要略》中讲道："病疟以月一日发，当以十五日愈；设不瘥，当月尽解，如其不瘥，当云何？此结为癥瘕，名曰疟母，急治之，宜鳖甲煎丸。"人身的气血与自然界的变化相应，所以疟邪侵袭人体，其消长进退，也必然与自然界的变化相对应。例如，每月的第一天开始发作的，是发于月廓空虚的时候，此时正气亏虚，所以容易感受疟邪而发病。之所以十五日就可以痊愈，是因为五为生数的终结，十为成数的极值，两者相合，五日为一元，十五日即三元为一个周期，这时月廓由空虚转为盈满，与之相应，人体的正气也由弱变强，驱邪外出，邪气退却疾病可以痊愈。如果不愈，则必须等到下一个周期，于月底正气来复才能祛除病邪。如果又没有痊愈，是什么原因呢？一般来讲，月廓由空亏变为盈满，说明自然界阴气盛而阳气逐渐消退；再由盈满转为空亏，说明阳气盛而阴气消退，这样自然界的阴阳消长完成了一个周期。此时病情未见好转，是由于人体的气血与自然界的变化不能相应，发作日久，则邪气根深蒂固，牢不可破，所以应当尽快治疗。

鳖甲煎丸方

鳖甲（十二分，炙）　乌扇（三分，烧）　黄芩（三分）　柴胡（六分）　鼠妇（三分，熬）　干姜（三分）　葶苈子（一分，熬）　石韦（三分，去毛）厚朴（三分）　大黄（三分）　芍药（五分）　桂枝（三分）　牡丹皮（五分）　瞿麦（二分）紫葳（三分）　半夏（一分）　人参（一分）　䗪虫（五分，熬）　阿胶（三分，炒）　蜂窝（四分，炙）　赤硝（十二分）　蜣螂（六分，熬）　桃仁（二分）

以上二十三味药，研成细末，取灶下灰一斗，清酒一斤五斗浸入灰中，等被灰吸去一半时，放入鳖甲末，煮成胶漆状，取汁，再加其他药物煎熬成丸药，如梧桐子大，空腹每次服七丸，每日服三次。

【方论】

这是用辛苦通降、用咸味入络的治法。之所以称为鳖甲煎丸，是因为方中以鳖甲为君药，经过熬煮制成丸药，与其他丸药的制法不同，所以称为"煎丸"。方中用鳖甲为君，是因鳖甲能守内而入里，入肝经血分而消癥瘕，可以带领四味虫类药物深入脏腑经络，会飞的能升而兼走络中气分，善走的则可以下降而走络中血分。用桃仁、牡丹皮、紫葳来帮助虫类药破满行血，再辅以葶荔子、石韦、瞿麦等行气渗湿；以小柴胡汤、桂枝汤为臣药，祛除三阳经中未结的邪气，用大承气汤急驱入于胃肠的燥屎渣滓；佐以人参、干姜、阿胶护养气血，使邪气没有存留的地方，而拔除已经深入脏腑的病根。小柴胡汤中原有甘草，大承气汤中原有枳实，张仲景之所以减去甘草，是因为其性太缓，凡是走络的药物，都不用守法；去枳实是恐其药性太急，而直入于肠胃，不适于通络药物药效的发挥。

六十、疟邪深伏于足太阴脾经，每三日发作一次，即太阴三疟，症见腹胀、口不渴、呕吐清水，用温脾汤治疗。

三日疟是邪气深入脏腑的顽固疾病，往往多年不愈，如果出现脾胃证候，还属于比较轻浅的病证，腹胀而口不渴，是脾脏虚寒的表现，所以用草果温散太阴寒湿；佐以厚朴消胀除满。呕吐清水是胃寒的表现，所以用生姜温胃、降逆、止呕；佐以茯苓渗湿扶正；蜀漆是常山的幼苗，可以迅速驱除疟邪，与桂枝配合，可使邪气外达于太阳经而解除。

🥄 **温脾汤方**（苦辛温里法）

草果（二钱）　桂枝（三钱）　生姜（五钱）　茯苓（五钱）　蜀漆（三钱，炒）厚朴（三钱）

上药用水五杯，煮取两杯，分三次趁热服。

六十一、疟邪深伏于足少阴经，三日发作一次，迁延日久不愈，形寒怕冷，嗜睡喜卧，舌质淡，脉微弱，发作时口不渴，提示气血两虚，用扶阳汤治疗。

《素问·疟论》中记载，黄帝问，疟疾有隔两日，或隔数日发作的，有的口渴，有的不口渴，这是什么原因呢？岐伯回答说，疟疾隔日发作，是因为邪气客于六腑，有时与卫气相会，邪正相争而发作；有时不能与卫气相合，而随卫气外发，所以隔几天才发作。疟疾是阴阳相互交争的病变，阳胜阴则口渴，阳不胜阴则口不渴。《素问·刺疟论》说，足少阴经的疟疾，使人剧烈呕吐，频频发作，恶寒发热，而且发热多恶寒少，喜静恶烦，所以想关闭门窗独自静卧，病证迁延难愈。少阴疟疾，说明邪气侵入较深，本来就很难在短时间内治好，又何况三日疟属于郁积较重，不能与卫气相合而随卫气外出的证候，因此必然病程更长。这样日久不愈，气血逐渐耗损，出现了形寒怕冷、嗜卧的少阴证。舌淡，脉微，口不渴，是阳气微弱的征象，所以用鹿茸为君药峻补督脉，这是因为八脉归附于肝肾，肾虚则八脉空虚；另一方面，督脉总督全身阳气，为卫气的根本。人参、附子、桂枝协助鹿茸补太阳，充实卫气，当归助鹿茸补血中之气，而通阴中之阳；单用一味蜀漆，祛除在里的疟邪，并与其他各温阳

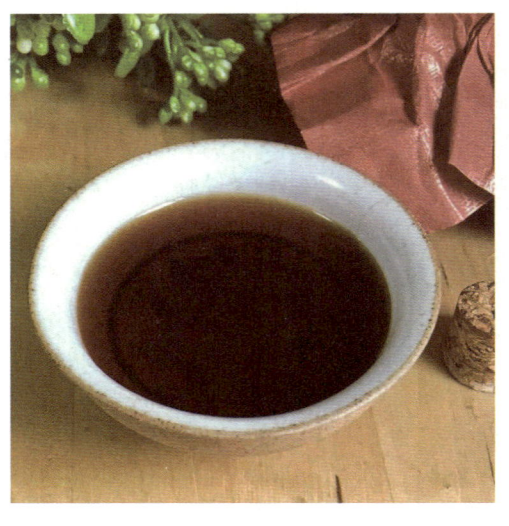

药配合，使疟邪由卫气向外透达而出。邪在阴脏，病属阴证，治疗应扶助阳气，因此称为扶阳汤。

扶阳汤方（辛甘温阳法）

鹿茸（五钱，生锉末，先用黄酒煎透） 熟附子（三钱） 人参（二钱） 粗桂枝（三钱） 当归（二钱） 蜀漆（三钱，炒黑）

上药用水八杯，加入鹿茸酒，煎成三小杯，每日服三次。

六十二、疟邪深入足厥阴肝经，三日发作一次的疟疾，称为厥阴三疟，日久不能痊愈，遇劳累即发热，或者胁下腹内结聚痞块，气机向上攻冲，呕恶欲吐的，用减味乌梅丸法治疗。

严重的厥阴病，没有不克伐阳明胃土的，病邪陷入不深，不会形成三日疟。三日疟本来就难以痊愈，如果日久不愈，则阴阳都会受伤。劳作则发热，是阴气受伤的表现；痞结也属于阴邪；气机上逆，欲呕吐是肝木犯胃，胃阳耗伤的征象。所以用乌梅丸刚柔相济的方法，柔润养阴以养肝体，刚热以救阳气，而温胃实土。

减味乌梅丸方（酸苦为阴，辛甘为阳复法）

（以下方中多未注明剂量，因分量很难预定，医生可据病情酌情考虑）

半夏 黄连 干姜 吴茱萸 茯苓 桂枝 白芍 川椒（炒黑） 乌梅

按：疟疾与痢疾两种疾病，日久不愈，暑湿邪气与下焦气血混杂在一起，或偏于阴，或偏于阳，或偏于刚，或偏于柔，或应该用补法，或应该用泻法，或宜通，或宜涩，或治脾，或治肾，或治肝，或护阳明，其病证变化复杂，不能详细记载。本书是为了治疗温热、温暑而写的，简单列举几条关于疟疾和痢疾的内容，是为了附于湿温门中说明疟疾、痢疾的病因是暑湿邪气，使学医的人认识病源。但本书涉及的只是大概，要想全面了解还需要参考各家论述。

六十三、平素嗜好饮酒的人，患痢疾日久不愈而饮食并不减少，用茵陈白芷汤治疗。

痢疾日久，而没有其他伴随症状，饮食如常，可知脾胃的正气尚未损伤，病邪在肠中。痢疾日久不愈，是因为患者平素嗜酒，湿热下注大肠，所以用辛味药物，佐以苦味及芳香化湿、寒凉清热、淡渗利湿的药物，这是因为辛味药可以胜湿而升发脾阳，苦味药可以渗湿清热，芳香药醒脾而燥湿，寒凉药能清热，淡味药能渗湿，这样可使湿热去，脾阳升而痢疾可止。

茵陈白芷汤方（苦辛淡法）

绵茵陈蒿　白芷　北秦皮　茯苓皮　黄柏　藿香

六十四、老年人患痢疾日久不愈，脾阳受损，大便溏薄，泻下完谷，肾阳也受伤，用双补汤治疗。

老年人下元虚损，久痢不止，脾阳受伤累及于肾，完谷不化，大便溏薄，而腹泻无腹痛、肛门坠胀、腹内气胀等症，属于邪少虚多之候。所以本方用人参、山药、茯苓、莲子、芡实等甘温而淡的药物，补脾渗湿，另外莲子、芡实生于水中，所以能补脾而不克伐肾水；以补骨脂、肉苁蓉、巴戟天、菟丝子、覆盆子、山萸肉、五味子等酸甘微辛的药物，升补肾脏的阴中之阳，且能益精气，安五脏。本条与上条相互参考，上条是平素饮酒多的人患痢疾日久而真气未伤、湿热较重的证候，所以治疗仍以清热渗湿为主；本条是老年人患痢疾日久，湿热不盛而真气受损的病证，所以尽管痢疾邪气未清，但仍以补脏固正的方法治疗。由此可以悟出，辨证是治疗的关键。

双补汤方（本方属于复方，其立法的意义在上述已有阐发）

人参　山药　茯苓　莲子　芡实　补骨脂　肉苁蓉　山萸肉　五味子　巴戟天　菟丝子　覆盆子

六十五、久患痢疾，出现小便不通，厌食，呕恶欲吐的，用加减理阴煎治疗。

久痢损伤阳气，阳损及阴，阴液枯涸，所以小便不通；厌食，呕恶欲吐，说明脾胃阳气均已受损，呈现衰败之象。所以用熟地黄、白芍、五味子收摄肝、脾、肾三经的阴液，以附子通肾阳，以炮姜温脾阳，以茯苓理胃阳。

按：理阴煎原方温通药与滋补药并用，刚柔之药相互配合，之所以称为理阴煎，是为了强调本方偏重于护阴。原方以熟地黄

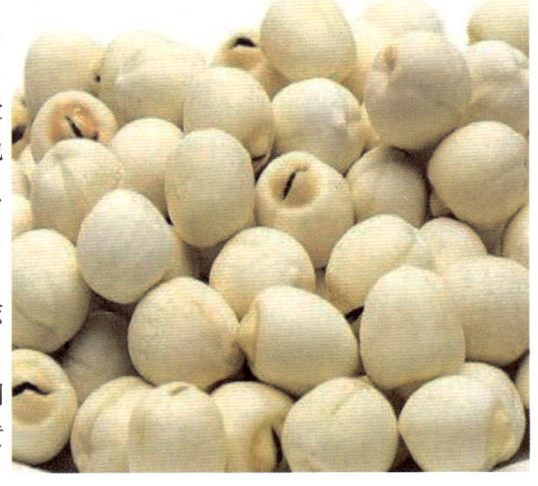

守下焦血分，以甘草守中焦气分，以当归通下焦血分，以炮姜通中焦气分。因为气能统血，宣通气分，使气机通畅，就可以使阴血得以滋养和内守，使阴血充足，所以称为"理"。本方因为症见厌食欲呕，所以去甘草、当归，加白芍、五味子、附子、茯苓。如果下痢日久阳气无碍，无食少、欲呕等症状，只是阴液损伤严重，可以去掉刚燥药物，而增加柔润养阴的药物。总之，用古人的成方，要灵活变通，做到对症审药。

🥄 加减理阴煎方（辛淡为阳，酸甘化阴复法）

熟地黄　白芍　附子　五味子　炮姜　茯苓

六十六、痢疾日久，大便中带有瘀血块，肛门坠胀，而腹中不疼痛，用断下渗湿汤治疗。

这是固涩血分的方法。腹不痛，可知腹中没有积滞，所以用涩法。虽然腹中没有积滞，但肛门下坠，便中有瘀血，是气分的湿热日久不祛，侵入血分的表现。所以方中重用樗根皮苦寒燥湿清热，味涩又能止下痢，专入血分以涩血，是本方的君药；地榆禀受了早春的生发之气，而且炒用可以去瘀生新；苍术、黄柏、赤苓、猪苓开通膀胱，使气分的湿热随小便而去，不致再遗留在血分；山楂肉可以去瘀；金银花可以解毒。

🥄 断下渗湿汤方（苦辛淡法）

樗根皮（一两，炒黑）　生苍术（一钱）　生黄柏（一钱）　地榆（一钱五分，炒黑）　山楂肉（三钱，炒黑）　金银花（一钱五分，炒黑）　赤苓（三钱）　猪苓（一钱五分）

上药用水八杯，煮成三杯，分三次服。

六十七、下痢频繁，难以计算，脉微细，四肢厥冷，不能进食，用桃花汤治疗。

这是固涩阳明经阳分的方法。下痢次数过多，甚至难以计算，是大肠不能闭藏的缘故；脉微细，四肢厥冷，是阳气欲脱之象，所以用赤石脂急涩大肠滑脱，粳米配合赤石脂，补益阳明胃气，干姜温中回阳，这样使痢疾停止，固涩阴液，阴液得以留存则阳气因有所依附而不至于外脱。

🥄 桃花汤方（方法见温热下焦篇）

六十八、下痢日久不止，阴液耗伤，阳气下陷，肛门下坠，腰骶酸痛下坠，用地黄余粮汤治疗。

这是固涩少阴阴分的治疗方法。肛门下坠而腰骶酸楚疼痛，是肾阴虚乏、阴液消亡的表现，所以用熟地黄、五味子酸甘化阴以补肾元；禹余粮固涩大肠，诸药配合可以消除尾骶部酸痛及肛门下坠等症，痢疾也就可以痊愈了。

按：赤石脂和禹余粮都是矿物质药物，也都具有涩性，桃花汤用赤石脂不用禹余粮，是因为赤石脂性甘温，而桃花汤属于温剂；本方用禹余粮而不用赤石脂，是因为禹余粮甘平，本方要救阴液，所以不用温药，而选了性平的禹余粮。

🥄 地黄余粮汤方（酸甘兼涩法）

熟地黄　禹余粮　五味子

六十九、下痢日久不愈，伤及肾元，下焦失去固摄，肠中膏脂滑泄而出，进食之后难以运化，用三神丸治疗。

这是固涩少阴阴中之阳的方法。肠中膏脂滑下，可知下焦不固；完谷不化，出现在久痢之后，说明不仅脾阳虚不能运化水谷，肾中的真阳也随之衰败了，所以用三神丸温补肾阳。方中五味子兼能收摄阴液，肉果甘温而涩，可以固肠防止滑脱。

🥄 三神丸方（酸甘辛温兼涩法，也是复方）

五味子　补骨脂　肉果（去净油）

七十、下痢日久，阴液耗伤，症见口渴，舌干燥，身有低热，轻微咳嗽的，用人参乌梅汤治疗。

久痢之后口渴，轻微咳嗽，没有湿热症状，说明阴液严重耗伤，已到涸竭的程度，应当急用养阴液的方法治疗。

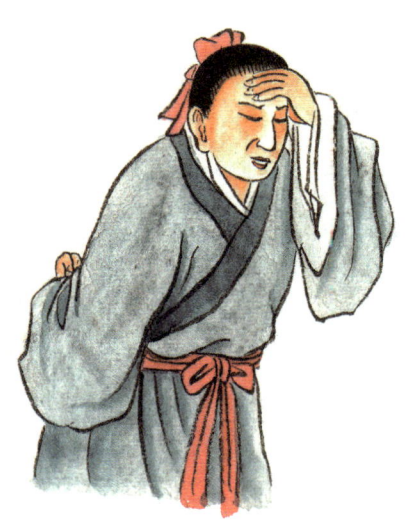

🥄 人参乌梅汤方（酸甘化阴法）

人参　莲子（炒）　炙甘草　乌梅　木瓜　山药

按：本方在救阴液的同时，仍然兼护脾胃。如果阴液亏损严重，而脾胃运化功能正常，可以去山药、莲子，加生地黄、麦冬，则又是另一种治疗方法了。

七十一、痢疾日久不愈，阴阳两伤，症见少腹与肛门下坠，腰部、胯部、脊

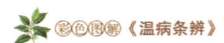

背、大腿酸痛，是由脏腑亏虚而伤及奇经八脉，用参茸汤治疗。

少腹下坠是冲脉虚损的表现；肛门下坠，是下焦阴亏的表现；腰部是肾脏居住之处，胯是胆经上环跳穴所在的部位；脊是足太阳经夹行督脉的部位；髀是足阳明经的循行部位，这些部位都感到酸痛，说明由于阴络损伤严重已累及奇经八脉了。人参可以补阳明，鹿茸可以补督脉，当归、小茴香补冲脉，菟丝子、附子可以升补少阴经阳气，杜仲补肝肾而祛腰痛，这样调补奇经八脉，补养肝肾，则疼痛可止，下坠之气可以上升。

按：环跳穴属胆经，是足太阳经与足少阳经的交会之处。

参茸汤方（辛甘温法）

人参　鹿茸　附子　当归（炒）　茴香（炒）　菟丝子　杜仲

按：本方虽是阴阳两补，但以补阳为主。若患者只觉下坠而没有腰脊疼痛，是偏于伤阴，可用本方去附子，加补骨脂，这又是一种治法。

七十二、痢疾日久不愈，伤及足厥阴肝经，肝气上逆，克犯阳明，自觉气从小腹上冲胃脘部，饥饿时又不欲饮食，干呕腹痛，用乌梅丸治疗。

肝属于刚藏，内有相火，相火不同于壮火，因此单纯用苦寒药不能治疗相火为病。阳明胃腑属阳土，所以又必用刚燥药物才能恢复其功能。张仲景在《伤寒论》厥阴篇中用乌梅丸治疗肝木犯胃的吐蛔症，自注中讲"又主久痢方"，但久痢的临床表现复杂多样，所以也不是一概都适用的。叶天士治疗肝木犯胃的疟疾、痢疾，都是用本方加减化裁，一般柔肝则加白芍、木瓜等，疏肝则加入吴茱萸、香附等刚药，很少用桂枝、细辛、黄柏，对久痢后只见厥阴证，而没有呕吐，不欲饮食，气机上逆等肝木犯胃症状的，则只用柔药，这是治疗厥阴久病的又一种治法。

按：泻心汤寒热并用，而乌梅丸则寒热刚柔并用，这是因为泻心汤治疗胸膈间疾病，并非单纯的厥阴病，但肝脉直行于胸中，所以有时可以波及足厥阴肝的缘故。乌梅丸则是治厥阴，防少阳，护阳明的作用全面方剂。

乌梅丸方（酸甘辛苦复法。酸甘化阴，辛苦通降，又辛甘为阳，酸苦为阴）

乌梅　细辛　干姜　黄连　当归　附子　蜀椒（炒焦去汗）　桂枝　人参　黄柏

这是乌梅丸原方，本方特地不作方论，是因前贤的注释已很充分，此处不再补充。剂量、制作方法，都详细记载在《伤寒论》中。

七十三、时发时止，反复不愈的休息痢，已迁延数年之久，下焦阴阳俱虚，不能收敛固摄，少腹气结成块，像癥瘕一样，用参芍汤治疗。

休息痢的特点是时作时止，停止一段时间后又开始发作，所以称为休息痢，古时认为属于难治的疾病。因为正气旺盛的人，感受很重的暑、湿、水谷、血、食等邪气，一定会每天泻下几十次，腹部胀痛，里急后重，而不会时作时止。形成休息痢有两种情况，但都是因为正气不足。一种是正气虚，邪气停留于络脉，所以到了某一阶段就会旧病复发，表现出积滞内狙引起的腹痛实证，治疗可以遵循张仲景"至其年、月、日、时复发者，当下之"的法则，用轻剂温下，佐以通络达邪；或用丸药缓攻的方法来治疗，等到积滞去净的时候，再用补法；或攻补兼施，中、下焦并治，这是虚实夹杂的证候的治法。另一种则纯粹是虚证，因为久痢滑泄太过，下焦阴阳两伤，气结成块，症状类似癥瘕，但实际上并不是癥瘕，治疗必须用温补法，所以本方以人参、茯苓、炙甘草守补中焦，用人参、附子固护下焦的阳气，用白芍、五味子收摄三阴经的阴液。方以补肾为主，因为肾司二便。本方名为参芍汤，暗含阴阳兼顾的意思。

参芍汤方（辛甘为阳，酸甘化阴复法）

人参　白芍　附子　茯苓　甘草　五味子

七十四、下痢而不欲饮食的噤口痢，浊热之气上冲，肠中气机闭阻，下腹部疼痛剧烈，用白头翁汤治疗。

这是偏于实热证的噤口痢的治疗方剂。

白头翁汤方（方注见前）

七十五、下痢而不欲饮食的噤口痢，左手脉细数，右手脉弦，干呕、腹痛、里急后重，痢下不爽，用加减泻心汤治疗。

本条也是偏于湿热的实证噤口痢治疗方法，脉细数，是湿热入里的表现；右手脉弦，是肝木克脾的征象。所以用泻心汤去甘温守中之品，补脾脏的健运功能，辛开苦降，加金银花清热解毒，山楂炭去血积，木香宣通气滞，白芍收敛阴气，抑制肝木，不使其克伐脾土。

加减泻心汤方（苦辛寒法）

川连　黄芩　干姜　金银花　山楂炭　白芍　木香汁

七十六、下痢不欲饮食的噤口痢，呕恶而不知饥饿，肠中积滞较轻，腹中隐痛，形体衰弱，脉弦，舌苔白，口不渴，用加味参苓白术散治疗。

这是从中焦治疗噤口痢邪少虚多的证候的方法。积滞较少，腹痛和缓，可知邪气少；舌苔白，说明没有热象；形体衰弱，口不渴，不知饥饿，不思饮食，说明胃气虚损运化无权；脉弦，正如《金匮要略》所说"弦则为减"，这是阴精与阳气俱不足的征象。《灵枢》也说"诸小脉者，阴阳形气俱不足，勿取以针，调以甘药"，仲景据此而创立了建中汤，来治疗各种虚损不足的病证，因此成为治疗一切虚劳不足的祖方。

【方论】

参苓白术散原方兼治脾胃，而以治胃为主。它的功用为治疗中土虚，而没有邪气的泄泻，加味后则通宣三焦，升提上焦，固涩下焦，以调治中焦为主。人参、茯苓、白术加炙甘草四味组成了四君子汤。

按：四君子汤中人参、茯苓为胃中通药。胃为腑，腑以通为补；白术、炙甘草为脾经的守药，脾属脏，脏以守为补。茯苓淡渗，下达膀胱，为通药中的通利药；人参甘苦，补益肺胃之气，为通药中的守药；白术苦能渗湿，为守药中的通药；甘草味纯甘，不兼其他味，为守药中的守药。以上药物相合组成的四君子汤脾胃双补，再加扁豆、薏苡仁补肺胃；加炮姜温阳，以补脾肾；合用桔梗则从上焦升提清气；砂仁、肉蔻从下焦固涩胃肠浊气，这两味药都具有芳香气味，既能涩肠防止滑脱，又能温通下焦的郁滞，兼醒脾阳。本方制为药末，是因药末能在胃中停留时间较长；用香粳米煎汤送服，也是取芳香悦脾的功用，因脾喜香味，所以用其来补益脾胃。以上药物组成方剂，能宣通三焦，无非是希望胃气逐渐恢复，从而使病情转危为安。

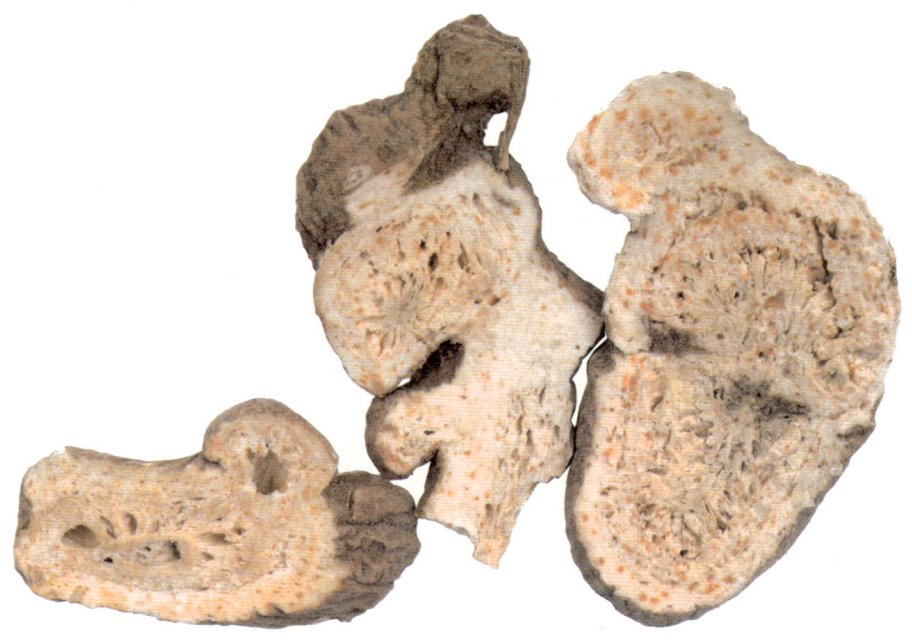

七十七、下痢而不能进食的噤口痢，由于肾阳虚衰，不能温暖脾胃，而致胃关不开，用肉苁蓉汤治疗。

这是从下焦治疗噤口痢邪少虚多证的方法。因为噤口痢日久，病情各异。病在胃的，例如上条所论述的情况；也有因为肾阳不温，而胃关不开的，则应当以治下焦为主。本方重用肉苁蓉，是因为肉苁蓉是马的精液落在地上生成的，是精血所生的草并具有肉质。马是火畜，精属阴属水，所以该药禀受了少阴水火之气，又归于太阴坤土，药性温润平和，具从容和缓之义，故被称为"从容"，对补下焦阳中之阴有特殊的功效。《神农本草经》称肉苁蓉强阴益精，消癥瘕。能强阴是因为禀受了火畜之气，能益精则是因禀受了马精的水气。癥瘕是有形之邪，由气血积聚而成。水与火互济，则中焦脾胃之气旺盛，积聚自消。噤口痢阴阳俱虚，脾肾两伤而又积滞未清，这一病证用肉苁蓉治疗确实十分恰当，佐以附子补阴中之阳，人参、干姜补脾胃，当归、白芍补肝肾，白芍用肉桂炮制，是为了制约它的酸甘呆滞之性，而又借肉桂入少阴血分。

🥄 肉苁蓉汤方（辛甘法）

肉苁蓉（一两，泡淡） 附子（二钱） 人参（二钱） 干姜炭（二钱） 当归（二钱） 白芍（三钱，肉桂汤浸炒）

上药用水八杯，煮取三杯，分三次缓缓服下，胃口稍开，可再次服用。

◎秋燥◎

七十八、燥邪日久，耗伤肝肾阴液，燥火偏盛于上，肝肾阴亏于下，上盛下虚，白昼身凉，夜间发热，或干咳无痰，或不咳嗽，甚至痉挛抽搐，或手足厥冷，用三甲复脉汤治疗，还可用大、小定风珠或专翕大生膏治疗。

肾主五液而恶燥，有的外感邪气久留而伤及肾阴，有的由内伤而致燥，治疗都应以涵养津液为主。肝木依赖肾水的滋养，肾水枯竭，肝脏肯定不能发挥正常功能，所谓乙癸同源，就是肝肾同源。以上三方由浅入深，大定风珠的作用强于三甲复脉汤，且两方都用汤剂，取其治疗迅速之义。专翕膏取阴阳协调，乾坤安静之义，方中多用血肉有情之品，熬膏后再做丸，这是为了从缓治疗。因为下焦病位深远，而草木药物无情，所以采用有情的药物缓治。另外，突然出现虚损容易恢复的病证，则用复脉汤和定风珠；日久虚损，恢复较慢的病证，则用专翁膏。专翁膏的神妙在于以腥臭脂膏药物补人体下焦的腥臭脂膏，朱丹溪所说的知柏地黄丸，能够治雷龙之火而润肾燥。高明的医者自可知道两方的差异。一般甘味药都能补益，苦味药都能泻火。却不知苦能入心，容易化燥，另外雷龙之火不能用苦寒药直折，必须滋补真阴，肝肾阴液充足则火势自能平静，从而保持肝肾专翁的和顺之性；肾水不足则相火动而躁扰不安，这是因干燥引起的躁动。因此专翁膏善治雷龙之火。

🍵 专翁大生膏方（酸甘咸法）

人参（二斤，财力不足的，可用制洋参代替） 茯苓（二斤） 龟板（一斤，另熬胶） 牡蛎（一斤） 鲍鱼（二斤） 海参（二斤） 白芍（二斤） 五味子（半斤） 山萸肉（半斤） 羊腰子（八对） 猪脊髓（一斤） 鸡子黄（二十个） 阿胶（二斤） 莲子（二斤） 白蜜（一斤） 枸杞子（一斤，炒黑）

以上药味，先把龟板胶、鳖甲胶、阿胶和茯苓、白术、莲子、芡实分别另放备用。其余药物分别放入四只铜锅（忌用铁器，搅拌用铜勺），将血肉有情药物归为一类，装在两个铜锅内，植物药放入另两口铜锅中。四只铜锅都用文火熬炼三昼夜，去掉药渣，再将药汁煎熬六昼夜，把药汁合入一口锅中，继续煎炼成膏状，然后加入龟板胶、鳖甲胶、阿胶，再加入白蜜调和均匀，最后再将有粉无汁液的茯苓、白术、莲子、芡实研成细末，加入膏中，制成丸药。每次服二钱，逐渐加大剂量至三钱，每日服三次，一日大约服一两，一年为一个疗程。如妇女怀胎三个月即流产，属于肝虚有热，可于本方加天冬一斤，桑寄生一斤，一起熬膏，再用鹿茸二十四两研为细末，加入膏中制成就可以了。（本方是根据阴生于八、成于七的机理，所以用了二十一位药组成奇方，意在守阴，加味方则根据阳生于七，成于八，用三八二十四味药组成偶方，以生胎之阳。古时通利多用偶方，补益多用奇方，体现了阴阳互根的道理。）

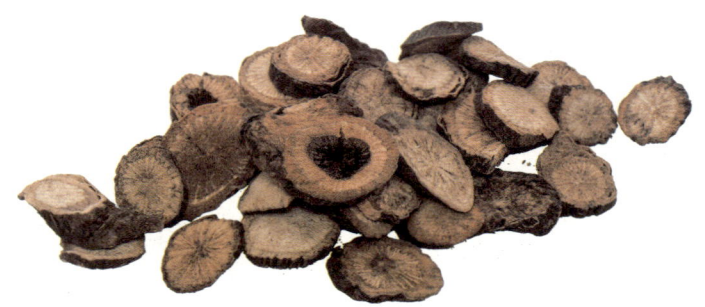

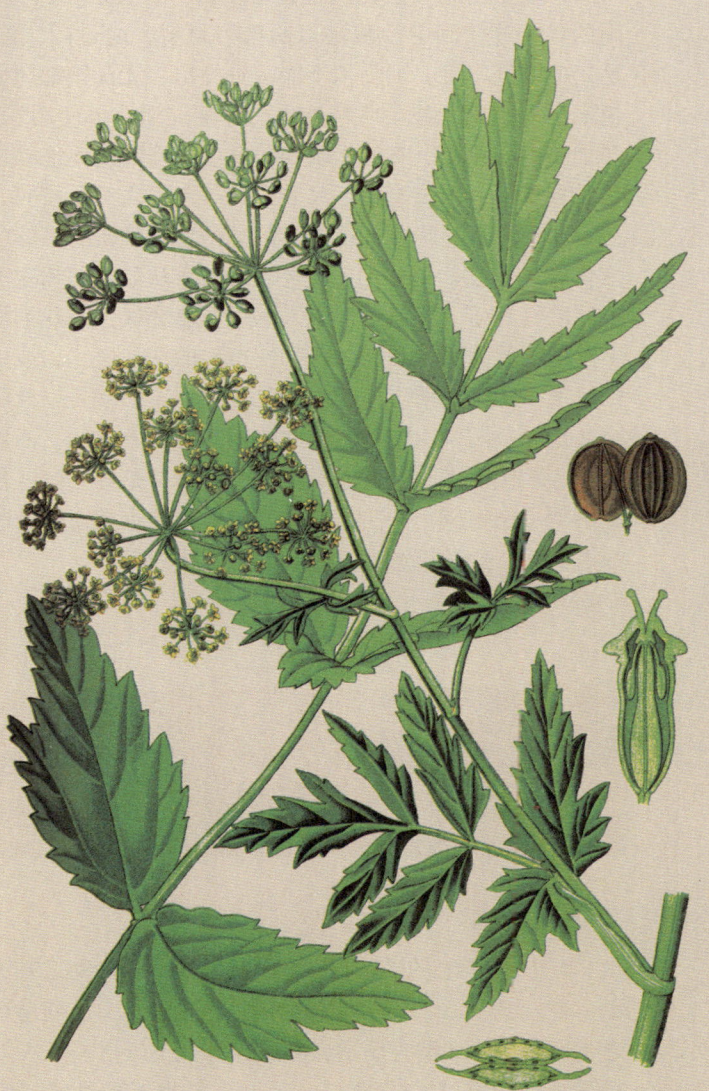

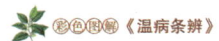

❧◎汗论◎❧

    汗液是由阳气蒸化阴精而产生的。《内经》讲，人体的汗液形成与天地之间的雨一样，因为汗液是以阴精为材料，通过阳气温化形成的。如果阴精充足，但阳气不足，则阴精不能蒸腾外出，无汗则郁闭而死。如果阳气有余，阴精不足，则阳气鼓动阴精外出而汗液外泄，再使用发汗的方法就会发生痉挛，严重的也会死亡。有的用熏灼的方法后汗液仍不能外出的也是死证。有的人阴精没有受损而阳气不足，又被寒邪等肃杀之气所侵犯，使汗液不能外出的，就一定要用辛温、味薄、迅速走窜的药物，来扶持人体的阳气，这就是张仲景治疗伤寒的方法。《伤寒论》这一部书，从始至终都是以救阳气为主的。另外，素体阳气充盛，阴精亏损的人感受温热邪气，阳热消灼津液，则汗液自出或汗不出的，就需要用辛凉的药物使自出的汗液停止，或用甘凉濡润的药物养阴以资汗液之源泉，使出汗功能恢复正常。本书就是以此法治疗温病的。本书从始至终以救阴精为主的，因此伤寒不可以不发汗，而温病绝对不可以发汗。从唐代、宋代以来，很多人对此不明白，只是各人对《伤寒论》进行注释，写成了不少《伤寒论》的注本，人们只知道治疗伤寒的方法，却殃及那些感受温病的人。唉！这是天意呢？还是人为造成的呢？

❧◎方中行先生或问六气论◎❧

    方中行先生的《或问·六气论》原文中说，有人问，天有六气，即风、寒、暑、湿、燥、火。风寒暑湿在《内经》中都列出疾病并以条例的形式加以论述，却为什么没有揭示燥邪、火邪呢？难道燥、火就没有病证可以论述吗？回答说，《素问》讲春季感受风邪，夏季感受暑邪，秋季感受湿邪，冬季感受寒邪，因为四气顺应四时而各有专门的时令，所以四气各有专病，燥和火没有专门的时令相配，因此没有专门的病证，而散在于其他病证中，就像土没有专门的时令相配，而寄旺在四季辰、戌、丑、未月的最后一天。之所以在《内经》中没提及燥邪与火邪致病，是因为其存在于一切病证中。我认为方中行这个解释是牵强臆断的，不足以使人相信，这是太迷信经典而牵强附会的缘故。春风、夏火、长夏湿土、秋燥、冬寒，是五行在四时的具体体现。《内经》讲，夏至以前感受的是温热邪气，就是六气中的"火"；夏季伤于暑邪是指长夏季节土所主的时令；秋季感受湿邪是指初秋而言，是上一个时令的湿土之气还流行未尽。每一季节的气候都是初期较轻微而后期比较旺盛，到了正秋季节感受燥邪，在《内经》没有提到，大概因为年代久远，经文脱落错简的缘故。喻嘉言补充的很正确，却不应该强行更改经文。这在下焦寒湿篇第四十七条已经详细讨论过了。现在用土气旺于四时之末来同燥火为病相比，是大错特错的，寄旺于四时的是湿土，而不是燥火。方中行先生如此高明，却对六气为病糊涂不清，实在是千虑之失啊！

◎伤寒注论◎

张仲景的《伤寒论》，的确是医学的金科玉律，但是条文简洁深奥，注解很困难。又因为年代久远，不免出现脱落错简的地方，被后人随意增添，现在已没有办法弄清仲景原文中条文的先后次序，文字的具体出处，什么地方是后人增添的，只好存疑待考，遵从那些可信的经文，对不可信的加以考订。最初注释《伤寒论》的有林亿、成无己，他们都是随文注释，而不能阐释原文的内涵，但最初注释《伤寒论》确实很难，所以不是没有功劳。明代的方中行先生能够苦心钻研，畅所欲言，追溯其本源，探求其精微，阐发其中深奥难解之处，虽然不能处处合拍，但是基本内容还是很完备的。喻嘉言写《尚论》补充方中行先生忽略的地方，阐发他未述发的观点，也是仲景学说的功臣，但仅有几处是用心解读的。其他大概都是从方氏的评论中演化来的，但不应该极力诋毁方氏。北海的林先生收录方氏的《前条辨》，后附《尚论》篇，历数喻嘉言剽窃的过错，逐条分析评论。喻氏之后又有高氏著《伤寒尚论辨似》，其中也有自己的心得和可取的地方，但大部分内容还是剽窃方氏的观点，他表面上尊崇喻嘉言，却又极力诋毁喻嘉言，就像喻嘉言对方中行一样。北平的刘觉莘先生著书而加以评正，也如同北海林先生评证《尚论》一样。因此，人们心中必然是存在公道的。其他像郑氏的《伤寒条辨续注》及程氏的《伤寒论后条辨》，高明之人自然可以看出其中不可取之处。舒驰远的《伤寒论集注》以喻氏的论述为主，兼引程郊倩《伤寒论后条辨》的观点，并采集其他人的论断，就如同不知道有方氏的《伤寒论前条辨》一样，竟把喻氏剽窃方氏的论述，直接说成是喻氏自己的观点。此外，沈目南的《伤寒六经辨证治法》，张隐庵的集注，程云来的集注，都可以参阅。慈溪的柯韵伯注释《伤寒论》而著《伤寒来苏集》，充分体现了他的聪明才学，有不少阐释创新的地方可供参考。但其自序中关于大青龙证的论述，方氏、喻氏的注解都是错误的，甚至把他们的论点看成是淫乱的郑国之声，有迷正道的杨墨邪说，等到取方氏、喻氏、柯氏三家的论述，仔细对比、研究，事实并非这样。例如柯氏说，风有阴阳的区别，汗出弦脉的桂枝汤证是感受了鼓动的阳风，无汗出的脉紧、烦躁的大青龙汤证是感受了凛冽的阴风，请问感受了鼓动的阳风，而用桂枝汤辛甘温法，把《内经》风邪侵犯机体，治以辛凉药物为主，配合苦甘药物的法则放在什么地位呢？张仲景的自序讲，采用《素问》《九卷》的论点，难道这样就背离《素问》的立法了吗？而且感受阳风治疗用辛甘温的桂枝为主，感受凛冽的阴风反而用寒凉的石膏治疗，怎么可以这样呢？他注释烦躁时，又说热邪浸淫于内则心神烦扰，风邪浸淫于内则手足躁动（方氏原注为：受风则烦，感寒则躁），既然说是感受凛冽的阴风，又说热邪浸淫于内，有这样的道理吗？许多矛盾的地方难以一一列举。方氏创立"风伤卫、寒伤营、风寒两伤营卫"的论点，我不敢讲就是张仲景的本来用意，但要使后世学医的人觉得条理清晰，也不是没有见地的。而柯氏序中所论也不一定就是仲景的本意，却比方氏高明，但是柯氏随意删改原文，多属主观臆断就不如方氏的《伤寒条辨》纯正了。而且方氏创立了汇通大义的注释方法，其功绩不可磨灭。喻氏、高氏、柯氏三位先生对方氏的论述补偏救弊，其中的卓识妙悟不是没有可取之处的。唯独厌恶他们高调夸耀自己的见解，自成一派，掩盖前人的功绩。希望后世学医的人要以明道济世为主要任务，不要费心于争名誉、比高低，如此才能造福广大百姓。

◎风论◎

　　《内经》说，风邪是外邪致病的首要因素，又说，风的性质善于变换而变化多端，那么风为什么是多种致病因素的首领呢？《周易》说："元者，善之长也。"就是说万物的生长都始于春天，自冬至以后四十五天的夜半时，少阳初生而春季开始，在立春的前十五天的大寒节气是厥阴风木行令，风木主疏泄，开始升发一年的阳气，如同施行仁德一样，而生养万物。所以帝王在成就功德以后制定礼节，而作音乐舞蹈，纠正不良的风气，使气候调和而风气条理，所以百姓健康和乐。正常情况下，风邪不侵害人体，人体腠理密、精气足，怎能生病呢？相反则病证就会发生。所以天地具有生生不息之气，对人类恩泽极广，在一定情况下也可侵害人体，害处也很多。因为风的性质不同，所以作用也有区别。春风自下向上，夏风横行于空中，秋风从上而下，冬风刮地而行。讲到它们的方位，也有四正、四偏八个方位，同四时八节相应。立春时风起于艮方，从东北方向而来的，称为"条风"，八风从八方按一定规律而起，合于八节是正常的风；如果立春时风起于坤方，称为"冲风"，又称为虚邪贼风，这是风乘小月的不足而改变了方向和性质。初春季节的风夹有寒水之气；春末时令的风则夹有火热之气；夏初的风尚夹木气而炎火逐渐生长；长夏季节的风则夹有暑气、湿气、木气，大雨后天气骤然变冷是夹有寒水之气；久晴不雨近似于秋季，则以燥气为主，所以长夏季节的风可以兼夹多种风气，因此人们可能患的疾病种类很多。初秋时节的风夹有湿气，季秋时的风则兼有寒水之气，预示着冬季的来临。初冬季节的风尚带有燥气，正冬则会挟寒水之气，季冬又夹有春木之气，由下向上，所以纸鸢纷起。再从五运六气来推算甲己年风中多兼湿气；一年中六气主气期间，还要看所加临的客气，则风也兼化有各种客气，所以五运六气没有风是不行的，这样就可以理解为什么风是六气中的统帅，各种致病因素的领袖，这就是称为"百病之长"的原因。那么为什么又变化多端呢？例如夏天时早晨刮的是南风，不久就变成西风、北风、东风，刮南风的时候天气晴而热，从北向东则下雨而寒冷，四季都有早晚的变化，虽说都不如夏季变化那么频繁而明显。夏季为万物生长发育旺盛的时节，因此疾病也多，正如《阴符经》所说的"害生于恩也"。四时的风都带有凉气，是因为木生于水的缘故，能转化为热是因为木能生火，而且风邪无微不入，作用全面，如果学习的人确实体会了风的性质和作用，则对六淫致病就明白大半了。前人多死守桂枝汤，认为是治风的祖方，后人又把羌活、防风，柴胡、葛根作为治风的要药，都是没有理解风的性质和作用以及《内经》的精义。桂枝汤在《伤寒论》中所治的风是兼有寒水之气的风，这属于治风的变法，如果不兼寒则应当遵从《内经》"风淫于内，治以辛凉，佐以苦甘"的法则，这是治疗风邪的正法。但是为什么辛凉为正治法，而甘温为变法呢？风属木而辛凉为金气，金能制木。所以风邪变化为热时，以辛凉苦甘法治疗就可以转寒凉的金气来克制肝木了。

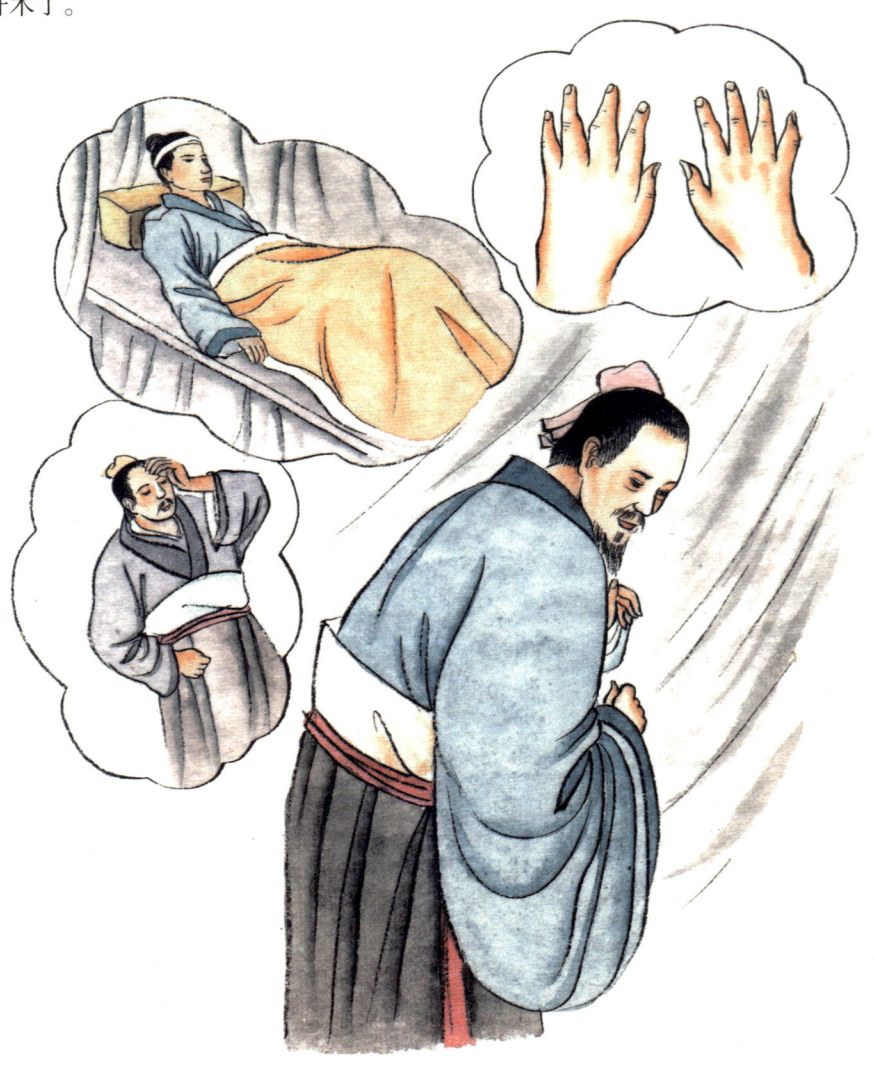

◎医书亦有经子史集论◎

儒学书籍有经、史、子、集的区分，医学书籍也有经、子、史、集的分别。《灵枢》《素问》《神农本经》《难经》《伤寒论》《金匮玉函经》是医学的经典著作，而各家的注释、个案、治疗验案、本草、方书等可以算是医学的子、史、集。经典细致深奥，而子、史、集论述相对粗泛浅显；经典纯正，而子、史、集杂乱，这是当然的道理。学习的人需要尊崇经典，否则学习就没有基础或者趋向于旁门左道；但是过于信奉经典死读经文，仍然无济于事，正如《孟子》所说的完全相信书则不如没有书。那些不学无术的人甚至不知道有经典，正如仲景所说的各自承袭家传技艺，始终守旧，询问病情只凭片面言语，片刻即给予汤药处方，从汉代时就已经有不重视经典的现象，更何况后世呢？中医学术得不到发展，与此不无关系。

◎本论起银翘散论◎

桂枝汤作为本书第一首方剂，是因为初春时余寒未尽，虽然疾病名为风温（为少阳之气当令所致），但初春少阳之气与厥阴相连，而厥阴之气以寒水为根。病证初起，恶寒较重，所以仍然以桂枝汤作为首方。就好像做文章要承接上文的来龙去脉一样，因此本书治疗温病的方法，实际是从银翘散开始的。

吴氏按：风、寒、暑、湿、燥、火六气分别分布于四季，是一般的规律，但诊查病情时，要知道夏天也有寒性病变，冬天也有发生温病，第二年的春夏季节，还可能有上一年的伏暑发生，病证复杂，难以列举，全在于临证时辨证精确。本书的凡例中曾讲过，除了伤寒遵循仲景的方法外，四时的邪气外感，本书都罗列的很清楚，后世医生在临证时，如果确实认定为伤寒，不论何时，

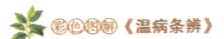
必须根据仲景的方法治疗，如果明确是除伤寒之外的哪种邪气外袭，则应当在本书中寻找治法，上焦篇中已经对伤寒、暑温的相似之处进行了详细的鉴别。

◎本论粗具规模论◎

在我编写本书以前，许多人过于相信经典（《内经》讲，热病属于伤寒一类，又以《伤寒论》作为治疗所有外感热病的典范，所以前人也就从伤寒法中寻求治温病的途径。连方中行先生也犯了这样的错误），将六淫杂感混同于《伤寒论》中，采用辛温的方法治疗，有些高明的人也感觉到这种治法不对，但不能另创有效治法以为示范。我痛惜中医不能发扬光大，患者因为疾病而不能尽终天年，因此不自量力写了这部书，不是要与人争名誉，也丝毫没有要超越前人的心思。在序论采录部分已经粗略地陈述大概，只是不够详细精确。例如治疗暑证的大顺散、冷香饮子、浆水散等均没有收录，一方面是因为前人已经有记载，不需要再重复浪费资源，另一方面恐本书卷帙繁多，使写书的人自顾不暇，读书的人更怕繁乱而不读，所以本书不过是粗具三焦六淫的大概规模而已，希望与有学识的人进一步研究发扬光大，这是我感到非常幸运的事情。

◎寒疫论◎

人们经常所说的寒疫，详细考察它的症状即明显的恶寒、身发高热，头痛、骨节烦疼，虽然发热而口渴不严重，流行期间患病的人都病证相似。就好像受人役使一样，不像温病，头痛、骨节疼痛不严重而口渴严重，因此称为寒疫，六气寒水司天或寒水在泉，或者五运寒水太过的年份，或者六气中加临的客气为寒水，这种证候可以出现于任何季节，如果尚未化热仅恶寒的时候，则用辛温解肌的方法治疗；已经化热以后，如是风温证的表现，则用辛凉清热的方法，这与伤寒、温病的治疗相似。

◎ 伪病名论 ◎

　　任何疾病都有一定的名称，但近来出现一些古代没有而现在有的假名，这都是因为庸俗医生不知道疾病的名称而凭空捏造的，并因为乱加治疗，以致伤害了患者的生命，如滞下、肠澼、便下脓血是古代已有的病名，而现在反称为痢疾。利是滑利的意思，古时所说的自利都是泄泻、通利太过等病证。滞是淤涩不通，两者含义正相反，不过在治疗方法上还没有大的错误。至于妇人的阴挺、阴蚀、阴痒、阴菌等疾病，古时已经有了很明确的文字记载，大都因为肝经郁结，湿热下注，浸淫而形成，近来北方人称为"瘑"，查寻古代的文献，并没有这个字，不知道这个病名从何而来！而治疗方法是由一些凶狠、顽劣的妇人，用针来刺或用细钩来勾拉，用锋利的刀来割治，往往十割九死，实在是让人痛心啊！偶然有的人因为割了一二刀，伤势不严重，失血不多，病证较轻微的，得以痊愈，却又任意索取昂贵的报酬。试想前阴是肾脏所主的部位，是肝经气血聚集的地方，冲脉、督脉及任脉都是因此而分别走行于身体前后的，怎么是可以肆意刀割、钩拉的地方呢？甚至把肝郁胁痛、月经闭阻而发寒热的病证，也称为"瘑"。没有可以割的外部征象，就用大针来针刺，在妇人还可以借口说是妇人的隐疾，所以让妇人来治疗。甚至几岁的男孩，痔疮、疝、瘕、疳疾，以及外感的余邪，一概称为"瘑"，而用针刺、刀割就更可恶了。那些庸俗之人被此愚弄而使用也还说得过去，竟有些饱读诗书明理的人也被蛊惑，难道不奇怪吗？又如暑天感受了秽浊邪气而发生腹痛，表现像霍乱，却不得吐泻，烦闷很严重，是浊阴凝聚，瘑塞不通的证候，用苦辛芳香而性热的药物治疗就可以痊愈，那便像霍乱一样发生吐泻，病情也会相对较轻，这在中焦篇的寒湿门中已有论述。

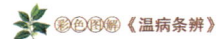

可现在相传称为痧证，又有绞肠痧、乌痧等名称，于是在方书中也有这样的条目，一般治疗时用钱币刮关节，使血气一开一合，经多次分合，则阳气运行、血脉流通，通则痞塞开，疼痛减轻而病情痊愈，但痊愈后一天内不能喝水，饮水则阴气凝结，邪气留在脉络，寒冷或恼怒（扰动厥阴）则会诱导其复发，复发时必须用刮痧治疗，所以"痧"的病名虽然是伪造的，而刮痧却是能够宣通阳气的方法；虽然是民间的土方法，却能够起救急作用，所以也是可取的。虽说喝水很容易使邪气内留，但禁止喝水却很难执行。无奈近来有人用刮痧的方法治疗温病，温病是阳热邪气，刮痧则宣通阳气使阳气亢盛，阴液会很快消亡，即使后来治疗方法正确，百人中也没有一人能生存。我曾亲眼见到有痉厥而死的，有瘙痒不能忍耐而死的，庸俗的陋习牢不可破，怎不令人痛心！此外伪造名称，胡乱治疗的例子很多，这里只选取典型的例子。南北方都存在医生随口捏造病名的事情，难以列举。唉！立名如果不正确就会造成治疗的错误，学医的人必须要认识到这一点。

◎温病起手太阴论◎

四时的温病大多与伤寒表现相似，但伤寒是先起于足太阳经，现在所说的温病先起于手太阴经，为什么手太阴经也主外感表证呢？而为什么手太阴证的表现与足太阳经表现相似呢？手足有上下的区别，阴阳有正反的不同，是不可以混淆的！《素问·平人气象论》说，五脏的真气高居于上部的在于肺脏，它能够行营卫而通阴阳。在《伤寒论》中分营卫、讲阴阳，是因为外感初起，必定由卫入营，由阴及阳。足太阳经就如同门户，在外面统领内部，主营卫，主阴阳。手太阴为华盖，是天、地、人三才中的天，由上而统摄于下，也能由外以包内，也可以主营卫、阴阳，所以两者表现大概相同。大的方面虽然相同而细微的方面终究有不同，不同在哪里呢？足太阳为膀胱，司排泄而主出；手太阴肺能够宣发肃降，所以兼主出入。足太阳膀胱开窍于下，手太阴肺开窍于上等，学习的人应当掌握规律，分辨差异，相互参考，那么自然可以领悟其中的道理了。

◎燥气论◎

前面三焦篇中所讲的燥气说的都是化热伤津的证候，治以辛甘微凉（金能克木，木气受克则其子为母复仇，火气盛以克制金气），没有提到寒仇，因为燥气寒化，是燥气的正化，《素问》说"阳明所至为清劲"，说明阳明燥金司天，气候必然清肃劲急。《素问》又讲"燥极而泽"（因为土为金之母，水为金之子），说明干燥到极点就可以恢复润泽。燥证多被列于寒湿、伏暑门之中，如腹痛、呕吐等表现，即《内经》所讲的燥气偏胜，人们常患呕吐、心胁痛，不能转侧的病证，使用苦温药物治疗，这是《内经》治疗燥证的正治法，前人有"六气之中，只有燥气不会致病"的说法，是因为将燥证包括在寒证中，而燥气与寒气接近，所以凡是见到燥病，就以为是寒证（吴昆在《素问》的注解里说"寒统摄燥与湿，暑统摄风与火"，所说的寒暑包括了六气），可见燥与寒性质相近，因此往往见燥气致病，只知是寒气为病，而不知道其实是燥证。再把六气综合来看，只有燥气主肃杀，其余的均可主生，怎么能不致病呢？这一点仔细研读《素问》就可以明白了。另外前三篇原是为温病而设立的，而对暑温、湿温也作了论述，这在伏暑门、湿温门中已经再三作了说明，因为秋季暑温伏于体内，又外感凉燥之气，燥湿夹杂，最难以区别，治疗稍有不恰当，其后果不堪设想。《内经》讲，庸医

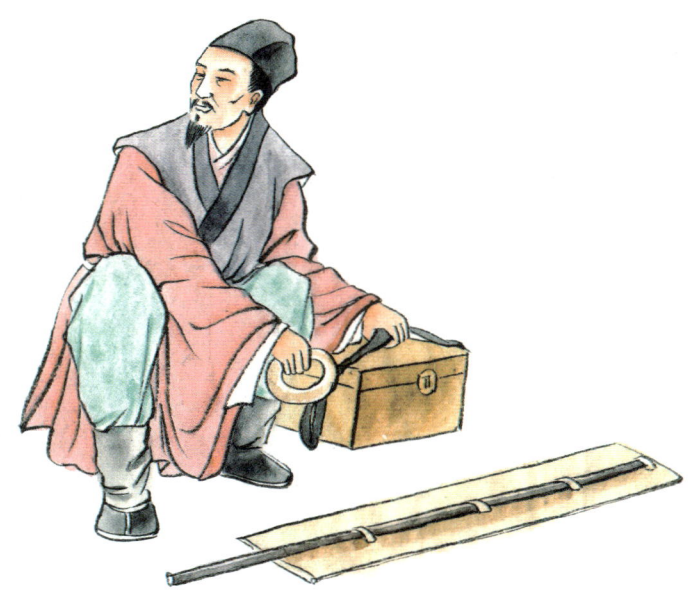

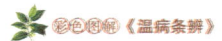

治病，湿证未愈，又出现了燥证，指的就是这种情况（湿邪可以兼寒、兼热，暑邪可以兼风、兼燥，燥有寒化和热化，先区分清楚暑、湿、燥，再把寒热辨别明白，治疗就会有的放矢）。

○外感总数论○

六气促进自然界的万物生长繁殖，其中错综复杂的变化及奥妙，一般人是不容易窥测到的，而人体得病也是因为这种变化引起的。现在的人们只知道六气太过则为六淫邪气，《内经》也没有详细说明六气的变化。六气伤人怎么可能界限很清楚，丝毫没有兼气呢？以六乘六是三十六种病，自然界万物变化都是从一开始的，而成于三，如一三为三、三三为九、九九八十一，成为十二律中的黄钟之数。六气致病，也应以此计算，所以六乘六为三十六病，再乘以三十六得一千二百九十六种病，这样外感病的变化就详尽了。但是这其中还没有兼论内伤，如果再加上内伤，就更难以计数了。唉！现在的人们，以柴葛解肌汤为主治疗所有外感疾病，这岂不是错误的吗？

○治病法论○

治疗外感跟领兵作战一样（领兵作战，贵在急速，机动灵活，祛邪务必有彻底细致的善后措施，早一日祛除邪气则人们少受一天损害）；治内伤如宰相治国（沉稳而从容不迫，默察全局，似乎无功无德，但以此法治疗内伤，却可使人们保持身体健康）。治疗上焦病要使药物如羽毛一样轻清上浮（不是轻药、轻剂难以上举到达病位）；治疗中焦病证，用药要如秤杆一样平正（不平和则脾胃不安）；治下焦病要使用像秤锤一样的重浊之品（不是重浊的药物难以下沉达于病位）。

◎吴又可温病禁黄连论◎

从唐朝、宋朝以来，人们最初都是用辛温发表的方法治疗温热病。见到病证没有被药力所抑制，苦寒药物，大量的用芩、连、知、柏等就愈报愈伤阴液，刘河间也犯了这种弊病。苦味先入心能化燥，燥能化火，反而出现了齿黑，舌短缩而苔焦黑，唇黑而干裂等火极似水的表现，这一点吴又可批驳得很对，但他没有明白苦寒化燥的道理，认为黄连守而不走，大黄走而不守，因此认为黄连不可以轻易使用，但大黄和黄连都是苦寒药物，而且大黄比黄连峻烈百倍，怎么可以轻易使用呢？我用普济消毒饮治疗温病初起时，一定去黄芩、黄连，恐怕它们引邪入里而侵犯中下焦，在需要用黄芩、黄连的方剂内，一定用大量的甘寒药物辅助，以监制其苦燥之性，使它们在发挥清热作用的同时，化生阴液，而不会化燥。但对于阳气上亢，不能睡眠，火腑不通等证，或长期饮酒的人大便溏而次数多的，则可以重用苦寒药物。治疗湿温病不佳不忌黄芩和黄连，反而依赖它的苦能化燥的特性。

◎风温、温热气复论◎

张仲景说，从腰以上肿胀的应当发汗，从腰以下肿胀的应当利小便。这是指素有湿邪的人患了风水、皮水等所致的水肿而言。张仲景又说，汗法可以用于治疗没有水气的虚肿，这指的是阳气闭结而阴不虚的病证。如果温热严重损伤阴气后，再由此而进一步损伤了阳气，治疗后阳气骤然恢复而阴液极为亏损，怎么可以发汗或利小便呢？吴又可在气复条下说，血是阳气依附的物质，病后阴血的恢复要晚于阳气，这时阳气无所依附，故出现浮肿，只要安静地调养，节制饮食就可以痊愈。我看到许多人每遇到浮肿患者就给予淡渗、利小便的方法，难道不怕津液消亡而成为消渴证，以及重伤津液而成为肺痈、肺痿与阴虚咳嗽、身热的劳损证候吗？我治疗这种肿胀都用复脉汤，重用甘草，以补充不足的阴液，以匹配复原的阳气，则自然可以消除肿胀。许多患者都很见效，没有一点副作用，所以才敢告知今后治疗温热气复而发生肿胀的医生。但暑温、湿温所导致的肿胀，不可使用这种方法。

◎治血论◎

　　人体的血液就如同天地之间的水，在卦象上表现为坎（坎也代表血的卦象），如果治水的人不寻求水之所以能够流通的机理，而只知见水治水，我没有见过这样会有效的。善于治水的人，不治水而治气。坎的上下是两个阴爻，代表水；中间为阳爻代表阳气；它是由乾卦的中阳分派出来的，乾卦的上下两个阳爻，代表臣与民；乾的中阳在上代表君，在下代表师；天下有君、师天下各行其道，则纲常伦理有次第，天下有了规矩，那么水还能治不好吗？这就是《尚书·洪范》所指出的万物变化的原理，是由太极表现出的阴阳所转化，它与《禹贡》所记载的山川分布规律相呼应。所以善于治血的人不治有形之血而治无形之气，因为阳能统阴，而阴血不能统摄阳气；气能生血，血不能生气。如果机体气机不畅如同家庭中丈夫不能持家却把责任归结于女人，不觉得可笑吗？治疗的方法是：上焦的血应求治于肺气与心气，中焦的血求治于胃气和脾气，下焦的血求治于肝气与肾气以及奇经八脉之气。也有医家用通法治疗水和血，就是开支河的方法；有用塞法的，如同巩固堤防，以防止水泄。但这些方法都是得病之后暂时治标的权宜之法，而不是在未病之前专治其本的方法。

◎九窍论◎

　　人身有九个孔窍，上窍七个，下窍两个；上窍为阳，下窍为阴，这是人们都知道的。但是《内经》没有提及阴阳奇偶相互生成的奥妙，现在特别加以补充论述。

　　阳窍成数反是偶数，阴窍成数反为奇数。上窍都属阳，耳目司视听，接触的是清气；鼻掌管嗅觉，口掌管饮食，都是浊气，属阴。

　　所以就上窍言，耳听无形之声为阳中之至阳，其形状为竖直而中间空虚，两耳相距最远。目视有形的颜色，故为阳中之阴，其形状为外表横列而中间充实，两目相距较近。

　　鼻嗅无形之气，为阴中之阳，其外形垂直而中空，虽然是两个鼻孔，但外形是一致的。口食有形的五味，为阴中之阴，其外形横列而中间既空虚又充实，既能饮食，又能吐出体内浊气，其形态是横于鼻下，但因为口为脾之窍，而舌为心之窍，所以外在虽然是一窍，但实际是两窍。

　　总的来看上窍，阳窍分布两旁，而阴窍居于正中，阳窍垂直，阴窍横列，纵的走气分，横的走血分，血属阴而气属阳。虽然外形是七窍，实际是八窍。所以阳窍外形为七个，属阳为奇数，而实际为八窍，属阴为偶数，这是因为阳生于七而成于八，总的来说七与八都是成数。

　　再看下窍，前阴具有生化作用，所以为阴中之阳，外形虽然是一个窍，而实际分成精、尿两窍，所以为下窍中的阳窍用偶数，后阴只主分泌秽湿为阴中之至阴，从内到外只有一窍，为奇数。

　　总的来说下窍虽说是两窍，实际是三窍，所以阴窍外形为两，是偶数，实际是三窍为奇数，合上下窍来看，称为九窍，实际为十一窍，十一去十为一，一为少数，九为老数，万物生于少而成于老，九为阳数的结束，一为阳数的开始，从始至终，从上到下，都在于阳气的循环。

　　人体孔窍都是为了运行阳气，其中的奥妙是阴阳相成，但阴阳相互夹杂最难识别，我曾经慨叹说修身的人难在明辨是非，研究事物规律的人，难在掌握事物间的相互关系。

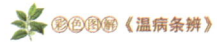

◎形体论◎

　　《内经》中对于人体的头部、足部、腹部、背部以及经络脏腑之类论述的很详细，但是对于形体方面的纲领却没有涉及，不怕读者见笑说说自己的观点以补充这个空白。

　　人体立于天地之间，挺直而长，立于中间没有偏倚，与木的征象一致。天地伊始，在五常之道为仁义。因此上天将仁义道德交付于人体，使人体端直挺立，而不将这种品性赋予麟凤龟龙之类的生物。孔子曾说：一个人的生存是由于正直，而不正直的人也能生存，那只是他侥幸地避免了灾祸。那些阿谀奉承之人就是与正直相对的人群。程子说人刚出生是正直的，这是因为自然界以正直为根本，人体具有端正直立之外形，行为作风自然应当公正正直。人的外形没有外壳羽毛，又称为倮虫。倮就是土，命中土多的人比较诚信，性格厚重。人体秉受自然界的仁义之德和土地的诚信厚重，具备健全调理五常之德，而

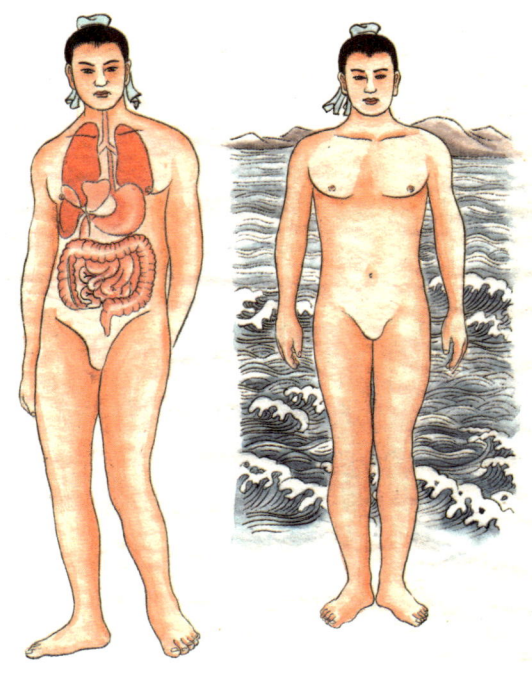

具有精、神、魂、魄、心、意念、意志、思想、智慧、思虑，遵循孝顺父母、兄弟有爱、对朋友言而有信、忠于国家，期望不要辜负天地托付的重任，这是与别的有灵性的动物有区别的地方。所以孟子说，世上的万物我具备了，但是又说只有圣明的人才可以实践并且履行。

　　《孝经》说，天地之间的万物生灵，都得到天地之气成形，禀天地之道成性，但其中以人最为尊贵。人可以不熟悉自己形体结构而生活，但是医生却不能不熟悉人体的结构而治病。

解儿难

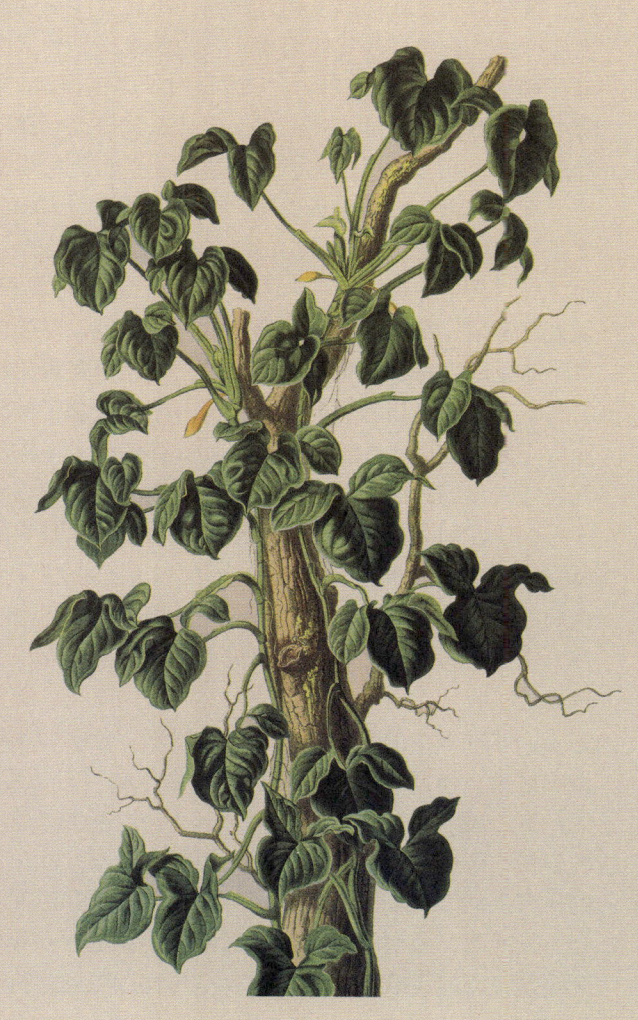

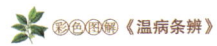

◎解儿难题词◎

　　小儿为什么有疾病危难呢？这是由自然界的气候以及人为因素造成的。天气原因有一种，人为的原因有两种。自然界有生生之德，为什么会对小儿构成危难呢？自然界以阴阳、五行的变化生养万物；而五行的运化，不可能没有偏胜，这在自然界就构成了相互制约，小儿如能承受这些则不患病，不能承受则患病，这是自然界的气候因素。人为因素又是什么呢？一方面是来自小儿的父母不科学的养育方式，另一方面是由于庸医误治。世上的孩子都是父母所生，哪个父母不愿孩子健康呢？那么为什么父母会给孩子招致疾患呢？就是因为父母想让孩子能够健康的初衷反而造成了疾患。父母们认为人生于温暖，死于寒冷，所以唯恐他们的孩子受寒。父母们认为，人以食为天，饥饿则死亡，所以唯恐他们的孩子饥饿。世上的孩子有的因此而保全了生命和健康，有的也由此而患病、丧生。俗语说："小儿无冻饿之患，有饱暖之灾。"使小儿吃饱、穿暖是人之常情，却达不到预期的目的。只知道以慈爱的做法为慈爱，而不知道看来不慈爱的做法，却是真正的慈爱，这就是父母给小儿带来的疾病灾难。世上的医生，掌握治病救人的技术，没有不希望孩子健康成长的，每位医生都希望挽救小儿的健康，而且孩子的疾病，都依赖天下的医生来拯救。既然医生能补气候与父母的疏漏之处，那为什么说天下小儿的疾病是由医生造成的呢？假如没有医生，则小儿的疾病灾难还会少一点，而且自然气候因素以及父母的原因所造成的疾病灾难也不会有所怨恨。人既然受生于天地、父母，由此而引起的疾病、灾难，又有什么可怨恨的呢？世上的医生越多，世上孩子所受灾难也越多，受生于天地、父母，而取祸于医生，能不怨恨吗？为什么医生越多，灾难越多呢？我认为医生应该顺应自然气候的变化，测知六气的偏胜，明察患者的体质，体察事物的规律，对释名、物理、象学、术数，可以做到无所不通，又谦虚好学，然后才称得上医生。更必须能与自然界相通，又与小儿息息相通，保持真心诚意，才能做医生。无奈，有的医生以救人治病为名，来做利于自己的事情，不研究运气，不管气候因素，以汗、吐、下三法，施治于四季所发生的所有疾病，知识贫乏，见闻不广，甚至不知道闻声、察色是什么，疾病早晨轻、夜晚重，或时轻时重是什么原因，甚至在一张处方中，外治太阳经，内治厥阴经，既有发表药物，又有攻里药物；而且拘执于小儿纯阳的说法，不论什么病因引起的疾病，都用寒凉药物治疗；不论什么邪气引起的疾病都先以攻伐药物治疗；杜撰惊风的说法，欺骗百姓；伪造治疗疳疾的丸药，危害儿童的健康；世上小儿的灾祸，还有穷尽的时候吗？前代名医，多次对此提出批驳，可惜没有以文字的形式保存下来。我虽然没有什么才能，但愿意解除儿童的灾难。

◎儿科总论◎

古人说，儿科疾病最难诊疗，因为小儿科又被称为"哑科"。患儿不能表达自己的痛苦；而且小儿脏腑薄弱，腠理疏松，所以疾病传变迅速；另外小儿肌肤稚嫩，神气怯弱，容易感受邪气。治疗用药时稍有呆钝，则积滞内停；药力稍重则损伤正气；稍不对证病情就会变化，如果治疗时捕风捉影又会越来越重，治疗用药与病情越离越远。但是相比成人，小儿不存在七情六欲所伤，外因不过是六淫，内伤不过是饮食、胎毒而已。然而不精通内科、妇科，不明白成长变化规律的人，还是绝对不能做儿科医生。

◎俗传儿科为纯阳辨◎

古人称小儿为纯阳之体，这是道家的说法，只是指小儿是童贞之体，并不是指阳气旺盛。其实小儿的阴阳都不充实，男子生数为七，成数为八，所以八个月时开始长乳牙，而对外界事物才稍有感知、认识；八岁时更换恒牙，逐渐开启智慧；十六岁则精气充可以生育；二十四岁生长智齿（俗称尽牙根），而精气充足，筋骨强壮，可以做任何事情，这时阴气旺盛而阳气也充足了。女子生数为八，成数为七，故七月时长乳牙，知道让人抱起或搀扶等动作；七岁时换生恒牙，可以识人、感知事物，被禁止与男子同处；十四岁则月经来潮；二十一岁智齿生长，阴气充足，阴气充足则阳气也充实，可以谈婚论嫁。这样看来，小儿怎么能说阳气偏盛呢？一般认为女子感知、认识早于男子，因为女子以七为纪，男子以八为纪，七为阳，八为阴，阳进阴退的缘故。

◎儿科用药论◎

　　人们都把小儿看成是纯阳之体，所以重用苦寒药，而苦寒药其实是儿科用药的一大禁忌，朱丹溪说产妇用白芍能克伐生气，却不知道儿科用苦寒药，最能克伐生气。小儿取象就如春，位于东方而具有木德，取味酸甘。属酸味人们或许知道，却很少有人知道属甘味的原因，因为弦脉是肝木的脉象。《内经》讲，弦脉没有胃气就会死亡，甘味是胃气所合，木离开土就会死亡。再拿树木的果实来说明就更清楚了，树木的果实只有春天的梅果，酸多而甘味少，其他都是酸味少而甘味多，因此调治小儿的药味也应该甘多酸少，钱仲阳的六味丸

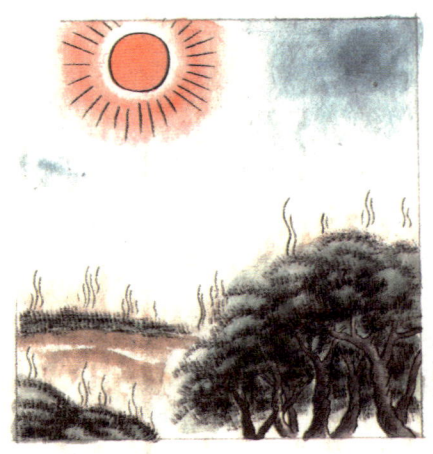
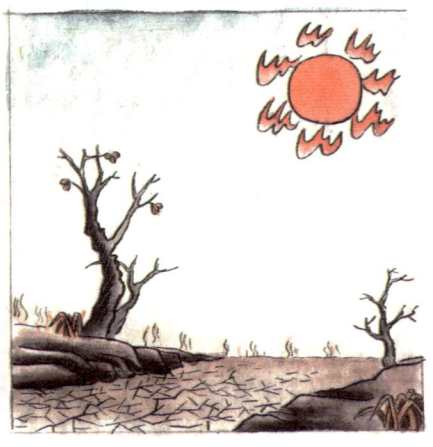

就是代表。苦味药物之所以不能轻易使用是因为火性炎上则为苦味，而万物见火后都会焚化，苦味药能够渗湿。人类是没有体毛鳞甲的动物，身体属于湿土，湿邪固然是人体的有害物质，但人体没有湿则会死亡，因此湿多的人身体肥胖，湿少的人身体瘦弱。但是小儿体内的水湿，怎么可以全都渗利呢？有的医生认为苦能泻火，却不知道越泻火则身体越瘦，越化湿越燥。苦味药先入心，心属火，所以苦味易从火化而燥，而且严重地伤害胃液，一直到引起痉厥而死亡的也不少见。小儿体内只有过盛的实火才可以用苦寒药来消退，而赖以生长发育的少火，怎么可以任意用苦寒的药物来消除呢？因此存阴退热是最好的方法，而存阴退热的方法中以六味丸最好，酸甘化阴只是在治疗湿温类疾病时，应该与辛淡药物合用，却不可以这样治疗燥火为病。我在前面的温热论述中说过，除了嗜酒之人素体湿热较重不禁苦寒，即使是成人也须用大量的甘寒药物来消除苦寒药物的燥性。

◎儿科风药禁◎

近来有些医生一律用羌活、防风、葛根、柴胡等治疗小儿感受风邪者。却不知道张仲景说过，易于感受风邪的人禁用汗法；失血过多的人，禁用汗法；平常易感湿邪的人，禁用汗法；平素患有疮疡的人禁用汗法等四条禁忌证，因为汗出导致阴血亏虚，容易引发痉厥。但小儿的痉病，多半是医者辨识不清六气导致误治引起的。

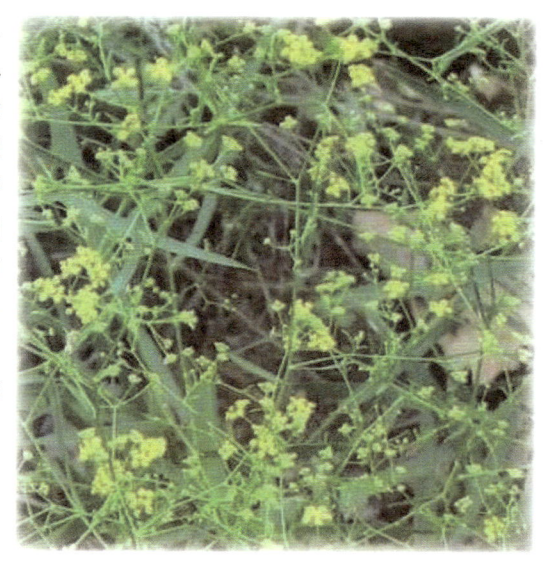

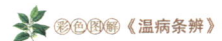

◎痉因质疑◎

　　痉病的病因，《素问》说"诸痉项强，皆属于湿"，但其中这个"湿"字，很值得怀疑，可能是由"风"字误传的。

　　我年轻时读过方中行先生的《痉书》，平时治病也留心于痉证，感到六气都可以导致痉证。而风为百病之长，六气都是随风邪伤人的，所以痉病出现的症状，都呈现风木强劲的状态，湿性下行而柔润，木性上行而刚劲，所有的痉病很难单用"湿"字概括，而且"湿"字与"项强"等字不能对应。方中行先生的《痉书》十八条中，除了引用《素问》《千金》的两条外，其余十六条内讲脉的有两条，讲症状的十四条都没有"湿"字的证据。

　　例如讲脉象的两条中，第一条说，痉病的脉象按上去就像弓弦一样紧，寸关尺相同。

　　第二条说，《脉经》讲痉病患者脉象沉伏，坚硬强直，都是风木之象，与湿的表现相反。

　　其余十四条中，风寒导致痉病的有十条，易患风邪的人禁用下法一条，患疮疡的人禁用汗法一条，新产、失血两条都没有涉及湿。

　　即使《千金》中有条文提及，外受风邪伤人肌表，又感受了寒湿则会变成痉病，但上下文字不能连续，所以也不能作为证据。方中行先生注解说，痉病最早见于《素问》，《伤寒论》的相关条文是王叔和从《金匮要略》节录的，《千金》虽也有这样的论述，但不够精确详细，可见方中行先生也怀疑到这一点了。而且《千金》这部书中还夹有后人的注解，内容显得杂乱无章，所以难以作为证据。

　　《灵枢》《素问》两部书，没有卓越的学识是难以写出来的，然而大多是战国以及汉代的人们记述的，其十之八九可以相信，十之一二不可以相信，如书中有很多后世的地名、官名，难道是黄帝和岐伯能预料到后世的事情而预知的吗？而且年代久远，不免有脱简错误的地方。我的学识尚浅，不敢于信这个"湿"字，但又不敢断定它的不是，因此提出疑问，以待后世学者研究。

◎湿痉或问◎

有人问，先生怀疑《素问》中痉病的病因是湿邪的看法，却又说六淫邪气都能导致痉证，而且也列了湿痉一条，岂不是自相矛盾吗？我之所以怀疑《素问》错简的原因是文中有"诸"字、"皆"字，似乎单纯一个"湿"字，不能概括所有的痉病，只有风邪可以，这是一个方面；再者，湿性柔顺，不能引起强直，即使是湿痉，初起时必兼风邪。而且痉证俗称为"惊风"，有急惊风、慢惊风两条，急惊风是指感受邪气，即痉厥强直，先有痉而后有其他症状；所谓慢惊风是指得病日久而形成的痉证。感受邪气即为痉证的急惊风，只要辨证准确，用药对症，服一二剂药即可痉愈，比较容易治疗。得病日久而成痉证的慢惊风，不是脾阳受伤，肝木来克伐，就是肝胃阴伤，风阳鸱张。一个是虚寒证候，一个是虚热证候，都比较难治。我所见到的湿邪导致的痉证，以得病日久而成痉证的多见，例如小儿感受暑湿，剧烈腹泻，一昼夜可达几十次、上百次，泄泻多则阴液损伤，肝木相乘而导致痉病。又如霍乱最容易导致痉证，这些都是先有其他疾病，后又出现痉证的例子。这些应当与杂说中的《风论》相互参考。从猝然而得的痉病来看，风为百病之首，六淫邪气都随风而侵害人体。从久病导致的痉证来看，那些身体强直、角弓反张、手足拘挛抽搐等症状，都符合肝风内动之象，似乎"风"字，可以包括所有的痉证。痉病病位在筋脉．如果明白这一点，那么对于痉病就了解大半了。

◎痉有寒热虚实四大纲论◎

感受六淫邪气导致的痉证是实证；产妇失血过多，久病所致的痉证，还有感受风邪的人误用下法，温病误用汗法，尤其是疮疡患者误用汗法引发的痉病，都是虚证。风寒、风湿导致的痉证属于寒证，风温、风热、风暑、燥火所致的痉病属于热痉（其实这些都是瘛病，属于火，但后世将其统称痉病，后面将另有论述）。一般所称为"慢脾风"的，属于虚寒证。本书后面所讲的肝脏本身病变引起的痉证，属于虚热证（也属于瘛病的范畴）。

☙◎小儿痉病、瘛病共有九大纲论◎❧

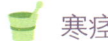 寒痉

张仲景治疗寒痉的方法比较完备，但必须在临证时针对病证，仔细寻求对症的方法。例如：太阳证，身体强直，筋脉拘挛，脉沉迟等，如果有汗为柔痉，是风多寒少之象，而用桂枝汤加味法治疗；如果无汗为刚痉，属于寒邪所致的痉证，用葛根汤治疗，方中有麻黄，故不以桂枝为名，而又不用麻黄为名，是因为病邪已经传到阳明经，故称为葛根汤。诸如此类，如果平时熟读古书，加上临证时谨慎，就能准确辨证此类证候。

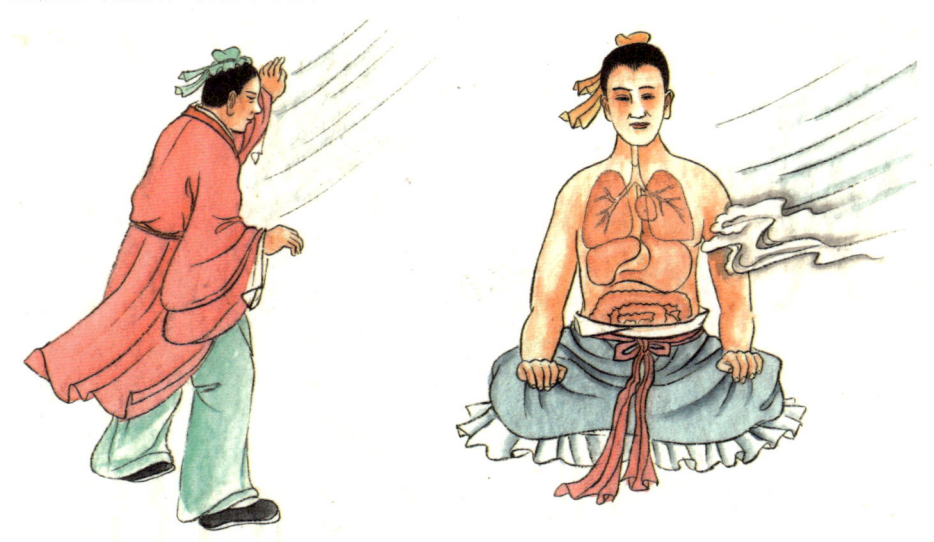

风寒咳嗽所致的痉证用杏苏散辛温法治疗，也应当附在"寒痉"一类里。

风温痉（这就是瘛病，是少阳之气所作，以下温热、暑温、秋燥都与此相同）

本病发于风气当令、阳气发泄的季节，是少阴君火主气的气候，应该用辛凉法治疗，病轻的用辛凉轻剂，辛凉重剂则用于病情重的情况，如本书上焦篇的银翘散、白虎汤等。津液受伤的加入甘凉药，例如银翘散加生地黄、麦冬，玉女煎以白虎汤与麦冬、生地黄合用；若神昏谵语则兼用芳香药物，例如用清宫汤、牛黄丸、紫雪丹之类以开膻中。病情好转后，用六味地黄丸、三才汤、复脉类以恢复亡失的津液。

风温咳嗽致痉的用桑菊饮（方见上焦篇）、银翘散等辛凉方剂治疗，与风寒咳嗽有明显区别，绝对不可以一概用杏苏散辛温法治疗。

温热痉（即六淫中的火气销铄真阴导致的痉证。《内经》中所讲的"先夏至日者为病温"即指的这种病证）

与风温痉治法相同，但风温所致痉病少而病证轻，温热导致的痉病多见而且症状较重，因此用药的轻重浅深，要根据病证的轻重浅深灵活掌握。

暑痉（暑邪则兼有湿热两种邪气，后面另列了湿痉一条，暑痉则指热多湿少的病证，与温热病相差不多，《内经》讲的"后夏至日者为病暑"即指的这种病证）

按：一般所说的小儿急惊风多见于暑湿季节，而且兼证最为复杂，只有头脑清楚，目光敏锐，立法严谨的医生才可以辨识。因为小儿肌肤腠理疏松，神气怯弱，经络脏腑尚未发育完全，不能耐受暑、湿、热三气的发泄，邪气的来势如同奔马，同时疾病传变快如闪电，这岂是那些学问粗疏的医生所能治疗的？例如夏季小儿身热、头痛项强、无汗，是暑兼风寒的表现，应该以新加香薷饮治疗；如有汗出则用银翘散重加桑叶治疗；如果咳嗽则用桑菊饮治疗；汗出较多的则用白虎汤治疗；若脉芤而气喘的则用人参白虎汤治疗；汗少身重的用苍术白虎汤治疗；脉芤、面色红赤、多语、喘息气促，将要虚脱的则用生脉饮治疗；神志不清的是邪气内入心营的表现，用清营汤加钩藤、牡丹皮、羚羊角治疗；神志昏迷的则兼用紫雪丹、安宫牛黄等芳香开窍药；如果病情轻微的则用清络饮等轻剂，这些治疗方法都记录在上焦篇中，学习的人应当在前面三焦篇中细心探求。但剂量或用四分之一，或用四分之二，要根据小儿身体的壮弱、年龄大小来加减，因为感受暑邪而患痉病的，只要治疗痉病的病因，则痉病自愈，不必只限于止痉。如果见痉治痉，反而不知道"痉"是什么病证了，痉是病名，头痛也是病名，而善于治疗头痛的人，必是要问导致头痛的原因，因为头痛有伤寒头痛、伤风头痛、暑病头痛、热性头痛、湿性头痛、燥性头痛、痰厥头痛、阳虚头痛、阴虚头痛、跌仆所致的头痛、心火盛欲作痈脓所致的头痛、肝风内动上犯少阳经的偏头痛、早晨发作到傍晚就会死亡的真头痛等多种原因。如果不寻求致病的原因，像一般医生一样见头痛就用羌活、藁本等治疗，头痛怎么能治好呢？更何况像痉病又这样难治呢？

湿痉（本条则瘈病、痉证都存在，那些因为寒湿的痉病兼太阳寒水之气；那些泄泻太过，津液亡失的是受肝木克伐，则为手足抽搐）

感受湿邪即形成痉证的少见，因为湿性柔润而下行，不像风性刚燥而上升。

其中有湿邪兼有风邪的痉证，在《名医类案》中有一条讲：治小儿吐乳欲作痈证，五苓散最好。

本书湿温病上焦篇有三仁汤法。

如果邪气内入心包的，用清宫汤去莲心、麦冬加金银花、赤小豆皮的方法，也有用紫雪丹的方法，也有用银翘马勃散的方法，还有用千金苇茎汤加滑石、杏仁的方法。在寒湿门中有表现似伤寒，舌苔白，口不渴，经络拘急，用桂枝姜附汤治疗的方法。

凡是这些疾病，不一定要出现痉证后才治疗，因为已经感受外邪，病久就会导致痉证。在没有出现痉证症状之前，如果知道感受的是何种邪气，予以辨证治疗，则杜绝了痉病的来源，这样难道不比见痉治痉好吗？

如果及早治疗外感疾病，一定会降低小儿痉病的发病率。湿邪郁久导致痉证的多见，因为湿邪是一种秽浊邪气，最容易弥漫三焦，向上可以闭塞清窍，入内可以蒙蔽膻中，这些变证可以在中焦篇及下焦篇中找到治法。由疟疾、痢疾而转化成痉证的，看病邪损害的是阳气还是阴津，予以对证治疗，这些在疟疾门和痢疾门中也可以找到治法。

燥痉

燥气容易化火而销铄津液，也可以导致痉证，治疗的方法类似于风温治法，在本书前面的三焦篇中秋燥门记载了治疗方法。但正当秋季的时候，也有伏暑内发，又外感燥证的。燥证应当用辛凉甘润的方法治疗，而伏暑兼有湿邪，有湿邪则用苦辛淡法或苦辛寒的方法治疗，这些情况应当细加诊察。如果燥气化寒，出现胁痛、呕吐等症状，应当用苦温法佐以甘辛法治疗。

◎内伤饮食痉◎

按：本证必定是由于吐泻，损伤脾胃或伤脾阳或伤胃阳，或伤及肾阳，则参苓白术散、四君子汤、六君子汤、异功散、补中益气汤、理中汤等都可以选用。虚寒严重的用理中汤加丁香、肉桂、肉果、诃子等药，其他误用寒凉药物引起的，与此治法相同。叶天士的医案中有一条为"阴风入脾络"治疗方法，记载在小儿痫痉厥门中，在小儿吐泻门中叙述的尤为详细。医案后华岫云很好地驳斥了那些不恰当的论述，学医的人应该细心体察，再参考钱仲阳、薛立斋、李东垣、张景岳的论述，就更加全面了。

慢脾风证最为险恶，也最难治疗，而且错误的论述和治疗方法相传已久，甚至这种风气非常普及，虽然方中行先生对此早就予以批驳，后世众多医家对此又作了详细阐发。但直到今天那些错误的风气仍然没有平息，因此希望以后的有志之士，把伪书全都焚毁。仔细阅读叶天士的医案，其精妙之处在于见到吐泻的时候，预防发痉是关键，而不是已经出现痉厥之后再设法治疗。所以我治疗六淫所致的痉证，也采用这种方法，这就是所谓的"上工不治已病治未病，圣人不治已乱治未乱"。

🪔 客忤痉（就是一般所说的由于惊吓导致的痉证）

按：小儿神气怯弱，偶然见到灵异古怪的东西，或听到异常的响声，或失足落空、摔倒等都可发生痉证。当然这种病证很少见，占百分之一二，并不是所有的痉病都是因为受到了惊吓。症见发热，或有汗或无汗，面色时而变青，时而变红，梦中说胡话，手足蠕动的，应该用复脉汤去人参、桂枝、生姜、大枣，加丹参、牡丹皮、犀角补心阴，以配心阳。

大便闭结的加玄参，大便稀溏的加牡蛎；汗出多而心神不宁，恐惧害怕的加龙骨、整琥珀、整朱砂块（取其气而不用其质，自然无弊病），一定要向患儿家长仔细询问病史，这种方法只能用于有明确惊吓病史的患儿，如果回答不详细，或不能肯定的，应当再仔细诊察。一定要得到确切的证据，然后再用药。

我的儿子三岁时，于六月初九的早晨，靠门时落空，不久就出现发热，继而出现痉厥，神昏不知人事，手脚冰凉，摸不到脉搏，到黄昏时痉厥停止，但

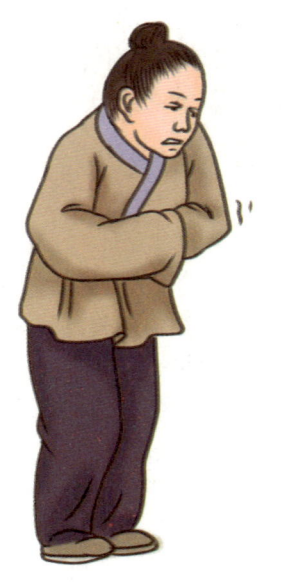

周身发热、神昏、无汗。第二天早晨我才给予复脉汤去人参、桂枝、生姜、大枣，每日一剂，服三四杯，仍然不进饮食，到十四日上午，经过战汗而解。如果正当神昏痉厥时，盲目予以治疗，怎能有生存的道理呢？因为痉厥属于阴阳逆乱之证，治疗稍错后果不堪设想，由于患者家属心情急迫，盲目投以药物及针灸治疗而死亡的，难以胜数。如果患儿家属和医生都没有主见，则小儿的生命怎能有保障呢？如果心包热重，唇舌干燥，白睛充血，那么牛黄清心丸以及本书中的安宫牛黄丸、紫雪丹等也可以酌情使用。

本脏自病的痉厥（即瘛病）

按：本证是因为患儿的家属平时恐怕小儿受寒，穿衣盖被过多过厚，或者在冬天房屋中的热炕过暖，以至于小儿经常出汗，汗出过多则阴血受损，机理与产妇失血引起的痉证相同。肝主血，肝脏以阴血为本，血液充足则柔顺，血虚则肝风内动而身体强直，所以称为本脏自病。但是这种痉厥，实际是六淫导致痉厥的根本原因，汗出较多则阴血受损，肝木失养，因而痉厥，是本脏自病。汗出过多，卫外的阳气也受伤，则容易感受六淫邪气，这些全凭高明的医生明白这个道理，在平时就告诫小儿的父母过度保暖的危害，不要使其出汗多而伤阴血，这样无形中就杜绝了很多疾病的发生，这就是所谓的"治未病"。治疗本脏自病的方法，以育阴柔肝为主，与产后亡血致痉的治法相同，即"血足风自灭"。六味丸、复脉汤、三甲复脉汤、大小定风珠、专翕膏都可以选用。痉厥停止后可每日服专翕膏四五钱，分两次服，以填补阴精作为善后方法。六淫误用汗法导致的痉厥，治疗方法大致与此相同，风温、温热误用汗法后，先用存阴法治疗，不像伤寒错误发汗后，以护阳气为急，这是因为伤寒以伤阳气为主，温病以伤阴液为主。

小儿易痉总论

小儿容易惊厥的原因，一方面由于小儿肌肤薄弱，脏腑娇嫩，病情传变迅速；另一方面是由于医生不清楚六气伤人的机理，只要见到外感表证，不管是哪种邪气所伤，都用发汗解表的方法治疗。发生痉厥之后，又重用苦寒药物，即使是二三十岁的成年人，因错误发汗导致痉厥而死亡的，也数不胜数，更何况体质薄弱的小儿呢？我在医学方面虽然不敢自信高明，但对于此证已经留心观察近三十年，自认为已经明白了其中的道理。我曾经说过，明白六气致病的道理，就能减少痉病的发病。希望能向贤明之士求教，共同商讨这些救世济人的问题。

痉病、瘛病总论

《素问》讲"太阳所至为痉，少阳所至为瘛"，说明痉病属寒水为患，而瘛病属相火为患。另外又详细论述了寒厥、热厥。后人却没有把痉、瘛、厥分成三种病证，而是笼统称为"惊风痰热""角弓反张""搐弱""抽掣""痫""痉""厥"等。方中行先生的《痉书·或问》也把痉与瘛混为一谈，笼统地加以论述。叶天士的医案中治疗痫、痉、厥最为详尽，但仍统称为痉厥，没有"瘛"的名目，也是把瘛与痉混在一起了。考查其他书籍，更是没有相关的论述。本书前面论述痉病时也沿用了这个名称，是为了让现在的人容易明白罢了。我认为痉是指身体强直，也就是后人所说的"角弓反张"，古人称"痉"。瘛是蠕动、牵引、拘挛，也就是后人所说的"抽掣""搐搦"，古人称"瘛"。其中抽掣抽搦不止的称为"瘛"，而时作时止，停止后几天或几个月又复发，复发时可自行停止的称"痫"。四肢冰冷的是"厥",四肢像火一样灼热的是"厥",时冷时热的也是"厥"。大体上讲痉、瘛、痫、厥四证应根据寒热虚实辨别,就不会发生错误了。张仲景刚痉、柔痉的论述是为感受寒邪而设立的,并没有提及瘛病,所以都将瘛病归类于太阳寒水门中,兼风而汗出的称为柔痉,兼寒而表实无汗的称为刚痉,都是寒而邪实的疾病。除寒痉外,其余都属于热而实的瘛证了。但在湿病门中,有寒痉和热痉两种,也有虚实的不同。温热病日久耗伤阴液,则成为虚热的瘛证,前面所列的小儿本脏自病,即属于虚热证。至于产后惊风的痉证,有仲景所说的寒痉,也有本论所补充的热瘛。总之,应该用刚燥温热的药物治疗痉证,而瘛病的治疗要用柔润甘凉的药物,另外还有痉病兼有瘛病,瘛病兼有痉病,即所谓的"火极似水""水极似火"。至于痫证也有虚实,有留于脉络的客邪,也有五志过极的脏病,这些在叶氏的医案中辨别得很详细,区别后加以治疗就可以了。因为前代医家混淆痉、瘛,所以我做了以上分析,以供参考。

◎六气当汗不当汗论◎

六气之中,必须发汗的仅有寒气致病。伤于寒邪,脉紧、无汗,用麻黄汤治疗;风寒挟有痰饮,用大小青龙汤治疗。饮是寒水,水气为病无汗,用麻黄甘草汤、附子麻黄汤等治疗。水是寒水,如果汗出就应该用护阳的方法治疗。湿邪为病也可用发汗的方法,如寒湿;湿邪不兼寒邪而自汗出则多用固护阳气的方法;其他如风温禁用汗法、暑病禁用汗法、亡血禁汗、久患疮疡禁汗等,这些禁用汗法的条文很多,前面已经讲过了。感受寒邪后,邪气必然先进入太阳寒水,这是因为寒邪与寒水性质相同,同气相求的缘故。为什么不可不发汗呢?因为太阳经本寒标热,如果寒邪与寒水之气相合,只有寒水的本气,而没有标热的阳气,就根本不能称其为太阳了。属于水来克火,唯一的阳气陷于寒邪与寒水二阴之中,所以应当立即用辛温发汗的方法以升提阳气,要升提阳气怎么能不用辛温呢?如果温暑损伤手太阴经,是火邪克金,太阴本燥而标湿,如再用辛温而助长温暑的火热,加重脏腑的燥热,这样两燥相合,湿土无从行使气化，也就不称其为太阴了。津液消亡怎能不形成痉病呢？因此开始就用辛凉药物以救肺燥，退暑热，继而用甘润药物，内救脏腑的津液，外清暑热，恢复脏腑的本来气化，不致有大的损害。所以温暑不可以用汗法，即使没有发汗作用的辛甘药物也应当禁用。而且在伤寒门中，兼有风邪而自汗出的也禁用汗法，即"有汗不得用麻黄"。无奈近代的医生，用羌活代替麻黄，而不知道羌活的药性较麻黄更为猛烈，因为麻黄中空而通，色青而能疏泄，去节之后才有发汗作用，如果不去节则能通能留，气味俱薄；而羌活是羌地生长的独活，气味浓烈异常。以麻黄一两煎煮，则室内二三个人不会产生不舒服的感觉，若以羌活一两在室内煎煮，气味很强烈，坐在室内二三个人中体质薄弱的人就不能耐受了。用羌活、防风、柴胡、葛根治温暑病，用当归、川芎、泽兰、炮姜治产后失血都可以导致患者死亡，希望有心治病的人共同来探讨这些问题。

◎疳疾论◎

"疳"就是"干"的意思，这是人们都知道的。但人们却不知道，干源于湿，湿是由于土虚而形成的，脾胃虚损是由于饮食不节，饮食不节是由于父母过度溺爱子女，唯恐他们饥渴所造成的。因为小儿脏腑薄弱，若只能消化一合食物，给予一合半就不能消化，只会使脾气受困。再者小儿刚进食物，一见到食物都非常喜欢吃，不分粗精，不知饥饱，及至脾气郁而有不舒服时，父母还认为是饥渴而强迫进食，日复一日，脾气抑郁不能运化水谷，水谷不运则脾气更加郁滞，不能布散精气，水湿因此停聚于内。脾土恶湿，水湿停聚则脾胃会发生病变。中焦脾胃能受纳运化饮食水谷之气，经气化作用变成红色的血液。若中焦不能受纳运化水谷之气，血便难生，从而使血少。另外水谷精微之气可输布于五脏，有濡养脏腑的作用；水谷精微化生的"悍气"，沿太阳经外出，可抵御外邪入侵而成为卫气。如果中焦脾胃受损，不能输布水谷精微，则脏腑就得不到滋养；如果不能化生卫气，则卫气馁弱。卫气方虚卫表不顾则汗出过多，汗液外泄较多则又伤营血，阴血亏虚，所以肢体日渐消瘦，中焦湿邪停滞不化，所以腹满，腹部日渐胀满而肢体越瘦弱，所以说，干生于湿。如果医生确

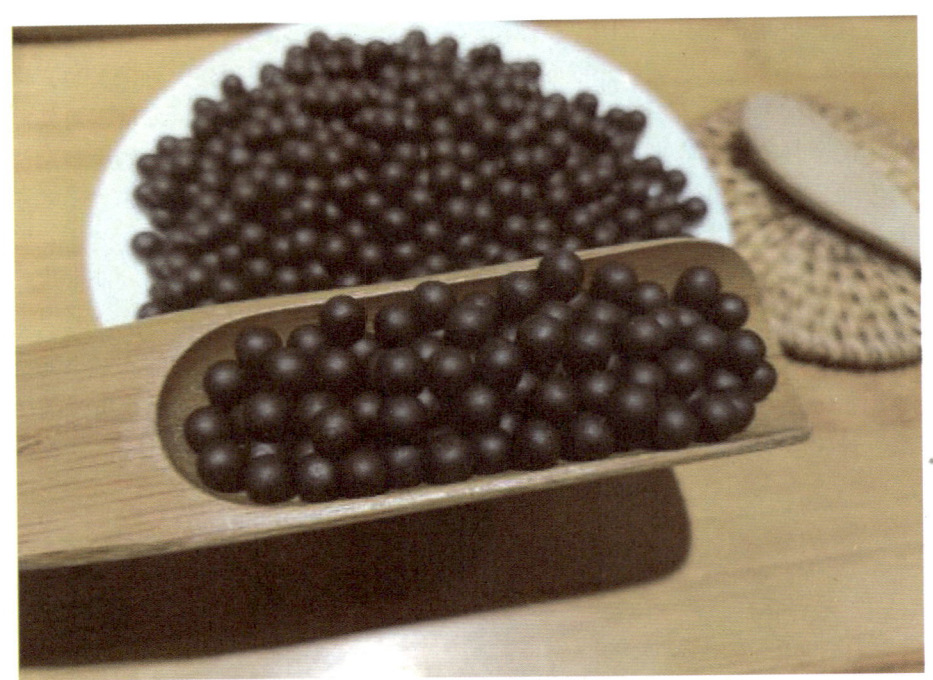

实明白了"干生于湿"，脾胃虚损则湿生的道理，那么补脾胃都担心效果不佳，怎敢再用苦寒药物大伤胃气、重泻脾气呢？治疗疳积当推李东垣、钱乙、陈文中、薛立斋、叶天士等，他们掌握了仲景治法的真谛。其治疗方法以疏化平补中焦为第一妙法；升降胃气为第二妙法；升举下陷的脾阳是第三妙法；甘淡养胃为第四妙法；调和营卫为第五妙法；振奋鼓动脾阳为第六妙法（这就是古人所说的，饮食时以音乐伴奏于旁的意思。这样可以鼓动脾阳，使其发挥运化的作用）；《难经》所说的"伤其脾胃者，调其饮食"为第七妙法；如果内有虫积则稍用苦寒酸辛药物，例如芦荟、胡黄连、乌梅、使君子、川椒等，这是第八妙法；如果见到疳积就用苦寒药物杀虫是错误的。张洁古、李东垣常用丸药缓缓地运转脾阳，宣通胃气，取丸剂有形作用缓和，不同于汤剂的荡涤，这是第九妙法。

　　近来京都附近流传着一首治疗疳积的方剂，以全蝎三钱，烘干后研末，每次用精牛肉四两，做成数枚肉团，每个加少量蝎末，蒸熟让小儿每天吃，以蝎末吃完为止，效果显著。我想蝎色青属木，入肝经，善于走窜而疏土，性属阴而能通阴络，因此治疗脾郁日久，病在经络的病证效果最好，但全蝎性情彪悍而有毒。而牛肉甘温，得土之精华，所以善于补土，又性情柔顺而健壮，所以即能补脾的实质，而又能推动脾胃的健运，牛肉得全蝎则更善于健运，全蝎得牛肉则可去除彪悍之气，两者一通一补，相互为用。另外一味金鸡散也很巧妙

（用鸡内金不论多少，不用水洗，烘干后研成末，加入任何食物中服用，可以杀虫，可以消磨积滞，取鸡的脾恢复脾的本性），小儿疳疾中，有的爱吃生米、黄土、石灰、纸张、布等都是因为小儿刚开始进食时不能区分可吃与不可吃，不管什么东西都吃，以致脾运化功能受损，日久生虫，则更加爱吃那些东西，这全在于喂养小儿的人要注意其饮食卫生。已经患病后，也只能健运脾阳，有虫积的兼用杀虫的方法，禁止再吃那些东西，改变不良的癖好，恢复脾胃的生理功能。

◎痘证总论◎

《素问》说："治病必求其本。"如果不知道疾病的根本原因治疗只能无效，即使以后有好办法，都没有效果。治疗痘证的名家自古不少于数十位，因此治法比较完善，不像温病毫无规矩可依，尚待我来做浅陋的论述。虽然古人对痘证的治法很多，但病机尚未十分清楚，都是因为不明白六气致病的特点和温病的来源，所以论述痘证的病因时，只说了一半，认为痘证是由于先天胎毒引起的，传变是从肝肾而至脾胃，再到心肺，但都没有提到为什么发于子、午、卯、酉年，而其他几年少见的原因。

子午属君火司天，卯酉为君火在泉，在人身司君火的是少阴，少阴有心与肾两脏，先天的胎毒藏于肾藏，肾属坎卦，二阴一阳，而且以太阳寒水为腑，所以藏而不发，待君火司天的年份，与人身少阴君火相搏结，激发伏毒而发痘证，所以北方寒冷地区基本不发作痘证。人体的胎毒就如同火药，司天的君火如同导火线，所以只有君火司天才能引发。由此可见痘证与温病的发生是类似的，试看《素问·六元正纪大论》所记载的，"温厉大行，民病温厉"，都是在君相两火加临的时候患病，而没有在寒水、湿土加临时患温病的，由此可知我的论点并非臆说。

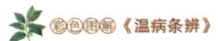
❧◎痘证禁表药论◎❧

解表药是为寒邪郁于皮肤经络之中，与人体的寒水之气相搏结，不能自行透达而设立的。痘证是由于君火温热而发生的，使用解表药有什么用呢？以治疗寒水为病的药物治疗君火为病，就如同上树捕鱼一样没有结果，但上树捕鱼尚且没有灾害，而以解表药治痘疮却灾害横生。因为痘疮出于筋骨，透发于肌肉，结痂于皮肤，误用解表药则损伤皮毛肌表，在痘证八九天的时候，痘疮灰白、塌陷，伴有寒战，痘疮不结痂反而溃烂，或痘疮枯萎色黑等症迅速出现，古时确实有许多治痘疮的精妙方剂，唯独解表的方剂我持怀疑的态度。现在有人任意使用羌活、防风、柴胡、葛根、升麻、紫苏等，更有愚蠢的人用解表药透发痘疹的"闷证"。痘疮的发生内由肝肾伏毒，外因血络受邪，闷证又有紫白的区别，色紫而闷的是由于毒邪过盛，应当用清凉败毒的方法，古时用枣变百祥丸从肝肾透邪外出，也可用紫雪丹芳香清凉从心包的阳分透发邪气；色白而闭闷的是正气虚寒、气血不足的表现，重用温补气血的药物，托邪外出，根据医理拟定治法，以尽人力。总之，病邪在里却使用解表药物，不是太愚蠢了吗？

❧◎痘证初起用药论◎❧

痘疮初起，用药非常困难，难在哪呢？就在于预先防护。因为痘疮胀起、灌浆、结痂等，都依靠初起皮肤出现疹点时打下基础，所以不是深思远虑的人不能预先防护。而且初起时没有明显的征象，大约需要用辛凉解肌、芳香透络、化浊解毒方法治疗的病证有十之七八，而患者素体气血虚寒，需要温煦保元的病例占十之二三，因此必须审查患儿的体质及阴阳偏胜、脏腑盛衰，然后再看是否见点，所出痘疮为何种类型，参查当时的气候情况，如春夏秋冬季节或天气寒热燥湿及疾病发生的时间等，再确定治疗原则及处方。务必于七天前先清除外邪，这样七天后就只有胎毒，处理时就简单了。

◎ 治痘明家论 ◎

　　治疗痘证的高明医学家有很多，都不可以偏袒。如果贪图省事，盲目遵从寒凉或温热派的一家论述，则灾害横生。治疗痘证的医家中首推钱乙、陈文中两家。钱乙主用寒凉，陈氏主用温热，两位医家各有所长，但后世学医的人却不可偏信一家。两位医家的言论就似乎是水与火，完全不同，彼此矛盾。但世间万物都是在水火相互矛盾运动中生成的，假如四季中只有暑热而没有寒凉，则万物焦枯；有寒而无暑，则万物都会结冰。阴阳变化是事物变化的规律，因此钱氏与陈氏的论述似乎彼此矛盾，其实是相辅相成互为基础的，也为后世确立了痘证的治疗原则，那么怎样遵循这个宗旨呢？即七日以前以外感为主，痘证是由于温热袭人后才发生的，用钱氏寒凉法治疗的病证占有十之八九，适宜用陈氏温热法的病证占十之一二。痘疮发生七日以后，病机以本身的气血病变为主，全赖脏腑的元气炼毒成浆，如果人体的阳气不能鼓动邪毒外出，则必然会导致邪毒内陷，用陈氏温热法治疗的多，适宜用钱氏寒凉法治疗的少。如果从始至终都表现为实热证的，则要从始至终用钱氏的寒凉法；如果始终都是虚寒证，则要从始至终都用陈氏的温热法。痘证的临床表现不同，所以治疗方法也不同。朱丹溪创立解毒、和中、安表的学说，最为简明扼要。痘疮可以用解毒的方法治疗，但必须在七日以前，毒邪郁滞，痘疮不能胀起、上浆之时，这时又怎么能不解毒呢？就如同自然界阳气亢盛，没有降雨，则万物不能生长。痘疮也需要和中，因为脾胃功能正常与否是痘疮外发的关键。安表的论点，更为精妙。肌表不和，虽然接近成功，但仍会失败；前面讲过皮肤结痂，是成功的表现，怎么能不安表呢？安表还来不及，怎么可以随便发汗而伤肌表呢？信奉钱氏而否定陈氏，是错误的。万氏以治脾胃为主，魏氏以保元为主，都确有见地，虽然也都是从钱、陈两家蜕化出来的，但比较偏向于陈氏的论点。费建

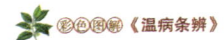

中的《救偏琐言》是批评人们不明白痘证的发病规律，偏用陈文中的辛热治法，书名为"救偏"，其意思是很明显的，但是如果专用他的方法，都用大黄、石膏治疗痘证，也是有所偏颇的。胡氏则用汗法、下法治疗，下法还有可用的时候，汗法则不可以应用。翁仲仁的《金镜录》确实可称为痘科的宝典，其精妙之处全在于以病情的变化为基础、辨证准确，治疗自然有效。初学者必须先熟读此书，然后再寻求各家论述，才不会耽误病情。此后的翟氏、聂氏，对气血盈亏，解毒化毒等分别进行深入的分析，阐发了钱氏、陈氏的学术思想，并加以发扬光大，因此学术成就高于其他各家，但是区分辨别的条目过多，反使读者迷糊，而抓不住要点。我认为痘证的诊治一定要以翁氏为宗，叶氏对翁氏有所补充，而治法兼用钱氏、陈氏的方法。以翟氏、聂氏的论点作为钱氏、陈氏的注解，再参考其他各家，就比较全面了。近来京都附近比较盛行《痘科正宗》一书，主要是用费氏、胡氏的方法而加以推广，恣意用大下的治法，称为归宗汤，石膏、大黄等始终重用，这种方法仅适用于邪毒亢盛的患者，怎么能一概治疗小儿痘疮呢？南方的江西、江南等地，全靠种痘预防，遇到痘疮外出的病证，则束手无策；那些医生将寒凉药物禁用于痘疮，以致有毒火的，轻症可以加重，重症则会死亡。这都是偏从偏废的害处。

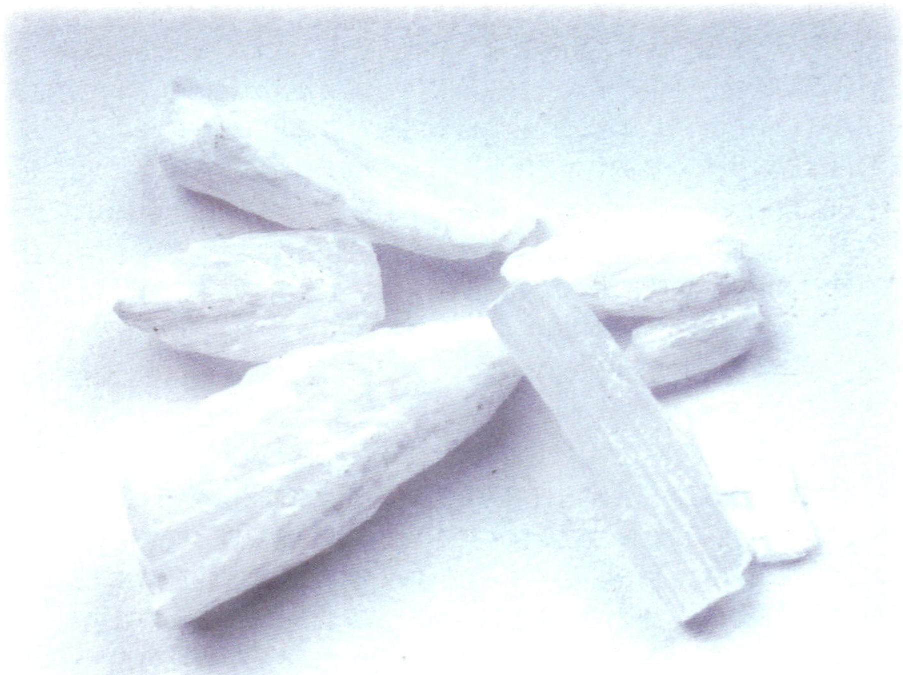

◎痘疮稀少不可恃论◎

据说有一种痘疮出痘稀少，不过几十粒，至多百余粒，痘形圆而饱满的，称为状元痘，可以不用服药而自愈。我认为此类初起三四天时，也需要服一剂辛凉解毒的药物，但是不必多服；七八天时也最好用一剂甘温托浆的药物，最多不超过两剂，一定要达到浆行饱满。这是为什么呢？我曾见过粒数稀少的痘疮，竟然痘内浆出不饱满，结痂后发生眼疾，邪毒流窜于心经与肝经，数月或半年后，突然烦躁而死，无药可救。

◎痘证限期论◎

对于痘疮的发病过程，现在的医生认为十二天后，到痘疮结痂，就结束了。但古时认为痘疮发生后一百天内所发生的疾病都与此有关。我有个表侄女，在三四月间出痘，痘中浆液不饱满，百日内毒邪损害双眼，使目珠外凸，到第二年二月才死。临死时，面部呈现五色，忽然变青，忽然变红，忽然变黄，又忽然变白、变黑，这是因为邪毒遍传于五脏，三昼夜后气绝身亡。至今回忆起来，仍然觉得凄惨。对于痘疮患者，做医生的怎能不谨慎小心呢？虽说十二天是痘疮结痂的正常期限，但实际上结痂期限也是不定的，十二日为期仅限于三岁以上儿童；仅过一岁的，以九日为期，不满一岁的小儿只需七日就可结痂了。

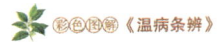

◎行浆务令满足论◎

现在人们不如古人厚道、纯朴，竞相吹嘘自己，治疗疾病，只是草草了事。当痘疮顶部初显浑浊颜色时，就说浆已灌足，患者不明白其中的道理，只能听从于医生。行浆不足，倘若痘毒能够外发的，尚可以治疗；如果发于关节部位及其他隐秘处，往往因此丧命或成为残废；痘毒侵犯眼睛，烦躁不安的，更没有一个生还的。

即使侥幸不死，也会双目失明，这些情况，我见过很多。浆色大概以黄豆色为标准；痘发较多的，腿脚的痘疮浆色稍微清稀也可以进行治疗了。我一生所治的痘疮，病后从没有其他后遗症。

我没有别的技巧，只是让痘疮行浆饱满充足。近来医生治痘的方法，大概有三种弊病：第一，在痘疮外发的前七天，过用寒凉药，七日后又不知用托补的方法，对温热药惧怕如虎，甚至专用大黄为主进行治疗，这是用药不对证的缘故。第二，由于不认识行浆的颜色，这是诊断不正确的缘故。第三，由于心地不够善良，欺骗患者，敷衍了事。

我不愿为了追求名誉而欺骗患者，心地过于善良，出言爽直，以致与目前的世俗风气不合，但眼见小儿的各种疾苦，却不能救治，实在感到痛心，因此作本书以矫正时弊，这些观点是从数十年的临床经验中得出来的。

同时也发现痘后的疾患较痘前的疾患难治，这是因为痘前可以寄希望于病毒从痘浆中托出，痘后则毒邪无从外泄。痘前病毒自内外出为顺，痘后毒邪自外内陷为逆。痘毒陷于经络还可以寻找方法治疗，如果陷入脏腑，则元气受伤，从古至今，也没有好的办法救治。由于疮毒内陷而死的，医生还可以问心无愧；由于治疗不当而遗患致死的，医生有何面目来面对死去的小儿？希望读过本文的医生，从救治开始就谨慎从事。

◎疹论◎

如果明白六气为病的规律，则疹病治疗就容易了。但发疹的期限比较急迫，只有三天，治疗应以辛凉药物为主，例如世俗常用的防风、陈皮、升麻、柴胡等药物，都应禁用。那些世俗医生一见发疹，就错误用解表的方法。其实应该先用辛凉清解，后用甘凉收功。如果患红疹，误用麻黄、三春柳等辛温发散药物，损伤肺脏，以致喘咳欲厥的，初起用辛凉药物加苦桔梗、旋覆花以开肺降气；严重的可先用白虎汤加旋覆花、杏仁，然后用甘凉药物加旋覆花以救肺。咳嗽明显减轻的，去旋覆花。凡是小儿连续咳嗽数十声，很久才停止，咳后伴发鸡鸣声，用千金苇茎汤合葶苈大枣泻肺汤治疗；近来医生用大黄治疗，祸害不浅。葶苈子入肺经气分，虽然兼入大肠经，但从上而下，又佐以大枣甘缓以缓和其下趋之性。但大黄可入肠胃血分，可以攻下有形的积滞，却并不入肺经，徒然损伤无病的脏腑。如果固执运用"病在脏，泻其腑"的方法，是错误的。

◎泻白散不可妄用论◎

钱乙创制泻白散，用桑白皮、地骨皮、甘草、粳米等治疗肺经伏火，皮肤蒸热，午后加重，喘咳气急，面部浮肿，热郁肺逆等证。历来注解本方的医家，只讲其功用，不提其弊端。例如李时珍将泻白散作为泻肺方剂的准绳；就像王晋三、叶天士这样的高明之士，也随意使用。我认为本方治疗外感热病后，以及小儿痘证之后，外感症状已经消除，真气不能恢复，出现咳嗽上气，身体虚热时效果是很好，但是如果兼有外感症状，就不能用本方。如果外感风寒、风温邪气正盛的时候，用桑白皮、地骨皮，或在其他方中加用桑白皮或地骨皮，则正邪混杂，就如油入面，锢结难分。《金匮要略》的金疮门中有王不留行散，取桑东南根白皮以引生气，并烧灰存性以止血，仲景在方后注释说：创伤小的，可用药粉外敷；创伤大的，可用本散内服；产后也可服。但是如果外感风寒，不要用桑白皮。沈目南注解说，风寒邪气侵犯肌表经络，桑白皮性能下降恐引邪入内，所以不能用。我认为桑白皮虽然色白入肺经，但禀受了箕星的精气，箕喜风，风气通于肝，为肝经的药物。桑叶横行的纹理最多，所以主脉络，蚕食桑叶后可以成丝，丝也是络脉的表象。桑白皮完全是丝络结成，是筋的形象，因此也主络脉。肝主筋而藏血，脉络主行血，桑白皮主筋经脉络，因此也入肝经。厥阴肝经，下络阴器，就像树根蟠结于土中，桑根质地坚硬，如《诗经》说"彻彼桑土"，《周易》说"系于苞桑"，都是形容桑根的坚结。另外督脉从肾上贯肝膈，入肺中，循喉咙，挟舌本，其支脉从肺出络心，注胸中。肺与肾为母子关系，金能生水。桑根之性下达而坚结，从肺经下走肝肾，内伤病证可以使用桑白皮，外感用桑白皮则能引邪入肝肾阴分，使咳嗽永久不能痊愈。我的堂妹在八九岁时患伤风咳嗽，医生用杏苏散加桑白皮治疗，至今已经五十年了，咳嗽非但没有治愈，反而逐年加重。试想，如果此咳嗽不能治愈，应当早就死了；属于可以治愈的咳嗽，为什么至今四十多年仍不好呢？这便是因为用了桑

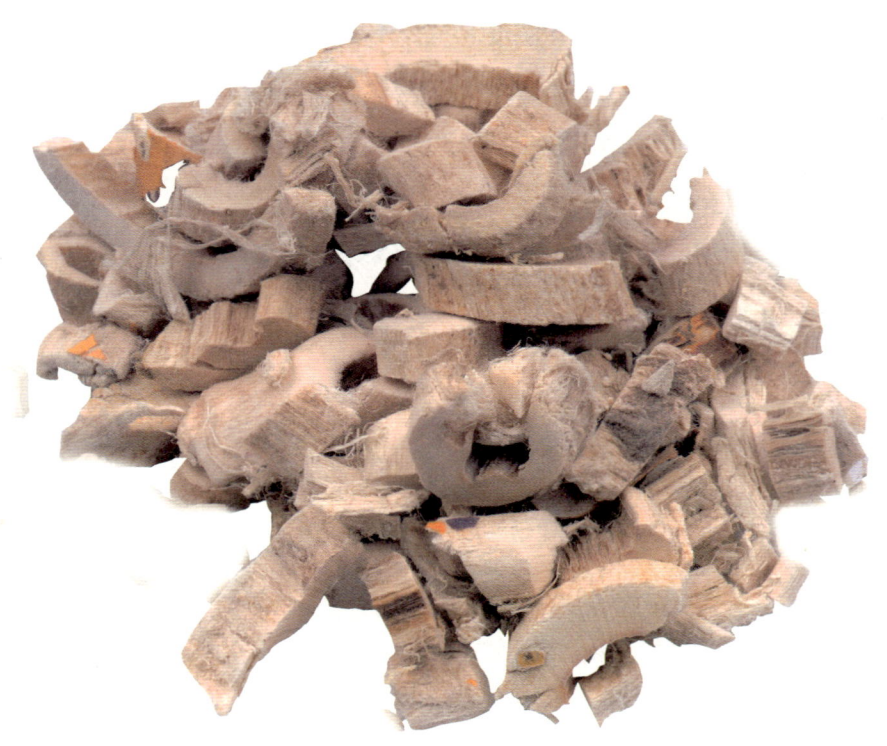

白皮的缘故。我见小儿咳嗽日久不愈的，大多因为服用了桑白皮、地骨皮，使邪气下伏于肝肾，而无法使之外透。至于外感时不能用桑白皮、地骨皮，我也是从仲景的风寒外感禁用桑白皮悟出来的。一般树木的根都生在土中，为何枸杞的根命名为地骨？是因为其根深埋地下，古人又称为"仙人杖"，也是形容其根很深，凡人不知它的终端。木本植物的根入地最深的，没有哪一种能超过地骨，所以它与其他植物的根截然不同，而独有"地骨"的名称。凡是具有特异形状和名称的药物，必定具有特异的功效，也必定具有特异的偏胜之性。地骨入土最深，禀少阴水阴之气，主骨蒸劳热，其药力能至于筋骨，兼有风寒外感者难道能用地骨吗？有人说桑白皮、地骨皮都是药性平和的好药，你为什么如此惧怕呢？我说人参、甘草难道不是药性平和的良药吗？如果实证用人参、中满用甘草，与外感用桑白皮、地骨皮一样，遗患无穷。

◎万物各有偏胜论◎

没有药性不偏的药物，因此任一个方剂都不可能统治各种疾病。正如方书中说，某方可以统治四时不正之气，甚至可以兼治内伤、产妇疾患，这都是没有道理的。近来盛行的方书，莫过于汪切庵的《医方集解》，其中这类方剂就很多。因为这本书文理比较通顺，所以读的人很多，却不知其错误之处。世上有一首方剂可统治四时疾病的吗？适合春天的，就不适于夏季；适于秋天的，就不适于冬季；适于春夏的，就不适于秋冬。我一生对事物本质的体会，只有五谷所做的食品，可以统治四时的饥饿病，其他的还从没有听说过。五谷尚有偏胜，性情最中和的要算饮食了，也存在冬日宜饮汤、夏天宜饮水的区别，更何况药物呢？在自然界中得天地五运六气最全的要数人了，人的本质虽然都一样，但体质仍有偏胜的不同；最具中和之性的是圣人，也存在偏于任、偏于清、偏于和的区别。千古以来，不偏的只有几个人，常人则各有所偏，看《灵枢》有关阴阳五行等的论述，就可以知道了。比人低一等的是禽兽，再降一等的是草木，又降一等的为金石，又怎么能没有偏性呢？用药治病就是用药物的偏性来矫正人体的偏胜。因为药物都有偏胜、太过的一面，所以存在用药宜忌，适合病情的就用，不合病情的忌用，不能存在对某种药物的偏喜、偏憎，只能以病情为依据。医生必须做到中正和平，然后根据病情选用药物，自然可以不犯或偏于寒凉，或偏于温热的错误，也不会用一首方剂笼统治病了。

◎草木各得一太极论◎

自古以来，著作本草的学者，都会逐次论述药物的气味性情，却从没有总论其形体以及生长化收藏的运化，现在特别加以补充。一般芦头主生，干与枝叶主长，花主化，子主收，根主藏，这是木类的规律；草类中主收与藏的都是子。一般而言，干都主上升，芦头上升之性更胜于干；凡是叶都主散，而花更胜于叶。一般枝都可以入络，而须更胜于枝；凡是根都主降，子更胜于根。由芦头开始上升而后为长、化、收，子又主降，而再上升以化以收。如此阴阳升降，符合太极的变化原理。

以我的学识，实在是不足以著书，因此本书的目的只是补充前人的疏漏之处。最后附《解儿难》《解产难》两卷，非常简略，只是摘录关键的内容并对近来的流弊稍作评述。不足之处及冒犯之处希望读者原谅。

与临床运用

论温病的治法、方药

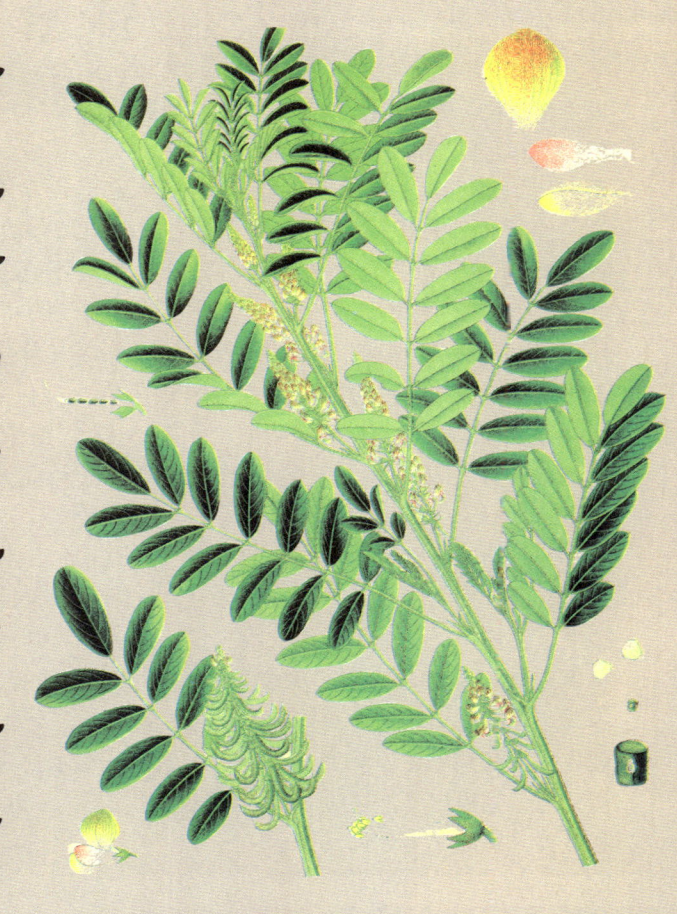

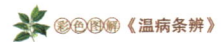

◎吴瑭的三焦治法与临床运用◎

三焦治法是吴瑭所创三焦辨证论治体系中一个重要的组成部分。

辨证论治是中医诊断治疗疾病的基本方法，它是在中医理论指导下，通过四诊收集和分析有关疾病的信息，由理、法、方、药四个环节来完成的。所谓"理"，就是运用中医理论来辨析疾病的病因、病机，对疾病作出诊断，完成辨证；所谓"法"，是在上述基础上，提出相应的治疗原则与方法；所谓"方""药"，是在上述基础上，制定相应的方剂与药物。四个环节一脉相承，丝丝入扣，共同完成辨证论治的全过程，温病的辨证论治自不例外。其中，"法"更是承上启下的桥梁，但是却往往被忽视而影响疗效。对此，《温病条辨》（以下简称《条辨》）在"凡例"中专列一条述其重要性并针砭时弊："古人有方即有法，故取携自如，无投不利。后世之失，一失于测证无方，识证不真，再失于有方无法。本论于各方条下，必注明系用内经何法，俾学者知先识证，而后有治病之法，先知有治病之法，而后择用何方。有法同而方异者，有方似同而法异者，稍有不真，即不见效，不可不详察之。"对温病的治法，吴瑭在《条辨》"杂说"的"治病法论"中提出："治外感如将（兵贵神速，机圆法活，去邪务尽，善后务细，盖早平一日，则人少受一日之害），治内伤如相（坐镇从容，神机默运，无功可言，无德可见，而人登寿域），治上焦如羽（非轻不举），治中焦如衡（非平不安），治下焦如权（非重不沉）。"这一治疗原则，已经成为治温名言被广泛流传和运用。

三焦治法，基于吴瑭创立的温病三焦辨证论治体系。这一体系，是以三焦为纲，九种病名为目，温热、湿热分类，辨病与辨证相结合，理法方药俱全的温病证治体系。所谓"三焦为纲"者，是以上、中、下三焦概括五脏作为辨治总纲来认识温病的病机，归类其病位、病性和病势。谓："温病自口鼻而入，鼻气通于肺，口气通于胃。肺病逆传则心包，上焦病不治，则传中焦，胃与脾也。中焦病不治，则传下焦，肝与肾也。始上焦，终下焦。"与这一病机认识相应，则提出了上述以三焦为纲的治疗法则。对这一治疗法则，应如何理解和掌握，临床又当如何具体运用？

一、"治上焦如羽，非轻不举"

对温病治法，吴瑭述其"系用内经治法"。《素问·至真要大论》提出："微者调之，其次平之，盛者夺之。"即视邪之轻重而治之。"汗之下之，寒热温燥，衰之以属。"即视邪之性质，有针对性地选择药物。"风淫于内，治以辛凉，佐以苦甘，以甘缓之，以辛散之。"即对风温之气偏胜的疾病，应具体选用辛凉甘苦类药物以疏风清热。吴瑭对上焦温病的治则，实源于《内经》的上述指导原则。

上焦温病的治疗原则，基于对上焦温病的病机认识。上焦温病的病位在肺（逆传才为心包），"凡病温者，始于上焦，在手太阴"。其病性为表热证；夹湿者，属表湿热证。其病势传变有三：一是不传而愈；二是重者可传入中焦气分；三是逆传入心包，出现神志改变。由于上焦温病属温病初期，邪袭肺卫，病势轻浅，正气不衰，故应以祛除肺卫表邪为法。遵《内经》之训，吴瑭提出了"上焦如羽，非轻不举"的治疗原则，治以辛凉解表治法。在具体方药方面，提出辛凉轻剂桑菊饮，辛凉平剂银翘散，辛凉重剂白虎汤，而以平剂银翘散为代表。银翘散从药物、剂型、剂量、煎煮方法、服药方法均体现了"非轻不举"之"轻"。

1.药物的选择、用量、剂型均以轻、清为特点。银翘散中多选用了质轻、味薄，具有辛凉宣散的花叶类药物，如银花、薄荷、竹叶、芥穗之属，以宣散肌表的风热。再从夹湿的暑温初期代表方新加香薷饮来看，由于加入了银花、连翘，改扁豆为鲜扁豆花，把原属辛温之剂的香薷饮，改为"辛温复辛凉法"的新加香薷饮，也体现了"非轻不举"的原则。在剂型和用量上，银翘散运用了散剂，即粗末。散剂的用量大大减少，煎煮时间短易于吸收，其用量每次只有六钱全方也只有五两六钱可服用9次，约3天的用量。桑菊饮的总量为一两二钱六分。从剂型选择和用量上也体现了"轻"的特点。

2.煎煮方法以轻煎为特点：银翘散方下，详述了煎煮方法。一是用鲜苇根汤煎煮。苇根甘寒质轻，具有清热、宣透、生津功效，鲜者多汁，生津作用好，故《条辨》五汁饮亦用之。二是煎煮时间，《条辨》定为"香气大出即取服，勿过煎。肺药取轻清，过煎则味厚而入中焦矣"。其标准、其道理十分明确。由于火力大小不同，其煎煮时间以"香气大出"为准。说明辛凉宣散的药物已经煎出，但过煎，其有效成分很快即挥发掉而无效。这一标准，当前应如何掌握？由于当前通用的银翘散多选用饮片煎剂，因此必须增加浸泡时间，宜浸泡半小时为宜。饮片需要煎煮两遍，才能把有些根茎类药物如桔梗等药物有效成分煎出。第一煎，煎煮时间一定遵《条辨》所嘱，"香气大出即取服"，如果改为计时，沸后改小火 10 分钟就可以了；第二煎沸后改小火，也不宜超过 20 分钟。薄荷、芥穗以后下为宜。两煎取汁混合后，分两次温服。如果表证明显，也可一、二煎分别服用，以助第一煎的透表之力。如果发热较高，需要加用生石膏类甘寒清热药物，应先煎 15 分钟，再合入其他药物同煎。当前，银翘散的中成药制剂，一是老剂型银翘解毒丸的蜜丸制剂，我认为并不符合银翘散的制方含义。另一种颗粒剂银翘解毒颗粒，服用方便，制作精巧，临床疗效好，天津生产。可惜近几年医院和市场已见不到了，据说是成本不断升高而价格不得变动之故，赔本的买卖谁干呢？

3. 服药方法以少量频服为特点：病轻者，日二夜一服，重者，日三夜一服，即 6~8 小时服药一次。至于夜间少服，我想是考虑到让患者安静休息，勿予频繁打扰，以利恢复。少量频服法，吴瑭谓之"时时清扬法"。当前的饮片制剂，特别是机器煎煮，建议日服三次，即每天一剂半为好。

上述选药、剂型、用量、煎煮、服药方法均体现了一个"轻"字。是否"轻"而无效呢？吴瑭谓："此方之妙，纯然清肃上焦，不犯中下，无开门揖盗之弊。"上世纪，陕西著名中医米伯让先生在治疗急性传染病流行性出血热等方面取得了重大成功。初期均以银翘散为主方，其中流行性出血热初期 21 例发热患者，按照银翘散的煎煮方法（重者日两剂）改散为汤，其中 14 例不但迅速退热，而且均未出现低血压期，收到越期而愈的显著疗效。

与提出"上焦如羽，非轻不举"的治疗原则方法同时，《条辨》还相应提出了上焦温病的治疗禁忌，如"禁辛温发汗""治上不犯中下"，湿温禁汗、下、润等，认为上焦温病在肺卫，初期不能选用中、下焦药物，苦寒、苦温均在禁用之列。提出"岂有上焦温病，首用中下焦苦温雄烈劫夺之品，先劫少阴津液之理？""病初起，勿犯中焦"。至于过煎之弊，强调"肺药取轻清，过煎则味厚而入中焦矣"。选药轻清、剂型轻、用量轻、煎服法轻，均体现了"上焦如羽，非轻不举"的重点是一个"轻"字。

二、"治中焦如衡，非平不安"

中焦温病的这一治疗原则，基于对中焦温病的病机认识。温病进入中焦，其病位在胃与脾，其病性属实热者，多在胃，属里热证、里实证。夹湿者，则为里湿热证，其病势已进入温病的极期——高热期。正邪交争激烈，邪气盛实，正气有一定损伤。热盛者，多伤胃阴；湿盛者，多伤脾气，亦损胃阴。

中焦包括胃与脾。胃主降，脾主升，一升一降，平衡协调，共同完成饮食的受纳、消化。因此，在生理状态下，"中焦如衡"。当温邪深入中焦后，破坏了脾升胃降的"衡"态。邪不去，则正不复。因此，中焦温病当以祛除邪气为主。遵《内经》"其次平之，盛者夺之"的祛邪原则，就是要平定邪气，甚至"夺邪"排出。吴瑭提出了"中焦如衡，非平不安"的治疗原则，以恢复脾升胃降的"衡"态。

祛邪的具体治疗，属温热类者，应用清下二法。属湿热类者，则用清化湿热法。当热邪弥漫全身，出现大热、大渴、大汗、脉洪大、舌黄的里热证时，要选用清法。代表方剂为白虎汤，甘寒清热而不伤阴，再如减味竹叶石膏汤，《条辨》虽为热盛伤心阴出现脉促而设，亦属重剂，但此方清里热而需顾心、胃、肺阴，也是不错的选择。白虎汤中的君药是生石膏，其用量在《条辨》中列为八两到一两。但在《吴鞠通医案》中，远超此量，特别是在传染病流行期，特别是以辛温发汗误治的患者，重用生石膏达八两之多，并加用了西洋参。但案中多嘱"热退止石膏"。生石膏与参同用，始于《伤寒论》的白虎加人参汤。吴瑭用治温病，改用西洋参，气阴兼顾。关于生石膏的用量，个人经验，用于退热，30~60克即可。至于是否先煎生石膏，当解表剂中加入生石膏时，如银翘散、桑菊饮等，生石膏应该先煎15~20分钟。为清里热，煎煮时间在30分钟以上者，生石膏就无需先煎了。对素体脾虚易腹泻者，可加用薏苡仁，党参等。如里热盛迫津液蒸腾，使津液大量外泄，伤及胃肠津液，造成热结胃腑，肠道不通，则需用下法通下腑实，以救津液，所谓"盛者夺之"，用承气辈。《条辨》诠释承气汤为"通胃结，救胃阴，仍系承胃腑本来下降之气"，非常精当。在《伤寒论》三承气汤的基础上，吴瑭新制宣白承气汤、导赤承气汤、牛黄承气汤、增液承气汤、新加黄龙汤、护胃承气汤、承气合陷胸汤七个承气汤系列方。这七个承气汤主要解决两个问题：一是腑实又有多种合并症，二是腑实与正虚并存。如腑实合并肺经痰热蕴肺，小便赤痛、神昏谵语邪闭心包、下后复聚、气虚、阴虚等，从而大大丰富了通下法的运用，扩大了适应证，在临床中，非常实用。应对一些肺部感染、发热、便结、咳嗽、痰黄者，可用宣白承气汤、承气合陷胸汤。对小便赤涩热痛属泌尿道感染合并便结者，可选用导赤承气汤。对习惯性便秘属阴虚者，可选用增液承气汤。对老年气虚、传导无力便难者，可选用新加黄龙汤等，均收良效。还可在治疗不同原发病方中有便结便秘者，适当合入上述方剂。对小儿发热患者，适当加入少许酒军及消导药，有助于退热。至于湿热类温病，由于湿热内蕴，气化不行而出现脾胃升降失常乃至全身气化不行者，则以升降中焦为定法。常用辛开苦降以化解湿热。常用的代表方剂如杏仁滑石汤、黄芩滑石汤、加减正气散、加减泻心汤等。组方中常以苦寒药加苦辛温药同用，如黄连与半夏、黄连与干姜、黄连与厚朴等，开降脾胃之湿热，再配合芳香宣化、淡渗利湿、分消上下，以恢复脾胃升降气机的"衡"态。总之，针对不同性质的温邪，采用不同的治疗方法以平定祛除热邪、实邪、

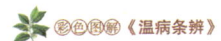

湿热邪，恢复中焦脾胃的升降气机，均谓之"非平不安"。

与中焦平定热邪、实邪、湿邪相应，也提出了若干治疗禁忌。如对温热类温病提出禁连下，禁纯用苦寒，禁淡渗利湿，禁暴食以及白虎四禁，斑疹治禁等，对湿热类温病，则提出湿温三禁——禁汗、禁下、禁润，而苦寒、淡渗则为常用之法。由此也可看出，同属中焦温病，同为祛邪以达"非平不安"的治疗目的，温热类与湿热类的治宜与治禁具有很大不同，甚至是相反的。因此，按《条辨》首先区分是否夹湿，做到吴瑭所提"是书着眼处全在认证无差"是选择治法的基础。

三、"治下焦如权，非重不沉"

下焦温病的这一治则，仍基于对下焦温病的病机认识。下焦温病，从病位来看，应定位于肝和肾；从病性来看，热邪深入，阴液受损，由伤及上中焦的肺胃津液深入则伤及肝肾阴液；从病势来看，属于温病的后期，可以出现壮火复炽，热深厥深，动风动血，阴虚阴竭的危重证候，应以清余热、补阴精为大法。由于肝肾同居下焦，藏精血，要治以"重"，始达下焦。"权"，为秤锤，喻其重坠之义。在选方用药上，一是选用味厚质重的药物，以育阴潜阳熄风，二是多选用血肉有情之品，以育阴填精生血。常用药物有地黄、白芍、阿胶、龙骨、牡蛎、鳖甲、龟板、淡菜、鸡子黄等，比之上中焦之用梨汁、沙参、玉

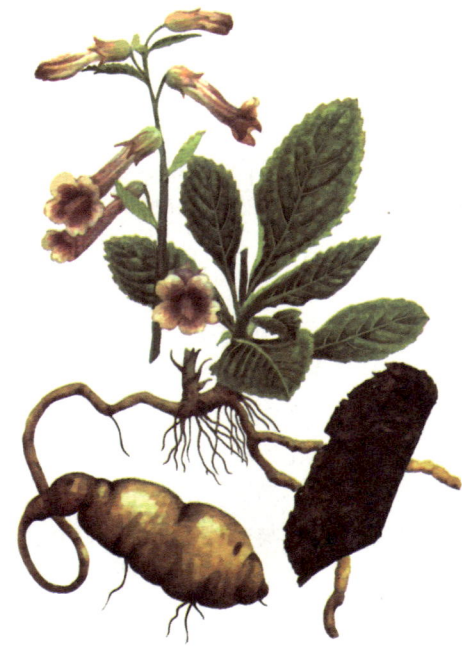

竹、花粉、黄芩、石膏、银花、连翘、竹叶等显然是味厚质重了。之所以要"重"，在于使药物深入下达于下焦的肝与肾，或重镇潜阳息风止痉，或补益受损的肾精肝血。对邪热尚盛而阴虚者，可选黄连阿胶汤，青蒿鳖甲汤清热护阴。对阴虚阴竭虚风内动者，宜复脉和定风系列方。对气欲绝者，还要加用参。这些方剂对传染病或感染性疾病后期治疗均有良效。对病后缓补真阴者，《条辨》制"专翕大生膏"一方，多选用血肉有情之品，即大量动物药。缓补剂型以膏为宜。据说百年老店同仁堂过去每年至秋冬就备制专翕大生膏，可以按重量零售，但早已多年不见有售了。

对下焦温病，提出了下焦三禁："壮火尚盛者，不得用定风、复脉，邪少虚多者，不得用黄连阿胶汤。阴虚欲痉者，不得用青蒿鳖甲汤。"意在辨析正邪的多寡、进展，或以清热为主、或以育阴为主。

至于下焦温病之夹湿者则有所不同。湿热类温病后期，全身气机受损，不但湿凝气阻，而且会伤及阳气，或阴阳两伤，其用药原则"下焦如权，非重不沉"，也是适用的，多选用质重味厚甚至温燥之品，为"湿凝气阻，三焦俱闭，二便不通"者，治以半硫丸之用硫黄，鳖甲煎丸之用鳖甲、阿胶等。对气虚伤阳者，参、茸、桂、附也为常用之品。下焦湿温的病机十分复杂，寒、热、湿、瘀、结、阴阳两伤、虚实夹杂，需详加辨析，入微入细，适当处理。

🥄 四、内伤疾病的三焦治法

吴瑭三焦辨证体系的核心，是以三焦概五脏作为辨治总纲。既不同于《伤寒论》的阴阳（三阴三阳）为纲，也不同于叶天士的气血（卫气营血）为总纲，其实质是突出了脏腑辨证在温病辨治中的核心地位，从治疗的病位、病性、病势、病程到上述三焦治法，一脉相承。后来，在他晚年著作《医医病书》中，对内伤诸病也提出了以三焦进行辨治。在"治内伤须辨明阴阳三焦论"这篇专论中，提出："必究上中下三焦所损何处。补上焦以清华空灵为要。补中焦以脾胃之体各适其性，使阴阳两不相奸为要。补下焦之阴，以收藏纳缩为要；补下焦之阳，以流动充满为要。余补下焦，峙此三法：专翁膏补下焦之阴者也，奇经丸补下焦之阳者也，天根月窟膏阴阳并补，使阴阳交纽者也。补上焦如鉴之空，补中焦如衡之平，补下焦如水之注。"（《医医病书·证治要论》）其于《条辨》所提的温病三焦治法是一致的。其上焦"清华空灵""如鉴之空"与"上焦如羽，非轻不举"是一致的。其中焦"如衡之平"，使"脾胃之体各适其性"与"中焦如衡，非平不安"是一致的。其在下焦，则阴阳分论，略有不同。由于温病之不夹湿者，易于伤阴，"留得一分津液，便有一分生理"，强调下焦温病，补肝肾之阴"下焦如权，非重不沉"，此与补下焦之阴，以收藏纳缩为要是一致的，方用《条辨》的专翁膏也是相同的。至于对内伤疾病的下焦治法，还十分强调阳气的存亡："惟热病之后，妇人产后，伤阴者十之八九。……盖阳能统阴，阴不能统阳，其他者则阴阳俱伤……即应当补阴之症，仍所以为恋阳计也。析薪为生火也，添油为明灯也……从来最善补虚者，莫若仲景……诸虚不足，小建中汤主之。"（《医医病书·病理各论》）吴瑭以薪与火、油与灯为例，生动说明了阴阳互根，阴基阳统的关系。所列"通补奇经丸"，以参、茸等温补阳气，天根月窟膏以人参、鹿茸"补下焦之阳"，以海参、鲍鱼等补阴。以上两方均见于《条辨》之中。其实，在《条辨》下焦湿

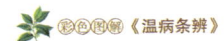
温之中，也已阐述了湿阻气机而损阳气，并大量使用了姜、桂、附、参、术、芪。如术附汤等，所谓"温病之不兼湿者，忌刚喜柔"原则。因此对内伤诸疾的三焦治法，与温病之三焦治法也是一脉相承、相一致的。综上所述，吴瑭的三焦治法，是其三焦辨证论治体系中的重要一环，既包括了温病的三焦治则，也涵盖了内伤疾病的三焦治则。对中医脏腑辨证论治中的治则治法做出了发展与创新，对外感与内伤的治则治法均具有指导意义。

◎《温病条辨》养阴法的运用◎

　　温病的治疗，不外祛邪与扶正两大法则。清热、养阴是温病之不夹湿者的主要治法。其中养阴法是主要的扶正方法。

　　养阴法则的提出，源于《内经》。《内经》认为，阴精是构成人体生命现象和产生人体正常生理活动的基础物质。所谓"人始生，先成精""夫精者，身之本也""精化为气"等。人体疾病，不论外感或内伤，几乎无不直接或间接地耗伤人体的阴精，造成阴虚。《灵枢·本神》谓："五藏主藏精也，不可伤。伤则失守而阴虚，阴虚则无气，无气则死矣。""夺阴者死。"因此，养阴保精就成为养生防病和治疗疾病的主要法则之一。特别是对急性热病的防治中，《内经》十分强调精阴的重要作用，指出"藏于精者，春不病温"（《素问·金匮真言论》），"冬伤于寒，春必病温"。热病由于以发热为主，热盛必然伤阴。因此，对热病的治疗，更是十分明确地提出："泻其热而出其汗，实其阴以补其不足。"（《灵枢·热病》）把泻热和养阴作为治疗热病的两大治疗法则。因此，养阴法则的提出，实源于《内经》。

　　《伤寒论》遵《内经》之训，对伤寒的治疗处处以"存津液"为务。对阴精的养护，主要提出了以下四点：

　　1. 祛邪以存阴：仲景立清热、攻下诸法，在于使邪去正安，津液得存。特别是列"阳明三急下""少阴三急下"以急祛热邪来力保津液，从急治；对热盛而津液内竭者，另立蜜煎导一法，从缓治。从急从缓，其意均在保存津液。

2.慎用攻邪，中病则止：《伤寒论》反复论列坏病，详辨误汗、误吐、误下所致伤阳耗阴之弊，指出攻邪之法，证不备不用，证备必用，但中病则止。如"得下，余勿服，一服利，止后服"等，其意仍在保存正气，包括津液和阳气。

3.列温病治疗禁忌：指出温病初起，在太阳阶段，禁汗、下、火，以免助火添邪，使邪陷阴伤，以致不救，所谓"一逆尚引日，再逆促命期"，其意仍在保护阴液。

4.创制了一些清热和养阴相合、扶阳和益阴并用的方剂，如黄连阿胶汤、竹叶石膏汤、炙甘草汤等。同时使用酸甘、甘润的方药以化育阴液，如芍药甘草汤、猪肤汤等，温病学中的许多养阴方，即在这一基础上加以发展和化裁。

总之，《伤寒论》中对阴精的护养，主要还是立足于保存津液。至于对已经损耗的阴液，如何通过药物加以补充，所出方药甚少。

钱乙化裁"金匮肾气丸"为"六味地黄丸"，成为滋阴补肾之祖方。

朱丹溪主抑相火，补肾水，他的"大补阴丸"，是把滋阴与泻火潜阳结合起来加以运用。

叶天士是在养阴方面作出了重要贡献的一位医家。在诊断上，他详论察舌验齿以辨阴液之存亡；在治疗上，他提出了"极阴不在血，而在津与汗"；辨脾胃分治，主以甘凉濡润之品滋养胃阴、滋肾液之治，从而为养阴生津法在急性热病领域中的运用，作出了新的贡献。

吴鞠通在继承《内经》、师承叶学的基础上，在《温病条辨》中全面论述了温病热盛伤阴的病机，指出了养阴生津在温病治疗全过程中的重要意义，并分别三焦，详细阐明了养阴法的具体运用，整理、创制了一系列养阴方剂。这些理论和方法不但在外感热性病的防治中具有指导意义，久用不衰，而且越来越广泛地运用到内科杂病的治疗之中而取得良效，以下就其主要内容简述如下：

一、强调阴精在温病病因病机方面的重要作用

吴鞠通继承《内经》"藏于精者，春不病温"的论述，指出"盖能藏精者一切病患皆可却，岂独温病为然哉""盖冬伤寒则春病温，惟藏精者足以避之"（《温病条辨·原病篇》）。也就是说，既然精足者可以根本不发病，那么，必然是"病温者，精气先虚"（《温病条辨·上焦篇》）。因此，吴鞠通认为，精气不足是温病发病的内因。

吴鞠通指出，温病的病机，主要是热邪伤阴，温病机转的关键是津液的

存亡。他说："温热阳邪也……阳盛伤人之阴也。"（同上）"盖热病未有不耗阴者，其耗之未尽则生，尽则阳无留恋，必脱而死也。"（《温病条辨·原病篇》）因此，他提出，治疗温病的关键在于存津液，救阴津。他甚至把《温病条辨》一书归结为"救阴精"，原文谓："本论始终以救阴精为主。"（《温病条辨·杂说》）他的"留得一分津液，便有一分生理，贵在留之得法耳"（《温病条辨·原病篇》）一语，早已成为治疗温病的至理名言而为人们所熟知。

二、养阴法的具体作用

吴鞠通在《温病条辨》中共列养阴方剂47首，用药四十余种。其特点为：根据热邪伤阴的部位和轻重，分别按三焦立法处方，形成养阴系列方药。根据邪正之盛衰进退，把养阴与祛邪、养阴与益气结合起来加以运用。

1. 根据伤阴部位与轻重，分三焦论治。

上焦温病，病位在肺，逆传可陷心包。因此，上焦养阴，应以益肺津和救心液为主。具体运用，大致有以下三点：

（1）"预护其虚"。由于上焦温病属于温病初期阶段，热邪未盛，津液未伤或未大伤，在治疗上应以宣散上焦风热，防止热邪伤阴为主，所谓"预护其虚"。其具体内容有两点：一是忌辛温发汗，避免汗出耗津，因为汗为心液，汗出必耗伤心液而致内陷心包。二是注意治上勿犯中下，忌用苦寒和苦温类药物化燥伤阴、引邪入里。

（2）以甘凉甘寒之品养肺津。肺主气属卫，外合皮毛，温病首先犯肺。汗为津液所化。因此凡温病出现汗出多而口渴甚或黏滞不爽者，均为津液外泄和伤津的表现。可以用五汁饮、雪梨浆、沙参麦冬汤等甘凉、甘寒清润之品濡之沃之，以养肺胃之津液。其中五汁饮不但可生津解渴，用于温病各阶段，而且后期还可作为常用的饮食疗法。

（3）如误伤心阴心阳，热邪内陷心包而出现神昏谵语或舌绛入营者，则用清宫汤或清营汤，既能清心解毒辟秽搜邪，又可滋养心阴。

中焦温病，病位在脾与胃。温病之不夹湿者，在中焦以阳明病为多见。因此，中焦养阴以养胃阴为主。温病入于中焦，热邪炽盛，可以出现明显的灼伤胃阴的证候，如汗大出、口渴舌燥、大便燥结等。在治疗上一面用清、下法急急逐邪，以阻断耗阴之源，一面用甘寒、咸寒、酸甘类方药救胃阴。中焦养阴的方药大致有三种：一是甘寒类，吴鞠通谓："阴伤既定，复胃阴者，莫如甘寒。"（《温病条辨·中焦篇》）方用益胃汤、玉竹麦门冬汤、牛乳饮、清燥汤等。用于热邪灼伤胃阴或下后复胃阴。二是咸寒苦甘类，方用增液汤。用于素体阴虚而大便燥结，吴鞠通谓之"阴亏液涸之半虚半实证"，寓泻于补，增水以行舟。此方不但有润下燥结之功，而且可以滋阴降火，因此吴鞠通在不少清热、攻下方中，均合入增液汤以养阴增液。如治疗气血两燔的玉女煎去牛膝熟地加生地元参方、清营汤、冬地三黄汤、护胃承气汤、新加黄龙汤、增液承气汤等。三是酸甘化阴一类，根据《内经》酸甘可合化阴气的理论。于甘寒之中，加入白芍、乌梅等。取其酸甘合化阴气之意。原文谓："复酸味者，酸甘化阴也。"方如麦冬麻仁汤。

下焦温病，病位在肝与肾。下焦温病，属于温病后期，正虚邪恋。肝肾阴分大伤，因此下焦温病的治疗应以救阴为主。养阴以滋补肝肾之阴为主。吴鞠通谓："温病深入下焦劫阴。必以救阴为急务。"（《温病条辨·下焦篇》）如邪尚盛者，当予搜邪。肝肾阴伤的主要表现有夜热早凉、口渴咽干、舌绛干、耳聋、神昏欲眠、手足瘈疭甚则痉厥、脉虚数等里虚热证。在治疗上以加减复脉汤以复肝肾之阴。加减复脉汤系从仲景炙甘草汤，减去参、桂、枣、姜等温阳益气药加芍药而成。在加减复脉汤的基础上再加潜阳、定风药物又化裁出一系列下焦温病系列方。如一至三甲复脉汤、大定风珠、救逆汤等。以养阴、复脉、安神、息风、潜阳。

温病的病后调理，仍以养阴为主。方用益胃汤、五汁饮、牛乳饮等。如久

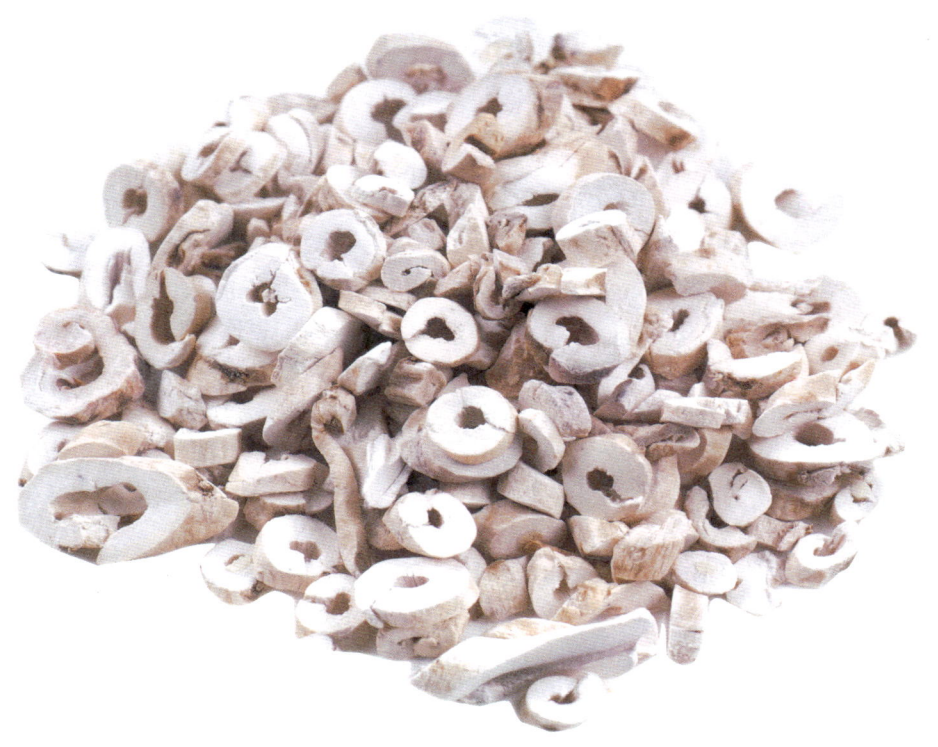

虚难复者，则用专翕大生膏血肉有情之品以从缓治。

《温病条辨》常用的养阴药物有四十多种。按使用次数在十方以上者，依次排列有地黄、麦冬、白芍、元参、阿胶、知母。多属甘寒药物，其次为咸寒、酸寒类药物。

2. 养阴与祛邪兼顾《温病条辨》除按三焦及所属脏腑制定一系列养阴方剂之外，还广泛采用了养阴与祛邪兼顾的方法，既祛邪，又养阴，二者相辅相成。这类的方剂主要有：

养阴解表合用：方如银翘散加生地、丹皮、赤芍、麦冬，用于太阴伏暑，舌赤无汗者。

养阴与清热合用：方如玉女煎去牛膝熟地加生地元参方、银翘汤、化斑汤、减味竹叶石膏汤、清宫汤、清营汤、清燥救肺汤、冬地三黄汤、青蒿鳖甲汤、犀角地黄汤、竹叶玉女煎等。把养阴与清气、清营、清宫、凉血等结合起来。这类方剂在《温病条辨》中应用最广，如温病热盛伤及心阴而出现促脉等，以减味竹叶石膏汤清心热，养心阴。温病伤阴而小便不利时，以冬地三黄汤，甘苦合化阴气。温病后期，热不退时以青蒿鳖甲汤、黄连阿胶汤等以养阴退热并进。

养阴与攻下合用：方如增液承气汤、护胃承气汤等。

养阴与固涩合用：方如地黄余粮汤、一甲煎等。

养阴与潜阳息风合用：方如一至三甲复脉汤、大小定风珠等。

3. 养阴与益气并用。

吴鞠通对温病的扶正治疗，虽然强调养阴为主，但是，他并不把阴精和阳气孤立起来对待。他认为阴阳是互根的，阴虚则阳无所恋，阴竭则阳亦脱。因此他提出"守阴所以留阳"。而详列三焦益阴留阳之法。但是他的高明之处在于他还看到阳能化阴。当热邪耗阴、阴虚而致气欲散阳欲脱之际，他十分明确地指出，急当益气固脱，收敛阳气。如热邪炽盛，出现汗大出、鼻扇、气喘欲脱、脉大而芤甚至脉散大时，主以白虎加人参汤倍用人参以急救化源。或用生脉散补气益阴敛阳。他说："阴虚而阳不固也，补阴药有鞭长莫及之虞，惟白虎退邪阳，人参固正阳，使阳能生阴，乃救化源欲绝之妙法也。"（《温病条辨·上焦篇》）在温病后期，正邪交争，背水一战，欲作战汗而不能，用复脉汤加人参，下焦温病有阴阳脱离之象时，用救逆汤加人参等。总之，既善阴中求阳，又善阳中求阴，可谓得阴阳互化之妙缔。

综上所述，吴鞠通在《温病条辨》中，对温热伤阴的病机和养阴法的具体运用进行了全面、系统的论述，并以三焦为纲，制定了养阴系列方剂。但是，在温病的扶正治疗当中，吴鞠通也并不拘执养阴一法。如对温病之夹湿者，诸如暑温、湿温、伏暑等。他就提出"喜刚忌柔"的用药原则，反对滥施补阴。他对湿温的治疗，常用益气温阳的方法。不但参、术、芪在所习用，姜、桂、附，也在所不忌。就是对温热病的治疗，也不可拘执养阴。如温病后期调理，特别是素体阳虚，或过用寒凉者，谆谆告诫"不可固执养阴之说，而灭其阳火"（《温病条辨·下焦篇》），而列桂枝、半夏、建中数法。在他的医案及《医医病书》中，多次批评朱丹溪阳常有余、阴常不足之论以及世医滥用养阴之弊。指出："虚劳一症，阳虚者多，阴虚者少。惟热病之后，妇人产后，伤阴者十居八九。……盖阳能统阴，阴不能统阳，其他则伤阳居多。今人恣用补阴，爱用寒凉。伤阳益甚矣。古人云，阳不尽不死。又云，人非阳气不生舌。……即应当补阴之症，仍所以为恋阳计也。析薪为生火也，添油为明灯也。……从来最善补虚者莫若仲景。……诸虚不足，小建中汤主之。……盖建中以调和营卫为扼要，以补土为主。"因此，正确理解和运用养阴法的关键，仍如吴鞠通在《凡例》中所指出的："是书着眼全在认证无差，用药先后缓急得宜，不求识证之真，而妄议药之可否，不可与言医也。"

对三承气汤的发展与临床运用

《伤寒论》中的大承气汤、小承气汤和调胃承气汤（以下简称"三承气汤"）是为攻下里热实邪而立。主要用于阳明病阶段。阳明病属于急性外感热病的极期。病邪已由表入里，邪气盛实，正气未虚，正气全力以抗邪。因此，在治疗上应以祛邪为主。"三承气汤"即是阳明病逐邪的主要方法，在《伤寒论》中居于十分重要的地位。在《伤寒论》中，有关"三承气汤"的条文共33条（其中22条在阳明病篇中），约占全书397条条文的1/3。而桂枝汤的条文也不过31条，小柴胡汤的条文是19条，白虎和白虎加参汤是9条，可以说，"三承气汤"乃《伤寒论》中攻邪之第一方。

"三承气汤"的适应证，主要有三个方面：第一是攻下有形热结，症见谵语、烦躁、喘息、汗出、潮热、腹满痛、不大便等里热盛实者。根据热盛燥结的轻重不同，分别予以大、小、调胃承气汤。成无己《注解伤寒论》谓：

"大热结实者，与大承气汤；小热微结者，与小承气汤。""与调胃承气汤以下胃热。""与调胃承气汤以下郁热。"第二是急攻热邪，以救阴液。从阳明病的"三急下"、少阴病的"三急下"来看，用大承气汤急攻并不拘于燥屎。如阳明病"三急下"中，阳明病见"发热汗多""目中不了了，睛不和"，就以大承气汤急下；少阴病"三急下"中，少阴病得之二三日出现"口燥咽干""自利清水"者，也要用大承气汤急下。这里不但用大承气汤重剂，而且要下之以"急"。其意在于如不急泻盛热，必旋即出现阴竭，故以大承气汤急急泻热，"以救肾水"，急救将竭之津液和阴精。后世吴又可就明确指出："承气本为逐邪，而非专为结粪而设也。"第三是用于攻逐有形热结实邪等，如宿食、水气、瘀血、下利属实者，见于《金匮要略》多篇之中。

对"三承气汤"的运用，《伤寒论》提出了严格的适应证，制定了轻重不同的方剂，规定了急下、缓下，详论了误下之害，强调了"得下，余勿服"，"一服利，止后服"等用药原则等。但是，毕竟还未能尽善。如对正虚邪实者如何攻下？对下之不通者、下后热邪未全除者、下后复聚者如何处理？对兼有合并证者如何兼顾？对已丢失的津液如何补充？亦未能周备。其中有的问题，仲景已经提出，但没有提出具体解决方法。如"阳明病，谵语，发潮热，脉滑而疾者埘、承气汤主之。……明日又不大便，脉反微涩者，里虚也，为难治。不可更与承气汤也""阳明病，自汗出，若发汗，小便自利者，此为津液内竭，虽硬不可攻之"等。上述问题，吴鞠通《温病条辨》（以下简称《条辨》）中做了一系列重要发挥、发展和创新。述要如下。

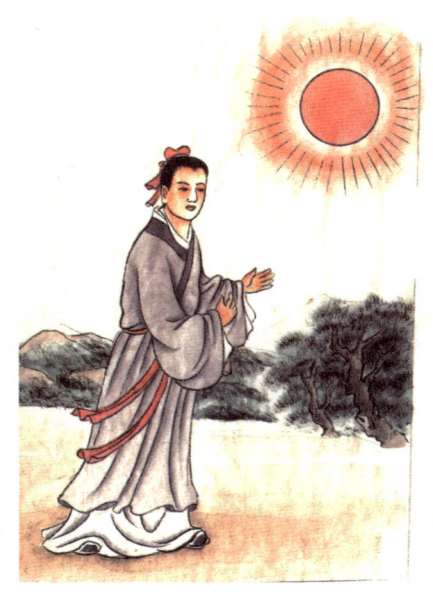
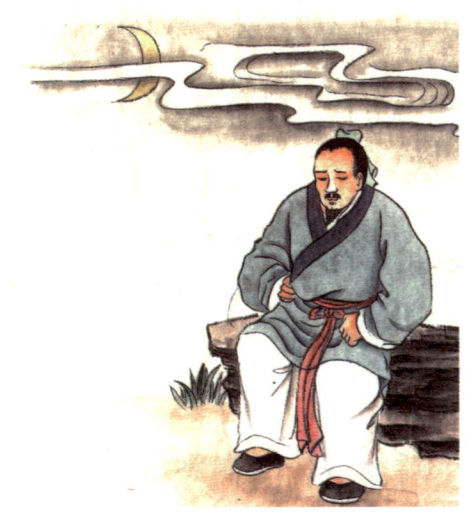

一、对《伤寒论》"三承气汤"的发挥和若干补正

1. 对承气汤的精当解释。《条辨》谓："承气者，承胃气也。……承气汤通胃结，救胃阴，仍系承胃腑本来下降之气……故汤名承气。"对承气汤的方义做了精当的诠释。

2. 以热结、液干作为选方的两个指标，并增创增液一法。谓："本论于阳明下证，峙立三法：热结液干之大实证，则用大承气；偏于热结而液不干者，旁流是也，则用调胃承气；偏于液干多而热结少者，则用增液，所以迥护其虚，务存津液之心法也。""诸证悉有而微，脉不浮者，小承气汤微和之。"从邪实轻重和津液耗伤两方面作为选方的指标，可谓要言不繁。

3. 对热厥证治，做了补充和条文设置的更动。《伤寒论》对热厥的证治，提出要用下法，原载入厥阴病篇中，谓："伤寒一二日至四五日，厥者必发热，前热者后必厥，厥深者热亦深，厥应下之，而反发汗者，必口伤烂赤。"《条辨》谓："阳明温病，面目俱赤，肢厥，甚则通体皆厥，不瘛疭，但神昏，不大便，七八日以外，小便赤，脉沉伏，或并脉亦厥，胸腹坚满，甚则拒按，喜凉饮者，大承气汤主之。"一方面，对热厥的证候做了更具体的描述，补充了体厥、脉厥等，补充了对热厥重证应以大承气攻下。另一方面，认为热厥多出现于急性热病的极期，因此，把热厥条文设置在阳明温病阶段加以论列，而《伤寒论》则把热厥的条文置于急性热病后期的少阴病、厥阴病篇中，使后学易产生多歧之惑，难以理解。这一补正，更加具体而易于理解，便于指导临床。至于热病后期的阴虚阴竭致厥，《条辨》则置于下焦篇中另立证治。

4. 对"少阴三急下"的热结旁流证，做了方药和条文的调整。《条辨》对热结旁流证调整了方药和条文，改大承气汤为调胃承气汤，把条文设置到阳明温病中论列，并对方药做了调整。《伤寒论》谓："少阴病，自利清水，色纯青，心下必痛，口干燥者，急下之，宜大承气汤。"《条辨》谓："阳明温病，纯利稀水无粪者，谓之热结旁流，调胃承气汤主之。""热结旁流，非气之不通，不用枳、朴，独取芒硝急迫之性，使之留中解结，不然，结不下而水独行，徒使药性伤人也。"柳宝诒在《温热逢源》中对这一补正，给予了肯定和赞许。

5. 细辨谵语，分论分治。《伤寒论》"三承气汤"证多有谵语。指出其病机为："阳明病，其人多汗，以津液外出，胃中燥，大便必硬，硬则谵语。""实则谵语。"《条辨》对此作了发挥："伤寒之谵语，舍燥屎无他证，一则寒邪不兼秽浊，二则由太阳而阳明；温病谵语，有因燥屎，有因邪陷心包。因燥屎而谵语者，仍用下法；因邪陷心包而谵语者，则另立芳香开窍，辟秽解毒一法，

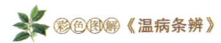

用安宫牛黄丸、紫雪丹开之。二者当于有汗与无汗，脉实与不实中细辨之。"
对谵语的病机和治疗，在继承《伤寒论》的基础之上，做了发挥和发展。

二、对《伤寒论》"三承气汤"的发展与创新

《伤寒论》"三承气汤"是为急性热病攻逐里实热邪而创制的主要方法和传世名方，但是，尚有未能尽善之处。如对正虚津液内竭而又里实者，认为"难治"，"虽硬不可攻之"，未出方治，或在不得已的情况下，仍用大承气汤急攻，如"少阴三急下"。再如也曾立"蜜煎导法"，但须待其"自欲大便时"，才可导而通之，亦未能周备。《条辨》对此做了一系列重要的发挥和创新。

1.创攻邪与扶正相结合三方。

（1）增液汤：由元参、麦冬、生地组成，元参为君药。此方把增液和泻热结合起来，祛邪与扶正结合起来。《条辨》谓："偏于液干多而热结少者，则用增液。""妙在寓泻于补，以补药之体，作泻药之用，既可攻实，又可防虚。余治体虚之温病，与前医误伤津液，不大便，半虚半实之证，专以此法救之，无不应手而效。"称"务存津液之心法"。增液汤不属于下法，应归属养阴法，增液以润下。凡属温病耗伤津液、胃液、肾阴者均可应用。在《条辨》中，不少方剂均合入了增液汤，为加减玉女煎方、清营汤、冬地三黄汤、增液承气汤、护胃承气汤、新加黄龙汤等。增液汤的适应证主要有四：阴虚体质病温而成里实者，下之不通"无水舟停"者，下后复聚者，老年患者且不耐攻下。此外，在杂病中运用也很广泛。如习惯性便秘属阴虚者，老年气阴两虚便秘者，用增液汤合补中益气汤，疗效也很满意。

（2）增液承气汤：即增液汤加大黄、芒硝而成。用于津液不足已服增液而不下者。此方把养阴增液与攻下结合起来。

（3）新加黄龙汤：此方是由陶华《伤寒六书》中的黄龙汤化裁而成。即增液汤、调胃承气汤，加人参、当归、海参、姜汁而成。用于阳明里实而气阴两虚，"应下失下，正虚不能运药"者，把通里攻下与滋阴益气结合起来，吴氏称其为"邪正合治法"。

2.治主证与合并证两顾的四方。对里实证而又兼有多种合并证者，《条辨》把主证与兼证合并处理，制方有四：

（1）宣白承气汤：用于里实而肺气不降，痰涌喘促者，宣上通下，肺与大肠"脏腑合治"。

（2）导赤承气汤：用于里实而火腑不通，尿赤痛，烦渴者，泄小肠，通大肠，故称"二肠合治"。

（3）牛黄承气汤：用于里实而邪陷心包，神昏舌短者，泄阳明，救少阴，

心肾兼顾，故称"两少阴合治"。

（4）承气合小陷胸汤：用于里实而三焦俱急痰涎壅甚者，清、下同用，急荡热邪，上清肺经痰热，中攻胃家实热，下救将竭之肾液，三焦合治。此方较宣白承气汤证更为急重。

3.为下后复聚立法制方：对下后热不退或退不尽，或复聚者，脉虚者，用增液汤，脉沉实有力者，另立护胃承气汤。滋阴之中，略作荡邪，属攻下轻剂。

4.下后邪退，则强调复胃阴，主以益胃汤。经上所述，《条辨》继承了《伤寒论》承气法和三承气汤祛除热结，保存津液的学术思想。除慎重而灵活地运用了三承气汤外，还做了重要的发展和创新：其一，对三承气汤的运用做了若干补充和调整。其二，把祛邪与扶正结合起来，正邪兼顾，特别是立增液一法，创增液汤，从祛邪以存阴发展为增液行舟，寓泻于补，把祛除热结与养阴增液巧妙结合起来，开辟了新的思路，是一大创新。其三，把主证与合并证结合起来处理，二者兼顾，相辅相成。临床对多系统的热病和感染性疾病合并里实者，十分常见。具有重要临床指导意义。如当代治疗流行性出血热中，就广泛运用了上述多个承气汤，疗效显著。其四，对下后诸证立法制方。如下之不通、下后复聚、下后复阴、下后的饮食调理等做了全面详尽的记述。可以说，《条辨》对下证的理、

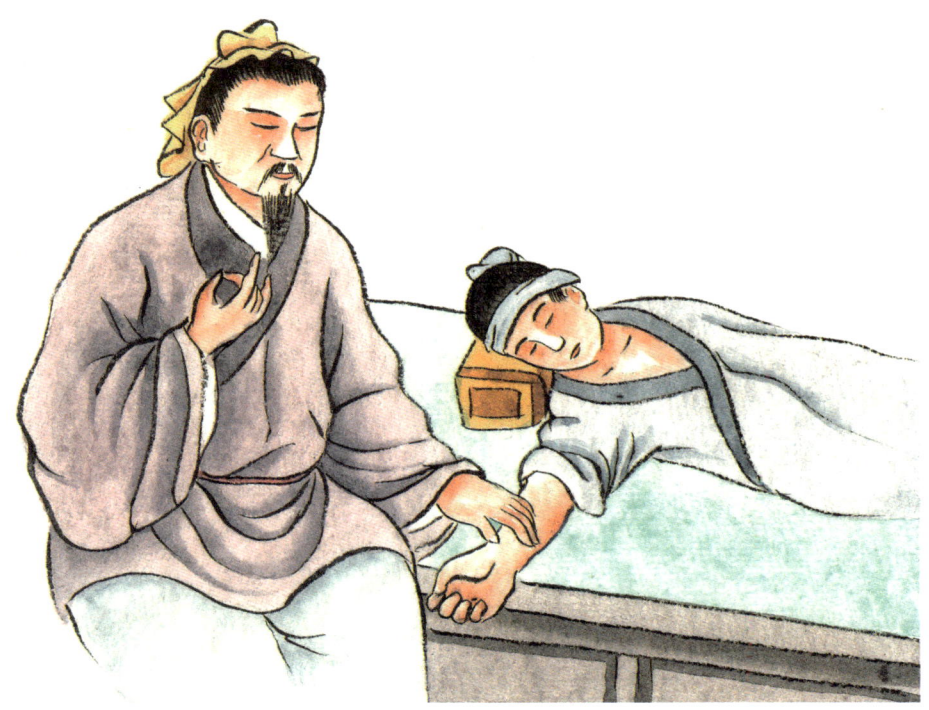

法、方、药均做出了全面发挥、发展与创新。在《伤寒论》"三承气汤"的基础之上，除创制增液汤外，还创制了增液承气汤、新加黄龙汤、宣白承气汤、导赤承气汤、牛黄承气汤、护胃承气汤、承气合小陷胸汤七个承气汤新方，形成了承气汤系列方。从《条辨》对《伤寒论》"三承气汤"的发展与创新，也证明了温病学是在继承《伤寒论》的基础上，对外感急性热病辨证论治做出了重大发展与创新。二者是继承和发展的关系，而不是对立和统属的关系。

三、《条辨》承气汤临床运用举例

案一　增液承气汤治疗发热便结案

方某，男，70 岁，1991 年 10 月 19 日入院。

主诉：发热 2 周，排尿困难，加重 1 周。

现病史：半月来因旅途劳顿出现低热，排尿不畅。1991 年 10 月 19 日出现发热寒战，T 38.1℃，排尿困难入院。近年来，因排尿不畅、不尽，诊断"前列腺肥大"。入院后，静脉点滴先锋 4 号，每日 6g。10 月 21 日因尿闭，予以导尿。10 月 26 日，自行排尿，但仍有低热，大便不行，予通便灵，只能解出一二枚燥屎。

现症：低热，口干欲饮水，腹胀，后背可见衣服压迹，阴囊水肿，下肢可凹性浮肿明显，尿量 1 800mL/24h。尿黄混，下肢屈伸不利，上床困难。舌质红绛而干，无苔，脉沉滑数有力。

既往糖尿病史。

诊断：1.前列腺增生继发感染；

2.肝肾阴虚，湿热下注，热结肠腑。

治则：急下存阴，增水行舟。

处方：增液承气汤。

玄参 30g　生地 30g　麦冬 30g　生大黄 15g　芒硝 30g （冲）甘草 3g
生姜 3 片

首煎沸后 20 分钟，得便，余勿服。不便，作再服。

首煎于当日下午 3 时 30 分顿服，两小时后排便，先坚后稀。当日排便 4~5 次。便下后，下肢活动障碍基本消失，诸症悉减。考虑发热已久，阴液大伤，舌红绛少苔，继予三甲复脉汤复阴，后热退便调，舌转正红苔薄白。

11 月 2 日以来，大便又 5 日不解，予通便灵、麻仁滋脾丸后，下数枚结粪。舌质正红苔薄白，脉沉。再予增液承气汤加生晒参，合新加黄龙汤之意。处方为下：

玄参 30g　生地 30g　麦冬 10g　生大黄 8g　芒硝 15g（冲）　甘草 3g　生姜 3 片　生晒参 3g（单煎兑入）

服药 3 小时后，大便两次，头干后稀，止后服。

（许家松医案）

案二　新加黄龙汤治疗老年便结案

孙某，女，80 岁，1989 年 8 月 20 日诊。

主诉：大便闭结 1 周，腹满胀痛。

现病史：平素大便正常，日一行，成形便。3 日来大便未解，即予饮食调理，多食蔬菜、香蕉、蜂蜜等未效。两日前服用润肠丸、通便灵，外用开塞露等，仍不效。至今已 1 周不便，纳呆食减，腹满胀痛。

现症：1 天来，脘腹满胀痛，欲便不能，肛门胀痛，用力排便时可渗出少许稀粪水。自觉排便无力。用力排便时，肛周摸不到硬块，虚坐努责，痛苦难忍，汗出，身冷，喜热饮和温覆。

舌质稍淡苔淡黄而干稍厚，脉沉实略弦沉取有力。

既往有高血压史，类风湿病史。

辨证：便结肠腑，气阴两虚，传导无力。

治则：急下燥结，气阴两顾。

处方：新加黄龙汤去当归、海参方。

玄参 15g　生地 30g　麦冬 10g　生大黄 10g（后下）　芒硝 20g（冲）　甘草 3g　生晒参 6g（单煎兑入）　生姜汁一大匙（兑入）

1 剂，顿服。

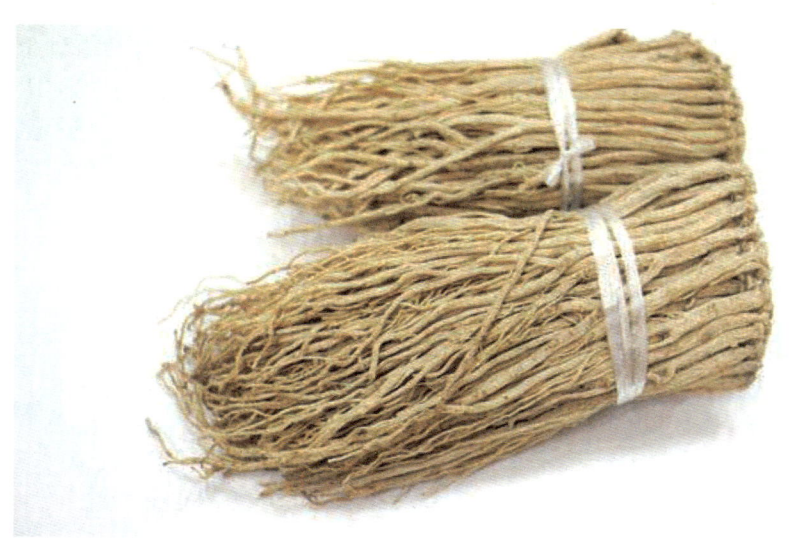

中午 11 时服药，约下午 2 时先下燥屎，后下稀便及稀臭粪水、未消化食物，约 2 500g，诸症顿失。数小时后，再下稀水样便。极度疲乏无力，身酸楚，关节痛。考虑老年脾胃虚弱，予调理脾胃，兼顾关节痛。

处方：六君子汤加味。

党参 15g　白术 10g　茯苓 15g　甘草 3g　青陈皮各 10g　法半夏 12g　枳实 10g　鸡内金 10g　薏苡仁 20g　仙灵脾 10g

2 剂。

2 日后，诸症悉减，食纳恢复，并排出正常大便。

（许家松医案）

（原载《世界中医药》2011 年 9 月第 6 卷第 5 期）

◎《温病条辨》对杏仁的使用与特点◎

为什么杏仁在《温病条辨》（以下简称《条辨》）中被广泛应用？

一、杏仁在《条辨》中的使用情况

《条辨》全书共载方 208 首，使用杏仁的方剂达 26 首之多，其中以杏仁命名者有 8 首。《条辨》中被广泛使用并以银翘命方者也不过 8 首。杏仁的使用广度，涵盖了《条辨》所论述过的全部 9 种病名，即风温、温热、温疫、温毒、冬温、暑温（含伏暑）、湿温（含痹、疸、疟）、秋燥、温疟，以及附列的寒湿诸病之中。

二、对杏仁功效的一般认识

杏仁，苦辛温，有小毒，入肺、大肠经，具有止咳、平喘、润肠通便之功效。

《神农本草经·卷三》谓："杏核仁，味甘温，主咳逆上气，雷鸣，喉痹下气，产乳，金疮，寒心，奔豚。"

《本草纲目·果部·杏》对杏仁的功效与主治，除录《神农本草经》外，还增加了"惊痫、心下烦热，风气往来，时行头痛，解肌，消心下急满痛，杀狗毒，解锡毒"。其作用谓："杏仁能散能降，解肌散风，降气润燥，消积治伤损药中用之。"认为杏仁的功效，既能散风解肌祛除肌表之邪，又可降气止逆，还可消积散毒。具有能散、能降、能消积开痹结的广泛功效。

后世清代黄元御的《长沙药解》对杏仁功效的诠释颇为切要："杏仁疏行开通，破壅降逆，善于开痹而治喘，消肿而润燥，调理气分之郁，无以易者。""调理气分之郁"，以通达诸郁之痹结，实为对杏仁功效的画龙点睛之笔。杏仁的功效，正是通过宣通气机，达到肌表解、呃逆降、痹开积消的广泛效果。上述诠释可谓对杏仁功效的精要解读。

🥄 三、《条辨》怎样使用杏仁

1. 在上焦，宣降肺气，解肌表之郁，以止咳平喘降逆。杏仁多用于上焦篇，用达 14 方之多。如"风温"的代表方银翘散加减中、桑菊饮中都使用了杏仁，其意为"加杏仁利肺气"。在"暑温"中，"手太阴暑温，但咳无痰，咳声清高者，清络饮加甘草、桔梗、甜杏仁、麦冬、知母主之。"用甜杏仁者，取其甘辛无毒，"利肺气而不伤气。""两太阴暑湿，咳而且嗽，咳声重浊，痰多不甚咳，渴不多饮者，小半夏加茯苓汤再加厚朴、杏仁主之。"此属暑温而兼有水饮，加杏仁其意在"利肺泻湿，预夺其喘满之路"。"暑温寒热，舌白渴，吐血者，名曰暑瘵，为难治，清络饮加杏仁、薏仁、滑石主之。"此为表里气血俱病，用清络法以清血络中之热，而加用杏仁并非用杏仁直接止血，而是"加杏仁利气，气为血帅故也"，即降气以止血。对血证的治疗，特别对上部的出血，医家素有"止血不如降气"之说。在"湿温"初期代表方三仁汤中，用杏仁之意在于"轻开上焦肺气，盖肺主一身之气，气化则湿亦化也"。杏仁为利肺气、开降肺气之要药，因此，用杏仁宣降肺气以化湿就成为治"湿温"初起的必用之药。对"太阴湿温喘促者，千金苇茎汤加杏仁、滑石主之"。此用杏仁，意在"加杏仁滑石利窍而逐热饮"、宣降肺气以平喘。对"温疟"的治疗："舌白渴饮，咳嗽频仍，寒从背起，伏暑所致，名曰肺疟，杏仁汤主之。"杏仁汤是《条辨》中独用杏仁一味命方的方剂，其意在"以杏仁汤轻宣肺气，无使邪聚则愈"，此强调杏仁在宣通肺气的重要作用。在"秋燥"初起，认为"初起，必在肺卫""以桑杏汤清气分之燥也"。

综上所述，在风温、暑温、伏暑、湿温、温疟、秋燥的初期，广用杏仁方达 14 首之多，意在以杏仁宣降肺气，而广收可解肌表、可化湿、可止咳、可平喘、可止血、可清燥之效，其理总以杏仁为宣降肺气之要药。

2. 在中焦，通降脾胃气机，宣气化湿而开诸痹结。在中焦篇中，使用杏仁方有 11 首。如"阳明温病，下之不通"，表现为："喘促不宁，痰涎壅滞，右寸实大，肺气不降者，宣白承气汤主之。"宣白承气汤为生石膏、瓜蒌皮、生大黄加杏仁粉而成。《条辨》解之为"脏腑合治法"。由于肺与大肠相表里，以杏仁"宣肺气之痹""杏仁直达大肠"，用生大黄逐胃肠之结，共下阳明里实之热结。此方也可用于呼吸系统感染而又便结者，特别是儿童发热咳而便结者，用之效捷。对暑温表现为心下痞结，痰浊凝聚，湿热互结于中焦气分者，用半夏泻心汤去人参、干姜、大枣加枳实杏仁方。此用杏仁者，意在"开肺与大肠之气痹"。"暑温"出现三焦弥漫邪在气分之热重者，用三石汤治疗。在此方注文中，吴瑭对湿热三焦俱受，清化湿热中，肺气对全身气化的统领作用做了十分精当的论述："虽在三焦，以手太阴一经为要领，盖肺主一身之气，气化则暑湿俱化。""虽以肺为要领，而胃与膀胱皆在治中，利三焦俱备矣。"意在以杏仁宣降肺气之郁痹而通达全身气机的升降。对"湿温"湿热两停、三焦俱受者，用杏仁滑石汤。杏仁滑石汤是治疗"湿温"热偏盛者的一首代表方剂。我曾以此方治疗一肝硬化、脾功能亢进、门脉高压而行脾切除术后，高热持续一月不退，中医辨证为湿热内蕴者，7 剂热退。此方用杏仁者，意为"先宣肺气"。在中焦"湿温"中，由于湿郁三焦，全身气机，特别是脾胃气机升降失常者，以加减正气散为代表方，其中"脘连腹胀""大便不爽"者，"加杏仁利肺与大肠之气"。在"秽湿着里，舌黄脘闷，气机不宣，久则酿热"者，用三加减正气散，加用杏仁之意仍为"加杏仁利肺气，气化则湿热俱化"。对"湿热痹"的治疗，《条辨》具有填补空白的创新性，其代表方为"宣痹汤"，杏仁作为必用之品，用量达五钱之多，其义仍以"杏仁开肺气之先"。对"肢体若废"者，认为其病机为"气不主宣"，治以杏仁薏苡汤，以杏仁命方名，在于以"宣气之药为君"。在治疗湿热痹的另一首方剂加减木防己汤中，也选加了杏仁。对"黄疸"的治疗，属三焦俱受者，用杏仁石膏汤。《条辨》对用杏仁在宣通三焦中的作用做了进一步阐述，谓："杏仁石膏开上焦……凡通宣三焦之方，皆扼重上焦，以上焦为病之始入，且为气化之先，虽统宣三焦之方，而创名杏仁石膏也。"甚至对热少、湿多的"湿疟"用苦辛温法的厚朴草果汤中，也选用了杏仁开通肺气。

综上所述，对中焦温病的治疗，亦广泛运用于风温、暑温、湿温、痹、疸、疟诸病之中，强调了杏仁利肺气而宣通三焦气机，以开大肠、膀胱、经络等诸痹结中的重要作用。

3. 在下焦，开泄膀胱之气以利湿化饮。在下焦温病中，属湿热者，病及肝肾，多为阴虚阴竭之证，一般不用杏仁。但对"湿温"类证，三焦俱受者，常以杏仁合通草，杏仁合滑石开泄膀胱之气以利湿清热、利小便作为湿邪的重要出路。对此，吴瑭谓："肺经通调水道，下达膀胱，肺痹开则膀胱亦干，是虽以肺为要领，而胃与膀胱皆在治中，则三焦俱备矣。"此外，在治疗"热饮"中，《条辨》用《伤寒论》方麻杏石甘汤主之，对其中杏仁的作用做了发挥，谓："麻黄中空而达外，杏仁中实而降里……合麻杏而宣气分之郁热。"此强调了用杏仁宣通气分以化解热饮。

四、吴瑭对杏仁的独特用法川血脉之气而治结脉

《条辨》对脉的节律失常，提出以大量石膏治疗因热盛而常出现的"促脉"。谓："阳明温病，脉浮而促者，减味竹叶石膏汤主之。""脉促，谓数而时止，如趋者遇急，忽一蹶然，其势甚急，故以辛凉透表重剂，逐邪外出则愈。"生石膏的用量为八钱。在服法上，每两小时一服，连服三次，六小时内服完。在用量和服法上均属重剂急治。在《吴鞠通医案》中，生石膏的用量远远大于八钱。对传染病流行期的重症患者，特别是误用辛温者，生石膏用量重达八两之多。促脉属于阳热盛而伤及心阴，故以大量石膏清阳明之热，以麦冬护心肺胃之阴。

对另一种脉律失常表现为结脉者，吴瑭则提出重用杏仁的独特用法。在《吴鞠通医案》中谓："脉经谓数而时一止者曰促，缓而时一止曰结。按古方书从无治促、结之明文。余一生治病，凡促脉主以石膏，结脉主以杏仁。盖促为阳，属火，故以石膏得肺胃之阳。结脉属阴，乃肺之细管中块痰堵塞隧道而然，故以杏仁利肺气而消块痰之阴，无不如意。然照世人用药，石膏用七八钱杏仁用三五钱必无效也。吾尝谓未能学问思辨而骤然笃行，岂非孟浪之极？既已学问思辨而不能笃行，岂非见义不为，无勇乎？"查吴氏医案，有一例用杏仁治结脉案："陈，悬饮脉弦，左胁不快，为水在肝法，当用十枣汤，近八旬之老人，难任药力。与两和肝胃可也。"在二诊中，谓："脉结加杏仁六钱三贴。"惜未见再诊。录此，仅供参考。作者在临床中有发热脉促诊断心肌炎患者常以杏仁合苦参而取效，仅属个案，不敢言效，备此一格，以广思路。

综上所述，《条辨》对杏仁的广泛使用，起于肺而不止于肺，始于上焦而又及于中下焦，其要义在于杏仁具有宣通肺气乃至全身气机之郁痹的功效。其宣表、止咳、平喘、降逆、解湿郁、通大肠、开膀胱、疏经络之诸痹结，均由杏仁宣通气机的功效而来。在《条辨》中，风温、湿温、暑温、伏暑、痹、疸、疟、饮均有杏仁的用武之地。对杏仁的使用，扩大了其适应证，开阔了思路，做出了发展与发挥。

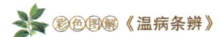

对《温病条辨》禁用升麻等的质疑

在《温病条辨》中，禁用升麻、柴胡、葛根、三春柳等，有多处述及。

上焦篇第16条谓："太阴温病，不可发汗，发汗而汗不出者，必发斑疹，汗出过多者，必神昏谵语。发斑者，化斑汤主之；发疹者，银翘散去豆豉，加细生地、丹皮、大青叶，倍元参主之。禁升麻、柴胡、当归、防风、羌活、白芷、葛根、三春柳。""神昏谵语者，清宫汤主之，牛黄丸、紫雪丹、局方至宝丹亦主之。"

上焦篇第16条银翘散去豆豉加细生地丹皮大青叶倍元参方的"方论"中，对吴又可"托里举斑汤"提出批评："其托里举斑汤方中用归、升、柴、芷、川山甲，皆温燥之品，岂不畏其灼津液手？……其用升、柴，取其升发之义，不知温病多见于春夏发生之候，天地之气，有升无降，岂用再以升药升之乎？……病温之人，下焦精气，久已不固，安庸再升其少阳之气，使下竭上厥乎？"

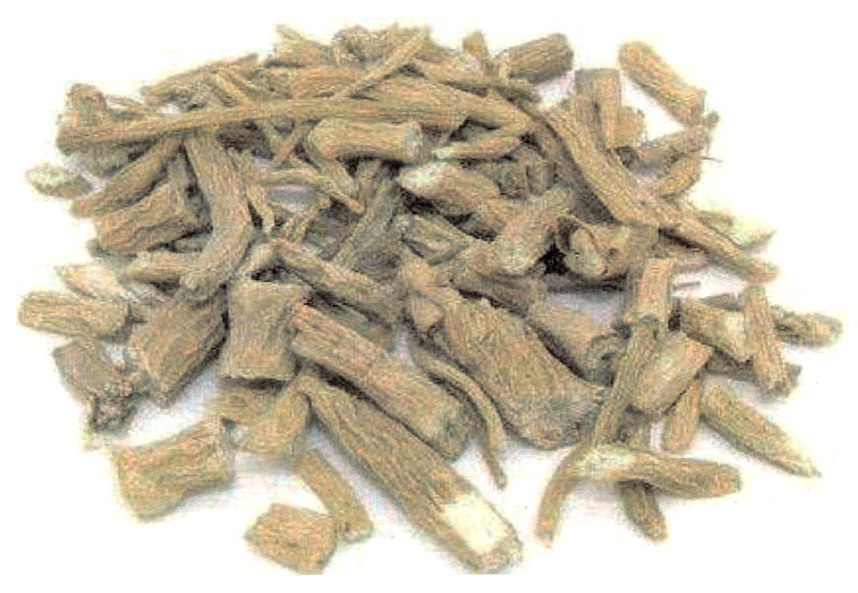

上焦篇第 16 条"紫雪丹"方论中谓："诸药皆降，独用一味升麻，盖欲降先升也。"

上焦篇第 18 条谓："温毒咽痛喉肿，耳前耳后肿，颊肿，面正赤，或喉不痛，但外肿，甚则耳聋，俗名大头温、虾蟆温者，普济消毒饮去柴胡、升麻主之。"注文谓："去柴胡、升麻者，以升腾飞跃太过之病，不当再用升也。"

一言以蔽之，禁用升麻、柴胡者，畏其升发也。在上述禁用药物中，有些属于辛温香燥之品，如羌活、白芷、防风等，治疗温病需要慎用或不用。但如升麻、葛根、三春柳等，原为治疗温毒、斑疹常用之品。吴鞠通强调其"升"的作用，未免片面。关于升麻的功用，历代本草均认为是解毒要药。升麻属毛茛科植物，药用部分为根状茎。其性味，《神农本草经》谓："味甘辛。""主解百毒，杀百老物殃鬼，辟温疾、瘴、邪毒蛊。久服不夭。"《名医别录》谓："甘苦平，微寒，无毒。""解百毒，杀百精老物殃鬼，辟瘟疫瘴气邪气，蛊毒入口皆吐出，中恶腹痛，时气毒疠，头痛寒热，风肿诸毒，喉痛口疮。久服不夭，轻身长年。"《本草纲目》除引上文外，谓："气味甘、苦、辛、微寒，无毒。""消斑疹，行瘀血，治阳陷眩运，胸胁虚痛，久泄下痢，后重遗浊，带下崩中，血淋下血，阴痿足寒。"又谓："升麻能解瘟毒。"总之，认为升麻的主要功效为解毒。

历代医家用升麻作为解毒要药者首推汉代张仲景。《金匮要略》用升麻鳖甲汤治疗"阳毒"。"阳毒之为病，面赤斑斑如锦纹，咽喉痛，唾脓血。"用升麻鳖甲汤去雄黄、蜀椒治疗"阴毒"："阴毒之为病，面目青，身痛如被杖，咽喉痛。"从阴阳毒均为"五日可治，七日不可治"来看，应属于急性传染病的范畴。其中升麻为君药，用量为二两。再如《伤寒论》厥阴病篇中之"麻黄升麻汤"，用治"伤寒六日，大下后，寸脉沉而迟，手足厥逆，下部脉不至，咽喉不利，唾脓血，泄利不止者"。其升麻用量，仅次于麻黄用量二两半，为一两一分。《肘后备急方》"治伤寒时气温病方"中，多方均用升麻以解毒。《千金方》谓"解百药毒"，并提出解"莨菪毒"（升麻、犀角、茅茹、甘草、蟹汁）。《外台秘要》以"升麻汤"治"天行热病口疮"，以"七物升麻汤"治"天行毒病酷热下利""天行热痢"等。宋代钱乙《小儿药证直诀》用"升麻葛根汤"治疗"伤寒温疫，风热壮热头痛，肢体痛，疮疹已发未发"。可以看出，仍取其解毒功效，用于治疗急性外感热病。至于《温病条辨》引《本事方》之紫雪丹方，其升麻的用量，与质重的滑石、石膏、寒水石的用量均为一斤，均为清热解毒的主要药物，吴鞠通用"欲降先升"来解释，实在牵强费解，难以自圆其说。

关于升麻的另一功效，即升发阳气之说，源于金元及以后的医家。如张元素的《医学启源》谓："性温味辛，气味俱薄，浮而升，阳也。""补脾胃药，非此为引不能取效。……其用有四："手足阳明引经，一也；升阳气于至阴之下，二也；去至高之上及皮肤风邪，三也；治阳明头痛，四也。"对升麻升发阳气的功效和作为脾胃引经药，有了明确的提法和发展。李东垣对升麻的升阳作用做了进一步的发挥："升麻发散阳明风邪，升胃中清气，又引甘温之药上升，以补卫气之散而实其表，故元气不足者，用此于阴中升阳。"李时珍《本草纲目》云："升麻引阳明清气上行，柴胡引少阳清气上行。此乃禀赋素弱，元气虚馁，及劳役饥饱生冷内伤，脾胃引经最要药也。"对升麻与柴胡两味引经药之鉴别和升麻的适应证做了明确说明。《景岳全书》谓："气味俱轻浮而升阳也，用此者，用其升散提气。"上述升麻的另一功效，是作为是阳明、太阴的引经药物，或引诸药上行达头面、皮肤、口齿等，或助益气补脾药升阳达胃。作为引经佐使药，其特点是用量较少，如李东垣补中益气汤，黄芪用量为一钱而升麻则用二至三分，意取"引胃气上腾而复其本位"。

《温病条辨》对升麻的升阳作用，做了不适当的夸大、渲染，甚至畏而禁用，从而也忽视了其解毒和引经作用，未免片面。斑疹禁用升麻是不恰当的。钱乙的"升麻葛根汤"就是一张治疗温疫疮疹的常用有效方剂。李东垣"普济消毒饮"更是一张治疗温毒，如颜面丹毒、急性腮腺炎、头面痈疮肿毒的有效方剂。紫雪丹，作为"温病三宝"之一，重用升麻，意在解毒而非"欲降先升"。

综上所述，升麻的功效，一是解毒，用量宜大，二是引经，为脾胃引经药，或引诸药上行及达表，或助益气药物升发阳气，用量宜少。

温
病
医
案
精
选
与
评
议

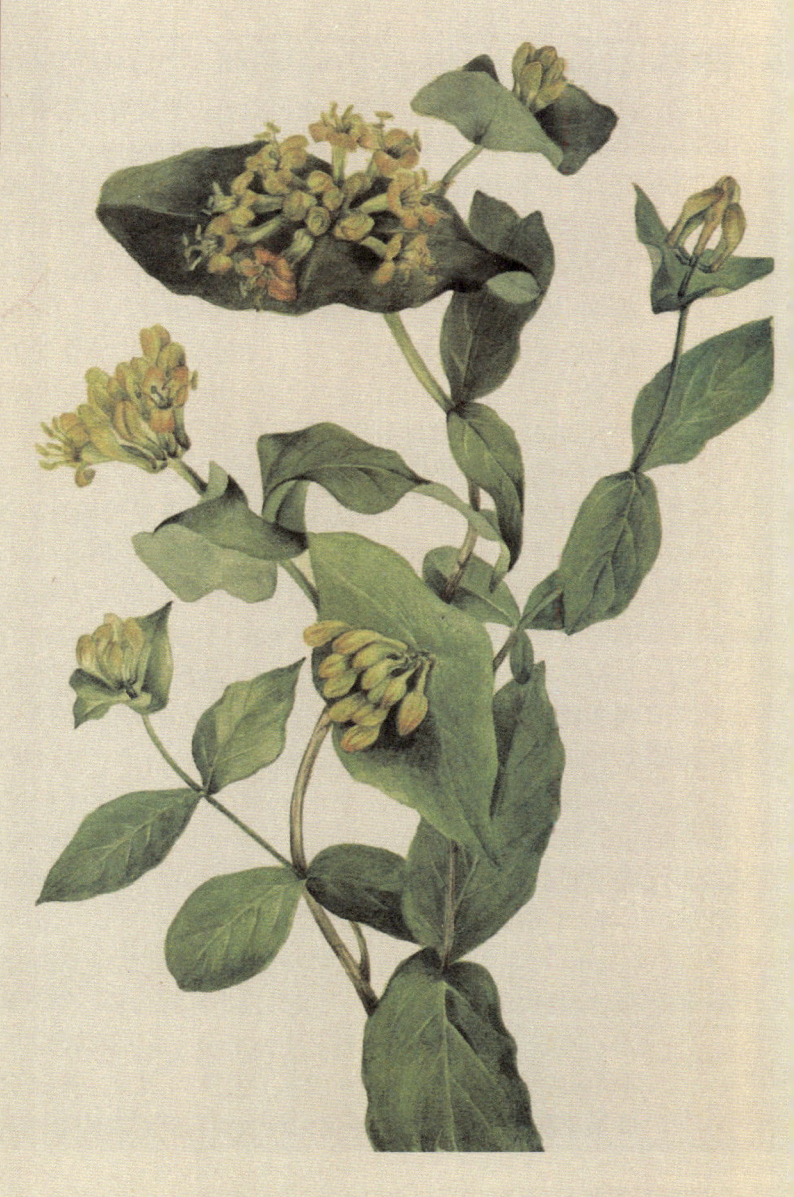

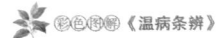

　　医案是医生诊治疾病过程的实录。最早的医案可溯源于《史记·扁鹊仓公列传》之中。在浩如烟海的中医医案中，反映了历代医家的学术思想和诊治经验，其对具体病证的理法方药认识，均汇集于这一个个的案例之中，成为中医学传承特有的重要途径。清代著名医家、"温病四大家"之一的吴鞠通，正是以深入研读叶天士《临证指南医案》作为重要的学术渊源。

　　《吴鞠通医案》新中国成立前流行有两种版本：一由裘吉生收入《医药丛书》中，1916年刊行，合四卷，简称"裘本"；一由曹炳章收入《中国医学大成》中，1936年刊行，合四卷，简称"曹本"。两本均谓据金月笙所藏之手抄本编次而成。两本相较，曹本谓裘本"刻印未精，讹误居多"。且裘本删风温、温疫、温毒等部分。新中国成立后，1960年人民卫生出版社刊印的是裘本《吴鞠通医案》。吴氏系温病大家，以治温和为温病立证治体系而著称。舍此治温医案，未免使人有舍本逐末之感。1982年人民卫生出版社出版的《吴鞠通医案》则在原版的基础上，增补了温病医案。

　　吴氏治温案有四个显著特点：一是理论与临床一致，《温病条辨》中所论，与吴案中所治，高度一致。因此可互为印证，相得益彰。是学习和理解《温病条辨》并指导临床的最好诠释。二是辨证精详，丝丝入扣，理法方药一致，不像有些医案，或过简而匮，或舞文弄墨，不着边际。吴庆坻序评吴案谓："窃叹是书也，可以为医门之阶梯矣。其辨微也，分肌擘理，若屠牛坦，一朝解十二牛而芒刃不顿；其纠缪也，若老吏谳狱，虽情伪万变，执吾法以绳之，而无所于挠。"个人认为此评价并不过分。三是吴氏治温案相对比较完整，一般在七八诊次左右，包括了从发病就诊到康复过程，容易从中总结规律。其中为抢救天花（痘）案，大多一日一诊，一般均在十诊次左右。四是吴案均由本人所书，不是经门人或后人整理而成。个别医案虽是后来吴氏回忆写成，也都加以说明。如谓："此证原案已失，举其大略，以备一格。"因此可信度较高。

　　以下将吴鞠通治温病案，选取有代表性者分风温、温热温疫、暑温、伏暑、湿温、冬温、温毒七大类共三十一案选录。每个案例分为［选案］和［议案］两部分。［选案］系据《中国医学大成·医案类》中《吴鞠通医案》（1936年10月大东书局出版的初版本）选录。［议案］对该案加以提要钩玄，并适当联系《温病条辨》有关论述，对个别案例的成败得失，提出个人看法。

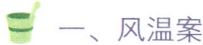 一、风温案

【选案一】

赵，二十六岁，乙酉年四月初四日。

六脉浮弦而数。弦则为风，浮为在表，数则为热。证现喉痛。卯酉终气，本有温病之明文，虽头痛、身痛、恶寒甚，不得误用辛温。宜辛凉芳香清上，盖上焦主表，表即上焦也。

桔梗五钱　豆豉三钱　银花三钱　人中黄二钱　牛蒡子四钱　连翘三钱
荆芥穗五钱　郁金二钱　芦根五钱　薄荷五钱

煮三饭碗，先服一碗，即饮百沸汤一碗，覆被令微汗佳。得汗后第二、三碗不必饮汤。

服一帖而表解，又服一帖而身热尽退。

初六日。

身热虽退，喉痛未止，与代赈普济散（见后温毒案）。日三四服，三日后痊愈。

【议案】

这是一个"风温"初起在表的典型案例。提示：

1.温病的发生和当年的气候特殊变化相关。乙酉年的岁气是"酉"，《素问·六元正纪大论》谓："卯酉之岁，二之气，厉大至，民善暴死，终之气，其病温。"说明岁气是卯酉的年份，是一个温病多发的年份。此案发病在农历的四月初，值二之气，间气为少阳相火，热偏盛，但是由于阳明燥金司天，该年份特别是上半年，气候整体偏于凉燥，故可有"恶寒甚"。脉象"浮弦阳数"，提示属风热在上焦，因此不得误用辛温，仍以辛凉法，而以温覆取"微汗"，以解"恶寒"。

2.选方取银翘散加减。即原方去竹叶、甘草，加郁金芳香宣上，加入牛黄清热解毒。

3."喉痛用代赈普济散"，方见后"温毒"案所载。

【选案二】

某。

初六日。

风温。脉浮数，邪在上焦，胸痞微痛，秽浊上干清阳，医者误认为痰饮阴邪之干清阳，而用薤白汤，又有误认伤寒少阳经之胁痛，而以小柴胡治之者，逆理已甚。无怪乎谵语烦躁，而胸痞仍不解也。议辛凉治温以退热，芳香逐秽

以止痛。

连翘三钱　知母钱半　藿香梗二钱　银花三钱　苦桔梗二钱　牛蒡子二钱　人中黄一钱　薄荷八分　石膏五钱　广郁金钱半

牛黄清心丸一丸，日三服。

初七日。

风温误汗，昨用芳香逐秽，虽见小效，究未能解。今日脉沉数，乃上行极而下也，议气血两燔之玉女煎法，合银翘散加黄连。夜间如有谵语，仍服牛黄丸。

生石膏八钱　连翘四钱　知母四钱　生甘草二钱　丹皮五钱　真川连钱半　银花六钱　细生地六钱　连心麦冬六钱

煮取三碗，分三次服。

初八日。

大势已解，燎烬尚存，今日脉浮，邪气还表。

连翘二钱　麦冬五钱　银花六钱　白芍钱半　丹皮二钱　炒知母一钱　黄芩炭八分　细生地三钱　生甘草一钱

今晚一帖，明早一帖。

初九日。

脉沉数有力，邪气入里。舌黄微黑，可下之。然非正阳明实证大满大痞可比，用增液足矣。

元参两半　麦冬一两　细生地一两

煮成三碗，分三次服完，如大便不快，再作服，快利停服。

初十日。

昨服增液，黑粪已下。舌中黑边黄，口渴、面赤、脉浮，下行极而上也。自觉饮甚，阳明热也。仍用玉女煎加知母。善攻病者，随其所在而逐之。

生石膏八钱　细生地五钱　生甘草三钱　生知母六钱　麦冬六钱　白粳米一撮

断不可食粥，食粥则患不可言。

十一日。

邪少虚多，用复脉法，二甲复脉汤。

【议案】

1. 此案本属风温，前医误以"痰饮""伤寒少阳证"辨治而出现邪入心包之"谵语烦躁"。首用辛凉合芳宣加牛黄清心丸，但由于里热未清，再用银翘玉女煎两清气血合以养阴。再后出现"舌黄微黑""脉沉数有力"，以增液汤增液润下。后再用玉女煎清气养阴。随邪之所在，或清或下，后以复脉汤收功。

2. 此案提示了风温的一般治法：在上焦，用辛凉法，以银翘散为代表方。

在中焦，用清法、下法，以玉女煎、增液汤、诸承气汤为代表方。在下焦，以养阴复脉为法，以复脉汤为代表方。

【选案三】

王，风温发疹。初起肢厥，脉不甚数，势非浅解。

连翘五钱　薄荷三钱　甘草二钱　牛蒡子五钱　桑叶三钱　荆芥穗三钱　藿梗四钱　郁金三钱　桔梗五钱　元参五钱　芦根汤煎

共为粗末，六钱一包，一时许服一包，明日再服。

【选案四】

李，六十岁。

三焦浊气不宣，自觉格拒，用通利三焦法，仍以上焦为主。

藿梗三钱　广皮炭二钱　郁金二钱　桔梗三钱　黄芩炭钱半　杏仁三钱　连翘钱半

服三帖病痊。

【选案五】

陈氏，七十岁。

风温。咳嗽黏痰，脉弦数，曾吐血丝血沫。此风温而误以治风寒之辛温法治之也。当用辛凉甘润。

桑叶二钱　生甘草一钱　白扁豆皮三钱　沙参三钱　杏仁二钱　桔梗二钱　茶菊二钱　麦冬三钱　梨皮五钱

以上三人，温病日久不解，六脉全无，目闭不言，四肢不动，宛如死去，有一日一夜者，有二日者，有三日者。有手足不温，亦不甚凉者，有凉如冰者。有微温者，诚如吴又可所云体厥脉厥之证。金用紫雪丹续续灌醒，继以复脉汤收功。

【议案】

以上案三、案四、案五，由于出现了脉厥、肢厥、体厥，均属温病的重证。《伤寒论》曰："凡厥者，阴阳气不相顺接，便为厥。厥者，手足逆冷者是也。"对"厥"的病机、证候作了论述。吴鞠通在《温病条辨》中，对"热厥"的病机、鉴别作了进一步的论述："阴阳极造其偏，皆能致厥。伤寒之厥，足厥阴病也。温热之厥，手厥阴病也。"此三案均属"热厥"范畴，故均以"紫雪丹"神醒厥止而获救。后期仍用复脉汤收功。

三案所开汤药，则根据案例的不同分别处方。案三虽属温病初期，但合并发疹、肢厥。"疹属太阴风热"，仍选用了银翘散。但是病情较重，故在服药方法上，不拘于常法，"一时许，服一包"，即两小时服药一次。吴氏在《温病条辨》"银翘散"方解中，称之为"时时清扬法""频频进药、速速清扬"。案四属"三焦浊气不宣"，"浊气"属于湿邪、阴邪，属温病夹湿者，故用通利三焦法。即在上焦用芳香化浊，在中焦宜辛开苦降，在下焦宜淡渗利湿。此案由于"以上焦为主"，所以以宣通上焦为主。案五属于风温误用辛温之法。老年体弱者，津液本已有限，患温病又加误治，更伤津液，故选用桑菊饮、桑杏汤、沙参麦冬汤等的加减方辛凉宣清、甘润生津。

二、温热、温疫案

【选案六】

王，三十八岁，五月初十日。

温热系手太阴病，何得妄用足六经表药九帖之多？即以伤寒论，自开辟以来，亦未有如是之发表者。且柴胡为少阳提线，经谓少阳为枢。最能开转三阳者。今数数用之，升提太过，不至于上厥下竭不止。汗为心液，屡发不已，既伤心用之阳，又伤心体之阴，其势必神明内乱，不至于谵语颠狂不止也。今且救药逆，治病亦在其中。温病大例四损重逆难治。何谓四损？一曰老年真阳已衰，下虚阴竭；一曰婴儿稚阴稚阳未充；一曰产妇大行血后，血舍空虚，邪易乘虚而入；一曰病久阴阳两伤。何谓重逆，玉函经谓一逆尚引日，再逆促命期。今犯逆药至九帖之多，岂止重逆哉？

连翘三钱　银花三钱　薄荷八分　麦冬八钱　丹皮五钱　桑叶三钱　元参五钱　细生地五钱　羚羊角三钱

辛凉芳香甘寒法。辛凉解肌分发越太过之阳，甘寒定骚扰复丧失之阴，芳香护膻中，定神明之内乱。

十一日。

连服辛温，汗出不止，神明内乱，谵语多笑，心气受伤，邪气乘之。法当治以芳香。

紫雪丹五钱，每服一钱，其汤药仍服前方，日二帖。

十二日。

灵枢温热论曰，狂言失志者死。况加以肢厥冷过肘膝，脉厥六部全无。皆大用表药，误伤心阳，致厥阴包络受伤之深如是。现在危急之秋，只有香开内窍，使锢蔽之邪，一齐涌出方妙。且喜舌苔之板者已化，微有渴意。若得大渴，邪气还表，脉出身热，方是转机。即用前方内加犀角三钱。如谵语甚，约二时辰，再服紫雪丹一钱。

十三日。

肢厥脉厥，俱有渐回之象，仍服前方二帖，晚间再服紫雪丹一钱、牛黄丸一粒，明早有谵语，仍服紫雪丹一钱。不然不必服。

十四日。

厥虽回而哕，目白睛、面色犹赤。

连翘二钱　元参五钱　丹皮三钱　银花二钱　麦冬五钱　犀角一钱　细生地五钱　煅石膏三钱　羚羊角三钱

今晚一帖，明早一帖。

十五日。

即于前方内，加：

柿蒂六钱　黄芩二钱　郁金三钱

十六日。

诸症悉减，但舌起新苔，当防其复。

连翘二钱　元参三钱　丹皮二钱　银花二钱　麦冬三钱　犀角五分　黄芩二钱　郁金二钱　牛蒡子二钱　柿蒂二钱　细生地三钱

今晚一帖，明早一帖。

【议案】

此案属温病的重症。初起误用六经解表药，辛温助火添邪，重伤气阴，故出现"闭"（热陷心包，神昏谵语）、"厥"（肢厥、体厥、脉厥）危重症。故以辛凉甘寒解肌清热救阴，方选银翘散、玉女煎、犀角地黄汤等。同时，加用牛黄丸、紫雪丹芳香开窍醒神。终使神清热解厥回。值得注意的是七诊次当中，辛凉芳香、清热解毒的银花、连翘贯串于治疗全过程。吴氏治温用药中，常以银花、连翘贯串用于上、中、下三焦疗程的全程。现代医家米伯让先生治疗流行性出血热多例中，也常以银花、连翘贯串始终，如银翘白虎、银翘增液等，均取显著疗效，值得仿效。

【选案七】

长氏，二十二岁。

初四日。

温热发疹，系木火有余之证，焉有可用足三阳经之羌防柴葛，诛伐无过之理？举世不知，其如人命何？议辛凉达表，非直攻表也，芳香透络，非香燥也。

连翘六钱　银花八钱　薄荷三钱　桔梗五钱　元参六钱　生草二钱　牛蒡子五钱　黄芩三钱　桑叶三钱

为粗末，分六包，一时许服一包，芦根汤煎。

初五日。

温毒脉象模糊，舌黄喉痹，胸闷，渴甚。议时时清扬，勿令邪聚方妙。

连翘八钱　银花一两　薄荷三钱　元参一两　射干三钱　人中黄三钱　黄连三钱　牛蒡子一两　黄芩三钱　桔梗一两　生石膏一两　郁金三钱　杏仁五钱　马勃三钱

共为粗末，分十二包，约一时服一包，芦根汤煎。

初六日。

舌苔老黄，舌肉甚绛，脉沉，壮热，夜间谵语，烦躁面赤，口干唇燥，喜冷饮。议急下以存津液法。用大承气减枳朴辛药，加增液润法。

生大黄八钱　元明粉四钱　厚朴三钱　枳实三钱　元参三钱　麦冬五钱　细生地五钱

煮三杯，先服一杯，得快便止后服，不便或不快，进第二杯。约三时不便，进第三杯。

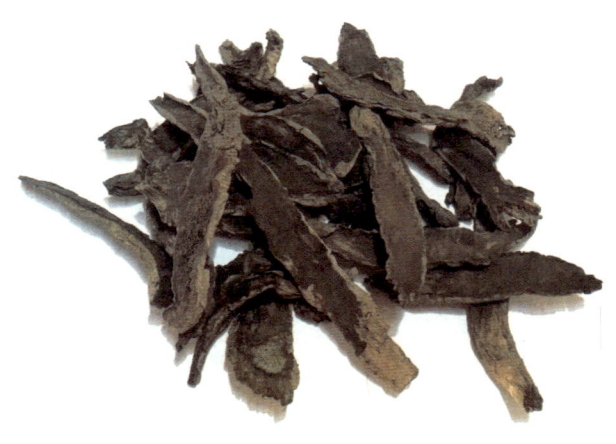

初七日。

其势已杀，其焰未平，下后护阴为主，用甘苦化阴。

细生地八钱　黄芩二钱　元参三钱　生草一钱　丹皮五钱　麦冬六钱　黄连钱半

煮三杯，分三次服，渣煮一杯，明早服。

初八日。

脉浮邪气还表，下行极而上也。即与前方内加：

连翘三钱　银花三钱　去黄连

初九日。

脉仍数，余焰未息。口仍微渴，少用玉女煎法，两解气血伏热。

细生地　生甘草　麦冬　连翘　元参　银花　生石膏　知母

各等分。服法如前。

初十日。

脉沉微数，自觉心中燥，腹中不爽，舌上老黄苔，二日不大便。议小承气汤微和之。

生大黄三钱　厚朴三钱　枳实二钱

水五杯，煮二杯，先服一杯，得利止后服，不快再服。

【议案】

温疹属热郁于表，故治以辛凉透达、时时清扬法。二诊温毒，里热炽盛，仍以"时时轻扬"未免病重药轻，故未能扭转病势。三诊出现壮热、面赤、口干唇燥喜冷饮、舌苔老黄而脉沉，说明热结阳明。舌绛，夜间谵语说明热入心营，出现气营两燔。故以大承气汤急下存阴，合增液汤以生津增液。且于处理得当，热势得以顿挫。至七诊时邪气复聚阳明，则改用"小承气汤微和之"。

吴案中多次提到"邪气还表""下行极而上"的问题。何谓之？即下后里气得通，而出现脉浮无汗，即表未通，或脉浮洪气热未清，则按在表在气不同，分别予以不同处理。吴氏在《温病条辨·上焦篇》中谓："下后元汗脉浮者，银翘汤主之；脉浮洪者，白虎汤主之……此下后邪气还表之证也。温病之邪，上行极而下，下行极而上，下后里气得通，欲作汗而未能，以脉浮验之，知不在里而在表，逐邪者随其性而宣泄之，就其近而引导之，故主以银翘汤，增液为作汗之具，仍以银花、连翘解毒而轻宣表气……若浮而且洪，热气炽甚，津液立见消亡，则作白虎不可。"此案则是这一论述的具体运用，二者合看，则相得益彰。

【选案八】

赵，七十岁，五月十二日。

温病之例，四损重逆为难治。今年老久病之后，已居四损之二，兄初起见厥，病入已深。再温病不畏其大渴，引饮思凉，最畏其不渴。盖渴乃气分之病，不渴则归血分。此皆年老藩篱已撤，邪气直入下焦之故。勉议清血分之热，加以领邪外出法。

丹皮二钱　细生地二钱　连翘二钱　郁金二钱　桔梗一钱　羚羊角钱半甘草五分　桑叶一钱　银花一钱　麦冬一钱　茶菊花一钱　薄荷八分

日三帖，渣不再煎。

十三日。

今日厥轻，但老年下虚，邪居血分，不肯外出，可畏。用辛凉合芳香法。

连翘三钱　牛蒡子三钱　藿香钱半　元参三钱　豆豉三钱　薄荷八分　银花三钱　郁金钱半　桑叶二钱　细生地三钱　丹皮三钱　麦冬三钱　芦根五寸

十四日。

六脉沉数而实，四日不大便。汗不得除，舌苔微黄。老年下虚，不可轻下，然热病之热退，每在里气既通之后。议增液汤，作增水行舟之计。

元参二两　细生地一两　栀子炭六钱　丹皮六钱　麦冬一两　牛蒡子八钱

水八碗，煮三碗。三次服。均于今晚服尽。明早再将渣煮一碗服。

十五日。

仍未大便，酌加去积聚之润药，即于前方内加：

元参一两　细生地一两

十六日。

脉已滑，渴稍加，汗甚多，邪有欲出之势，但仍未大便，犹不能外增液法。少入玉女煎可也。既可润肠，又可保护老年有限津液，不比壮年可放心攻劫也。

元参三两　知母三钱　细生地二两　麦冬一两　生甘草二钱　生石膏一两　银花六钱　连翘五钱

十七日。

渴更甚，加以保肺为急，即于前方内加：

黄芩三钱　生石膏一两　知母二钱

十八日。

大便已见。舌苔未净，脉尚带数。不甚渴，仍清血分为主，复领邪法。

麦冬三钱　生甘草二钱　细生地一两　元参五钱　丹皮六钱　银花三钱　连翘三钱　黄芩二钱

煮三碗，三次服。

【议案】

此案是治疗一个老年久病又复感温病的患者案。老年多阴阳两虚，久病则阴阳两伤。已四日不便而"脉沉数而实"，说明阳明热结，下证已具。吴鞠通对下法的使用，十分谨慎，提出了严格的适应证。对阴虚患者，津液不足"无水舟停者"，下后复聚脉沉弱者，甚则下后热退但十余日不大便者，提出"止可与增液，不可与承气"，立"数下亡阴之大戒"。其增液一法，更是吴氏对下法的发展与创新。此案先予增液汤后仍不便，再加入石膏、知母，两日后始便，未免过于拘于"承气之禁"而贻误病机。不若《温病条辨·中焦篇》所述："若其人阴素虚……服增液汤已，周十二时观之，若大便不下者，合调胃承气汤微和之。"即予增液汤二十四小时后仍不便者，即合入调胃承气汤，即增液承气汤。再如对气阴两虚的老年患者，笔者常首选吴氏的新加黄龙汤，每收良效，方见《温病条辨·中焦篇》第十七条。

【选案九】

苗，七十岁。

初一日。

温热本木火有余之病，无奈世人不识四时，乃以治冬日之羌防柴葛治之。

是之谓抱薪厝火，误伤心阳。其势不至于神昏谵语、痉厥、颠狂不休也。议以清宫汤，急清宫城为要。

麦冬一两　生石膏六钱　元参心六钱　犀角五分　莲子心一两　竹叶心三钱　细生地五钱　黄连二钱　连翘五钱　连心五钱　丹皮五钱　钩藤钩三钱

再按痉厥神昏，故以清宫为主。血分太热脉极数，故以地黄汤犀角为佐。邪气在血分虽多，尚能渴思凉饮，故加石膏合冬地为玉女煎法，以清气血两燔之伏热。大抵治逆之症，不能一辙。其势不得不用复方也。煮成三碗，分三次服，明日渣再煮半碗服。

初二日。

诸证俱减而未尽除。脉之至数亦减。但老年下虚，咳声不满喉咙，可畏之至，议搜邪之中，寓补阴和阳之用。

麦冬连心二两　丹皮八钱　黄芩三钱　黄连二钱　连翘三钱　生石膏一两细生地一两　大生地一两　犀角五钱

初三日。

脉证虽减，犹在险途。

大生地一两　黄连二钱　犀角五分　黄芩三钱　细生地一两　麦冬二钱丹皮六钱　连翘三钱　焦白芍五钱　熟石膏五钱

初四日。

神识略清，脉洪数有力，周身尽赤若斑，大便大。频用玉女煎加苦以坚阴。今晚明早，如神识不甚清爽，再服紫雪丹三五钱。

大生地一两　黄连三钱　黄芩三钱　知母三钱　犀角六钱　细生地一两丹皮六钱　麦冬二两　生石膏八钱　炒京米一撮

头煎煮三杯，二煎煮二杯。今日服三次，明早服二次，各一杯。

初五日。

即于前方内加：

元参六钱　去京米

此证服紫雪丹共一两八钱，牛黄丸五粒，神识清，大便通，舌苔退，脉静身凉，后二甲复脉汤十八帖。

【议案】

此案属气血两燔、热闭心包的温病危重患者。出现痉、厥、闭、脱，均属危重症。初治即用清宫汤合玉女煎，犀角地黄汤复方清心、清气、清血。一剂后即出现"诸证悉减"的显著疗效。后以二甲复脉汤十八剂收功。吴鞠通在《治法论》中谓："治外感如将，兵贵神速。机圆法活，去邪务尽，善后务细，盖早平一日，则人少受一日之苦。"此案正合此论，祛邪速战速决。再者，此案合用了牛黄丸五粒，紫雪丹一两八钱开窍醒神，功不可没。对闭厥患者，吴鞠通常用紫雪丹频频灌服而取效。"温病三宝"，即安宫牛黄丸、紫雪丹、局方至宝丹。其功效略同，而各有所长。安宫牛黄丸，其清热、开窍力虽强，但由于价格日趋昂贵，多难以承受。紫雪丹（现改为散剂）价格相对便宜，对高热神昏伴抽搐者尤为适宜。

【选案十】

普，四十四岁。

五月二十九日。

温热月余不解，初用横补中焦，致邪无出路。继用暑湿门中刚燥，致津液大亏。湿热之邪，仍未能化。现在干呕脉数，大小便闭，烦躁不安，热仍未除。证非浅解，议甘寒苦寒合化阴气，令小便自通。若强责小便，不畏泉源告竭乎。

生石膏一两　元参一两　细生地六钱　知母四钱　连翘八钱　丹皮五钱麦冬八钱　银花三钱　生甘草二钱　炒黄芩二钱　黄连二钱

三十日。

昨用玉女煎银翘散合法，再加苦寒，为甘苦合化阴气，又为苦辛润法。今日已见大效。汗也，便也，表里俱通。但脉仍沉实有力，是仍有宿粪，与久羁之结邪相搏。议增水行舟，复入阴搜邪法。

麦冬一两　丹皮六钱　生甘草三钱　黄芩炭二钱　存性大生地六钱　北沙参五钱　生鳖甲八钱　生牡蛎六钱　柏子霜三钱　黄连钱半

【议案】

此案是诊治一例温病误补致使热邪不解，温亦不化，津伤液枯，二便闭结，邪无出路的病案。提示两点。

1. 温病初起在表，不可使用中焦里药。意取"轻以去实"，其不夹湿者，宜辛凉解表，散热解毒；其夹湿者，宜芳香宣化。正如叶天士所谓："在卫汗之可也，到气才可清气。"温病初期使用中焦药物的弊病，亦如吴鞠通言："岂有上焦温病，首用中下焦苦温雄烈劫夺之品，先劫少阴津液之理？"也就是说，病在上焦在表，或过早使用苦寒清泻，或使用苦温补脾，一是药过病所，表不解，里又伤，徒伤无过之地；二是劫伤津液。

2. 对热病伤津而小便闭者，宜甘苦合化阴气，禁用淡渗利湿。因为温病小便不利，非膀胱气化不及所致。主要原因有二：一是小肠热盛，火腑不通，所以要苦寒清热；二是热伤津液，小便无源而生，所以要甘寒养阴。吴鞠通在此案中指出："议甘寒苦寒合化阴气。令小便自通。若强责小便，不畏泉源告竭乎？"在另案中进一步论述："甘苦合化阴气而利小便也。按甘苦合化降气利小便法，举世不知。在温热门中，诚为利小便之上等法。盖热伤阴液，小便无由而生，故以甘润益水之源。小肠火腑，非苦不通，为邪热所助，故以苦药泻小肠而退邪热。甘得苦则不呆腻，苦得甘则不刚燥，合而成功也。"《吴鞠通医案·暑温》在《温病条辨·中焦篇》中，提出以"冬地三黄汤"治疗，处方如下：

麦冬八钱　黄连一钱　苇根汁半酒杯（冲）　元参四钱　黄柏一钱　银花露半酒杯（冲）　细生地四钱　黄芩一钱　生甘草三钱

此案例即用"冬地三黄汤"的加减方而一剂取效者。吴氏还指出："温病小便不利者，淡渗不可与也，忌五苓、八正辈。"列为温热类温病的治疗禁忌之一。需要指出的是，任何治疗禁忌，都有明确的适应证。淡渗利湿不适用于温热类温病，但在湿热类温病的治疗中，不但不是禁忌，而且是常用或必用之法。

【选案十一】

陈氏，甲子年四月初三日。

温病误汗七次，以致心阳受伤，邪入心包，神昏不语。膈上之邪仍然不解，非芳香化浊能入心包者，不足以救之。

牛黄丸三丸。约一时服一丸。服后如神仍不清不语，再服二三丸。

前方用芳香开膻中，是治邪法，恐老年阴气告竭，自汗而脱，最用复脉法护阴，是固正法。二更后服。

炙甘草三钱　生地五钱　丹皮三钱　白芍三钱　生鳖甲六钱　麦冬六钱　阿胶三钱　麻仁三钱　元参五钱

初四日。

老年温病日久，误用风药过多，汗出伤津，以致大便坚结不下。口干舌黄，系阳明证，当下之。但气血久虚，恐不任承气。议增液汤，一面增液而补正，一面去积聚以驱邪，增水行舟汁也。

元参两半　次生地两半　麦冬一两二钱，连心

水八碗，煮取三碗。分三次服。不便再服，便后服前方一帖。

初五日。

脉仍有力，舌黄黑，仍有宿粪未净，再服增液一帖。

元参两六钱　细生地二两　麦冬二两

煮成三碗，分三次服。

初六日。

大便后仍用二甲复脉法，以复其丧失之真阴。

炙甘草六钱　大生地八钱　炒白芍六钱　阿胶一钱　麻仁三钱　麦冬八钱

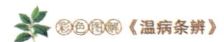

沙参三钱　牡蛎五钱　鳖甲五钱

浓煎三碗，零星缓服。

【议案】

老年患温病，又误汗七次，出现"神昏不语"和"大便坚结不下"。

1.关于误汗与"神昏不语"：人体汗出有两个条件，一是以津液为原料，《灵枢·决气》谓："汗出溱溱，是谓津。"二是以阳气作为动力，《素问》："阳加于阴谓之汗。"吴鞠通在《杂说·汗论》中谓："汗也者，合阳气阴精蒸化而出者也……以阳气为运用，以阴精为材料。"即汗出是由卫气蒸化津液而成。汗之有无，当责之以津液之有无；汗之出与否，当责之以卫气能否蒸化。误用辛温发汗，既伤阴，又伤阳。吴鞠通对误汗出现"神昏谵语"或"神昏不语"的论述与辨治十分入细。他说："神昏谵语，水不足而火有余，又有秽浊也。汗为心液，误汗亡阳，心阳伤而神明乱，中无所主，故神昏。心液伤而心血虚，心以阴为体，心阴不能济阳，则心阳独亢，心主言，故谵语不休也。"结合此案，误汗七次"神昏不语"，当属心阴心阳两伤。首用"牛黄丸"芳香开窍化浊，继以复脉法护阴固正。

2.温病误汗伤阴出现的大便坚结，老年当首选增液汤增水行舟。

【选案十二】

杨，甲子年四月初四日。

温病自汗，脉浮芤，神气昏瞀，时有谵语。可先服牛黄丸二丸。继以人参白虎汤。

生石膏八两　洋参四钱　知母四两

先煎。

京米二合　炙甘草一钱

神清止牛黄丸，热退止石膏。不然俱再作服。

初五日。

于前方内，加洋参四钱，共成八钱。

初六日。

大用白虎，脉为敛戢，热未全退，咳而腹痛。议甘苦合化阴气法。

麦冬六钱　生甘草二钱　沙参三钱　杏仁粉五钱　连翘三钱　细生地五钱黄芩三钱　银花三钱　知母三钱　黄连二钱

今日晚服一帖，明早一帖，每帖煮二碗。

初七日。

今日脉稍敛，但手心热甚于手背。温热未净，而津液已亏，用存阴退热法，兼润肺燥。

沙参八钱　桑叶三钱　麦冬二两　柏子霜三钱　细生地一两　丹皮六钱
知母六钱　生甘草五钱　元参五钱

煮四碗，分四次服。

初十日。

脉复大而芤。

生石膏二两　知母八钱　甘草六钱　京米一撮　洋参二钱　麦冬八钱　细
生地六钱

五杯水，煮两杯，分二次服，渣如上法。

十一日。

脉势火敛，但手心热甚，应治里，议热淫于内，治以甘苦，佐以咸寒。

炒知母三钱　甘草三钱　细生地六钱　生鳖甲八钱　麦冬八钱　生牡蛎五
钱　黄芩炭二钱

头煎三杯，二煎一杯，分四次服。

十二日。

脉复浮大而芤，前方去二甲黄芩，加石膏、洋参。

十三日。

脉少敛，热未净，左脉仍空大，用存阴退热法。

细生地八钱　丹皮五钱　元参四钱　白芍六钱　麦冬一两　桑叶三钱　知
母三钱

煎四碗，日三服，夜一服。

十四日。

邪少虚多，且左大为下焦血分，非右大可比。议复脉法，复胃中之阴，渐
有驱邪之势。

炙甘草五钱　阿胶三钱　麦冬六钱　麻仁三钱　生白芍六钱　大生地六钱
生鳖甲六钱　生牡蛎六钱　知母四钱

头煎水八碗，煎成三碗，二煎一碗，日三服，夜一服。

十八日。

服前方。

五月初五日。

温病愈后十五日，未复真元，复中暑温卒厥，俗名暑风，治在厥阴足少阳。

桑叶二钱　杏仁泥钱半　羚羊角二钱　菊花二钱　银花二钱　连翘二钱
钩藤钱半　生甘草一钱　荷叶边三钱

日三帖。

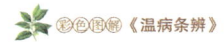

【议案】

此案对人参白虎汤的运用，量大力专，在温病的高热期，有指导意义。此案三用生石膏。一用生石膏八两大清气热，并嘱其"热退止石膏"。二用生石膏，已减至二两。三用生石膏虽未出用量，但一剂而止。在《伤寒论》中，白虎汤的条文有四条，而白虎加参的条文则为五条。凡热盛伤津而烦渴、燥渴者都加用了人参，选用人参白虎汤。温病属阳热盛而阴精虚，凡热盛而脉大而芤，浮大而芤者，都加用了西洋参。西洋参气阴两顾，较人参力缓而平和，甚当甚妥。脉芤者，即浮大无力而按之中空之脉，常见于失血伤阴，阳无所附而浮散于外。温病热盛伤阴，阳浮于外，必须加参，以防气脱。《温病条辨·上焦篇》谓："浮大而芤，凡于散矣，阴虚而阳不固也。补阴药有鞭长莫及之虞，惟白虎退邪阳，人参固正阳，使阳能生阴，乃救化源欲绝之妙法也。"

【选案十三】

岳，七十八岁，二月十八日。

右脉大于左，滑而且数。舌苔老黄，渴欲凉饮。诊尺篇所谓尺肤热为温病者是也。法宜辛凉解肌，合芳香化浊，切忌辛温发表，甘热温里。

连翘二钱　银花二钱　藿香叶钱半　薄荷一钱　元参钱半　牛蒡子二钱　郁金二钱　杏仁泥二钱　豆豉二钱　芦根三把

水三杯。煮一杯，日三服。十九日。其人素有痰饮，又以客气加临，身热、苔黄、脉数、思凉，为温病。昨用辛凉芳香，今日大便后病势仍未除，仍须辛凉解散。金匮所谓先治新病，旧病当后治也，但当回护痰饮耳。

生石膏四钱　杏仁粉三钱　连翘三钱　芦根二钱　郁金一钱　牛蒡子二钱　薄荷八分　藿梗钱半　生甘草一钱

今晚明早共三帖。

二十日。病势虽较前稍减，脉体亦小，黄苔亦撤，但寒从左升，热入阴分，寒少热多，颇似温疟。议白虎桂枝法，加青蒿等，使陷下之邪，一齐涌出，庶不缠绵日久，坐耗真元也。

煅石膏三钱　知母钱半　炒黑甘草一钱　桂枝三钱　京米一撮　青蒿八分

二十一日。

痰饮是本病，温热是客气。客气易退，本病难除。现在客气已减六七，胁下常痛隐痛，系痰饮为患。大温大凉皆在难施之际。仍议以辛而微凉者，清不尽之邪，复以芳香降气开痰止痛。如下半日渴思凉饮，仍加石膏三钱。

降香末三钱　苏子霜二钱　制香附三钱　连翘二钱　杏仁泥三钱　银花三钱　旋覆花三钱　包郁金二钱

二十二日。

脉静身凉，舌苔悉退，温热已尽。惟余痰饮胁痛，以宣通悬饮为法。

生香附二钱　降香木三钱　广皮钱半　旋覆花三钱　包小茴香三钱　半夏四钱　苏子霜二钱　郁金三钱　杏仁泥三钱

甘澜水五杯，煮取二杯，分二次服，明早一帖。

二十三日。

今日大便后，面微赤，脉微大，舌微苔，胸中热思凉饮，又有余邪上泛之故。议芳香之中，仍稍加辛凉。

旋覆花三钱　包杏仁泥五钱　连翘二钱　降香木二钱　小枳实三个　银花三钱　生香附二钱　郁金二钱　芦根三把

二十四日。

犹有余热，舌苔未化，仍用前法，但小便不禁，去枳实。

二十五日。

脉静身凉，惟头微热，饮邪已去八九，一以宣肺透饮为主，须能入胁者宜之。

杏仁泥三钱　郁金二钱　茯苓三钱　旋覆花三钱　藿梗三钱　降香末二钱　生香附三钱

甘澜水五杯，煮成两杯，分二次服。

三月初四日。

食复。脉弦细而滑，胁痛胀，舌苔重浊，不思食。其人本有痰饮，与两和肝胃法。

旋覆花三钱　青皮钱半　郁金二钱　制香附半钱　广皮炭钱半　红曲八分　降香末三钱半　半夏三钱　神曲炭二钱

脉虽安静，苔尚未化，未可恣意饮食，胁下刺痛，开胃并与和络。

半夏五钱　新绛三钱　乌药二钱　广皮钱半　旋覆花三钱　归须二钱　青皮钱半　降香末三钱　郁金二钱　生香附二钱　延胡索一钱　小枳实一钱

【议案】

此案提示：

1. 新病与宿疾的处理先后原则："先治新病，旧病当后治也。"这一原则，首先于《金匮要略·脏腑经络先后病脉证》："夫病痼疾，加以卒病，当先治其卒病，后乃治其痼疾也。"此案为素有痰饮而后病温，故先以辛凉芳香治其温病，而后治痰饮宿疾。

2. 对痰饮停于胁而痛，提出"香附旋覆花汤"治疗。此方正式命方并述及适应证，见于《温病条辨·下焦篇》："伏暑，湿温胁痛，或咳，或不咳，无寒，但潮热，或竟寒热如疟状，不可误认柴胡证，香附旋覆花汤主之。"对痰饮结于胁下，痛处固定不移，而非游走气串作痛，或有寒热、咳、眩、呕、烦等，均可使用，每收良效。原方录下：香附旋覆花汤方。

生香附三钱　旋覆花（绢包）三钱　苏子霜三钱　广皮二钱半　半夏五钱　茯苓块三钱　薏仁五钱

腹满者，加厚朴。痛甚者，加降香末。

原方方解中有杏仁，一般用三钱。

【选案十四】

赵，初六日。

热病脉七至，烦躁无宁晷，谵语神昏，汗出辄复热，脉不为汗衰。内经所谓见三死不见一生，虽愈必死也。余向来见此症，每用一面大剂护阴清热，一面搜逐心包之邪，获效亦不少。但黄帝、岐伯所云之死症，谁敢谓必生，勉与玉女煎法。

生石膏四两　次生地八钱　知母一两　麦冬八钱　甘草五钱　京米一合

煮五杯，分五次服。外服紫雪丹。

初七日。

温热未清，又加温毒，喉肿，舌肿，唇肿，项强，面色反青。伏毒不发，与痘科之闷痘相似，可与代赈普济散。

一时许服一包，鲜荷叶边汤煎。其紫雪丹照旧服不可断。有好牛黄清心丸亦可。

初八日。

热病瘈疭，痉厥神昏，脉洪大而芤。与育阴潜阳，咸以止厥法，但喉舌之肿，未能一时消尽，可与代赈普济散煎服，其紫雪丹仍用。

细生地一两　麦冬四钱　连心生白芍五钱　钩藤钩三钱　丹皮四钱　生鳖甲八钱　生牡蛎八钱　犀角（水牛角代）三钱　黄芩二钱

煮三杯，分三次服。

初十日。左脉洪而有力，右脉甚软，是温邪日久，陷入下焦血分无疑。古谓三时热病，深入下焦血分者，每借芳香以为搜逐之用。仍用紫雪丹五分一次，约三次，热退神清能言即止。

次生地一两　丹皮三钱　生鳖甲六钱　生白芍五钱　麦冬五钱，连心　生龟板六钱　生牡蛎六钱　生甘草五钱　生阿胶五钱，药化入

十一日。

汗已得而脉未静，宿粪已解而肿未消，神未清，其代赈普济散仍服一二次，紫雪丹仍服三五分，其汤药与重收阴气。

生白芍五钱　细生地一两　生甘草五钱　麦冬五钱　黄芩三钱　生牡蛎二钱，研粉煎汤代水

煮二杯，分三次服。渣再煎一杯，明日服。

十二日。

汗出脉静身凉之后，甫过七八日，忽又身热，脉洪数有力，便溏口渴思凉，乃余邪续出，以当日受邪之时，非一次也，并非食复劳复之比，但久病不宜反复，恐气血不支也。与玉女煎法。紫雪丹三分一次，身热神昏瘈疭则服，否则止。

生石膏八钱　生甘草三钱　知母五钱　细生地五钱　麦冬五钱　黄芩三钱京米一撮

十三日。

减石膏。

十四日。

今日脉浮大，下行极而上也。

生石膏二两另煎，有热则加。

知母五钱　次生地八钱　生鳖甲五钱　生甘草四钱　龟板五钱　麦冬六钱生牡蛎五钱　京米一撮

头煎三杯，今夜服。二煎两杯，明早服。若能睡熟但令稳睡，不可呼之服药。

十五日。

今日右脉已小，左脉仍壮。邪气又归下焦血分。先用紫雪丹以搜之，继以培阴清热。热淫于内，治以咸寒，佐以苦甘法。

知母五钱　生甘草四钱　生牡蛎六钱　次生地一两　丹皮四钱　生鳖甲六钱　黄柏三钱　麦冬六钱　生龟板六钱　生白芍三钱

煮五杯，今晚服三杯，明早两杯。

十六日。

今日右脉复浮而大，犹思凉饮，暂与玉女煎法。其芳香搜逐邪虫之法，仍不能止。

生石膏一两　知母五钱　生甘草四钱　次生地六钱　麦冬六钱　生鳖甲六钱　京米一合

煮四杯，分四次服。

十七日。

今日右脉稍沉而小，左脉仍洪大而浮，余邪续出，神识反昏，微瘈疭，肢微厥，非吉兆也。舌上津液已回，大便甚通，自始至终，总无下法，只有护阴，一面搜逐深入之伏邪。

大生地一两　生鳖甲五钱　生甘草四钱　丹皮三钱　钓钩藤三钱　生白芍

六钱　生牡蛎五钱　麦冬六钱　阿胶三钱　生龟板五钱

煮五杯，分五次服。

十八日。

神清改方。

十九日。

温毒之久，诸症减，惟脉未静，应照邪少虚多例，其不尽之邪，付之紫雪可也。

生白芍四钱　钩藤三钱　生鳖甲五钱　大生地八钱　麦冬六钱　生龟板五钱　炙甘草三钱　羚羊角三钱　生牡蛎五钱　丹皮四钱　阿胶三钱

煮四杯，分四次服。

二十日。

病虽渐次就退，伏热犹未清楚，暂与少加清热之品。

生白芍四钱　钩藤二钱　次生地一两　生甘草三钱　羚羊角三钱　丹皮三钱　麦冬六钱　生牡蛎六钱　黄芩二钱　生鳖甲四钱

煮三杯，分三次服。

二十一日。

犹有瘛疭，仍从少阳中求之，再用紫雪丹一钱，分二次服。

【议案】

1. 温病出现高热不退或汗出复热不为汗衰，痉（抽搐）、闭（神昏谵语）等，均属重症。此案均具，还合并了温毒。在治疗上必须重剂急治。此案先以大剂玉女煎清热养阴，生石膏用至四两加紫雪丹醒神开窍止痉，代赈普济散消温毒。对生石膏，嘱"有热则加"，对紫雪丹，嘱"身热神昏瘛疭则服，否则止"。

2. 对服药时间，应昼夜有别。吴鞠通对温病的服药时间和次数，根据病情轻重不同，昼夜不同而有别。如温病初起，用辛凉平剂银翘散时，提出病重者，"日三服，夜一服"。轻者"日二服，夜一服"。在医案中，有二小时服一次者。总之，服药次数，轻重有别，昼夜有别，昼多夜少。此案中，又提出"若能熟睡但令稳睡，不可呼之服药"，让患者夜间充分休息，有利于疾病的康复。

【选案十五】

刘，六十岁，癸丑年七月初九日。

温病误表，津液消亡，本系酒客，热由小肠下注，溺血每至半盆，已三四日矣。又亡津液，面大赤，舌苔老黄而中黑，唇黑裂，大便七日不下，势如燎原。

大承气，减枳朴分量，加丹皮、犀角。

初十日。

昨日下后，舌上津液已回，溺血顿止，与清血分之热。

焦白芍四钱　犀角（水牛角代）四钱　麦冬四钱　丹皮五钱　银花五钱
细生地五钱　生甘草二钱　天冬二钱

十一日。

照前方。

十二日。

照前方加麻仁三钱。

十三日。

前方四帖。

十七日。

邪去七八，已能进粥，阴虚甚于余邪。

复脉汤去参桂姜枣。二帖。

十九日。

照前方又加生龟板，服二十一帖。

八月初十日。

照前方又加海参二条，鲍鱼干五钱。服二十帖。

【议案】

1. 此案发病于"癸丑年七月初九日"。癸丑年，即1793年，正值北京温疫大流行之年，也是吴鞠通来北京后的第十年。经过十年寒窗的知识积累和行医阅历，在这次大疫中，吴鞠通起而救治，活人甚众，从此声名大振，脱颖而出。此案应是大疫救治中的一个案例。

2. 此案共八诊次。从发病到康复，记录完整，证治层次清晰。首述是一老年患者，病温而误治于辛温解表，致使"津液消亡"。"酒客"者，多湿热内蕴。现出现"热由小肠下注"，大量尿血三四天和七日不便。此案对发病年份、季节、年龄、体质、病史、既往治疗、主证、舌象等交代简明清楚，对病机亦作了扼要分析。在治疗上予大承气汤急下存阴。患者下焦血分，故合犀角地黄汤大清血分之热。由于辨证准确，治疗得当，故收一剂后，则"舌上津液已回，溺血顿止"之速效、显效。"一服利，止后服"，故二诊不再用承气攻下，而以犀角地黄汤加味继清血分之热，合以养阴生津。至第六诊起，分析"邪去七八""阴虚甚于余邪"，则以复脉汤为主收功。此案共八诊，处以五十一剂汤方，其中八剂以祛邪为主，四十三剂为复脉汤的加减方。末诊加进了海参、鲍鱼之类，意在以血肉有情之品以补益精血。

【选案十六】

史氏，二十七岁，癸丑年七月初一日。

温热误汗于前，又误用龙胆芦荟等极苦化燥于后。致七月胎动不安，舌苔正黄，烂去半边，目睛突出眼眶之外，如蚕豆大。与玉女煎加犀角（水牛角代），以气血两燔，脉浮洪数极故也。

生石膏四两　知母一两　炙甘草四钱　犀角（水牛角代）六钱　京米一撮　细生地六钱　麦冬五钱

初二日。

烦躁稍静，胎不动，余如故。照前方再服三帖。

初五日。

大便不通，小便数滴而已，溺管痛，舌苔黑，唇里裂，非下不可。虽有胎，经云有故无殒也。

生大黄六钱　元明粉四钱　川朴一钱　枳实一钱

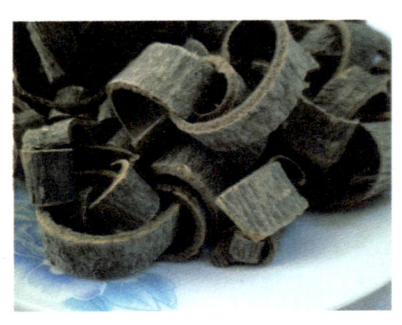

煮两杯，分二次服，得快便即止。

初六日。

下后脉静身凉，目睛渐收，与甘寒柔润。

初十日。

复脉汤去刚药。

十四日。

复脉加三甲。

二十日。

服专翕大生膏十二斤，至产后弥月方止。

【议案】

此案仍为癸丑年北京大疫中的一个案例。

患者妊娠七月患温，又伤于辛温苦燥误治，出现气血两燔，热盛津枯，胎动不安。先予玉女煎两清气血。但四天后出现大便不通，小便近无。《素问·六元正纪大论》："妇人重身，毒之何如？岐伯曰：有故无殒，亦无殒也。"吴鞠通遵《内经》之训，有胆有识，予大承气汤急下之。一剂后，即"脉静身凉、目睛渐收"，后以复阴而康复。先用复脉，继以专翕大生膏。

温病后期，伤及肝肾之精血，非上中焦伤及肺胃之津液，用果汁、益胃、增液所能补之。在《温病条辨·下焦篇》中出复脉汤、定风珠、专翕大生膏三方以补肝肾之精血。此论曰："三方由浅入深，定风浓于复脉，皆用汤，从急治。专翕取乾坤之静，多用血肉之品，熬膏为丸，从缓治。盖下焦深远，草木无情，故用有情缓治。再暴虚易复者，则用二汤，久虚难复者，则用专翕。"详述了复阴之中，急与缓，汤与膏方之不同。专翕大生膏，即在定风、复脉的基础上，加入了大量血肉有情之品，熬膏服用。方见于《温病条辨·下焦篇·秋燥》。据说北京同仁堂直至 20 世纪 50 年代，仍有"专翕大生膏"出售，可自备容器，按斤两购买。膏方的适应证、处方、选料、熬制、均有严格要求。如果把膏方简单看作汤剂的浓缩剂，就失去了膏方的本意。

【选案十七】

赵，五十岁，癸丑年六月二十六日。

体瘦无子，过食桂附，津液枯燥，于二十二日得温热。自服补中益气汤三帖，致邪无出路。服辛凉轻剂二帖，竹叶石膏汤三帖。至七月初二日，烦燥不寐，并不卧床，赤身满地混抓，谵语干热，无汗舌黄。与调胃承气汤加元参一小剂，得大便少许，随出赤红疹数十枚，少安半日，其症如前。与沃阴之甘凉法，二三日大躁大狂，又与调胃承气汤一小帖，又出疹数十枚，少安，热总不退，脉总不静。如是者前后共下十三次，出疹十三次，而后脉静身凉。服复脉汤七帖，后作专翕大生膏半料，计十二斤，半年后始复原。此证原案已失，举其大略，以备一格。

【议案】

此案仍为癸丑大疫之年的一个回顾性病案。原案谓："原案已失，举其大略，心备一格。"由此可见，吴鞠通医案，都是本人手书的医案。个别回顾性医案，也加以说明。由此可见，吴氏的严谨态度，其医案的可信性较高，不若有的医案，经弟子或后人加工润色，失去原貌。

"以备一格"者，是此案以调胃承气汤连下十三次，无论是伤寒学派还是温病学派，对下法的运用，都持谨慎态度。下证俱备，始用下法。使用时，强调"一服利，止后服""得下，余勿服"。吴鞠通更是把"连下"作为"数下亡阴之大戒"。因此本案前后连下十三次，自然可称为"别具一格"了。

关于"邪无出路"问题。中医学以"正邪交争"来认识疾病的病机，其中在祛邪方面的一个重要特点就是一定要使邪有出路。祛邪的方法首推汗、吐、下法。即让邪或从汗从表而解，或从口而排，或从二便而出，使表里得通，邪有出路。这在外感急性热病中尤为重要。此案就是连连缓通缓下而使邪从大便而出。至于温病合并出疹，一是误用温补使热邪郁于肌表或壅于里。一是本身就是发疹性温病。结合本案热郁于表又结于里，故承气缓缓通下后，表里得通，疹出，热结下，故脉静身凉而取效。

 三、暑温案

【选案十八】

广，二十四岁，七月二十二日。

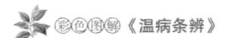

六脉洪大之极，左手更甚，目斜视，怒气可畏，两臂两手，卷曲而瘈疭，舌斜而不语三四日。面赤身热，舌苔中黄边白，暑入心包胆络，以清心胆之邪为要，先与碧雪丹。

桑叶三钱　羚羊角三钱　细生地五钱　连翘连心五钱　竹茹三钱　银花五钱　丹皮三钱　鲜嫩荷叶一张　天冬三钱　麦冬五钱　犀角（水牛角代）三钱

煮四杯，分四次服。

碧雪丹三钱凉开水调服，以神清热退为度。不清再服三钱虽三四次，均可服。

二十三日。

肝热之极，加天冬凉肝，于前方加：

天冬三钱，碧雪丹仍照前调服。

二十四日。

暑入心胆两经，与清心络之伏热，已见小效，仍用前法而进之。

犀角（水牛角代）五钱　连翘四钱　细生地五钱　羚羊角三钱　银花三钱　茶菊花三钱　麦冬五钱　桑叶三钱　丹皮五钱

煮四杯，分四次服。

二十五日。

加鲜扁豆花一枝，鲜荷叶边一张，黄连钱半，黄芩三钱。

二十六日。

暑入心肝两经，屡清二经之邪，业已见效。今日饮水过多，水入微呕，盖暑必挟湿，议于前方内去柔药，加淡渗。

犀角（水牛角代）二钱　茯苓皮五钱　黑山栀三钱　茵陈三钱　荷叶边一钱　桑叶三钱　银花三钱　羚羊角三钱　黄连一钱　连翘三钱　黄柏炭二钱　生苡仁五钱

二十七日。

暑热退后，呕水，身微黄，热退湿存。

茵陈三钱　杏仁泥三钱　白通草一钱　银花三钱　白蔻皮二钱　连翘三钱　生苡仁五钱　黄柏炭二钱　茯苓五钱　带皮黑山栀三钱

服二帖。

二十九日。

热未尽退，舌起新白苔，胸痞，暑兼湿热，不能纯治一边。

银花三钱　黄连钱半　滑石六钱　连翘三钱　藿梗三钱　杏仁泥五钱　白通草一钱　生苡仁五钱　云苓皮五钱　白蔻仁钱半

煮三杯，分三次服，二帖。

八月初二日。

暑热已退七八，唯十余日不大便，微有谵语，脉沉，可与轻通阳明，与增液承气法。

元参八钱　　生大黄四钱　　麦冬六钱　　连心细生地六钱

煮成三杯，先服一杯，约二时许，如不大便，再服第二杯，明早得大便，止后服，否则服第三杯。

初三日。

温病下后宜养阴，暑温下后宜兼和胃。盖暑必挟湿，而舌苔白滑故也。脉缓，与外台茯苓饮意。

茯苓五钱　　厚朴二钱　　半夏三钱　　白蔻皮钱半　　麦冬五钱　　生苡仁五钱　　藿梗三钱　　郁金一钱

暑温热退湿存，故呕，腹不和而舌白苔。

杏仁泥五钱　　厚朴二钱　　白蔻仁钱半　　益智仁一钱　　半夏五钱　　生苡仁五钱　　黄芩三钱　　藿梗三钱　　生姜三片

【选案十九】

尹，十五岁。

卒中暑风痪疭口歪，四肢抽掣，头微痛，与清少阳胆络法。

羚角　　连翘　　生甘草　　桑叶　　薄荷　　苦桔梗　　茶菊　　银花　　钩藤　　丹皮

五帖痊愈。

【议案】

十八、十九两案均为"暑温"动风的案例，《温病条辨·暑温》谓之"暑痫""暑风"者。暑温的发病时间在夏至至立秋这一段时间，即每年的六月中下旬至八月上旬。这一时段的气候特点是天暑下迫，地湿蒸腾，气候炎热，多雨，故有"暑必夹湿"之说。暑温的一般特点是：热盛、夹湿、伤气、伤阴，暑邪易入心包和动风。因此，清暑热、利暑湿、益气、养阴就成为治疗暑温的主要法则。热极生风，此两案均有痪疭、口舌偏斜等症。方中多采用羚羊角、钩藤等息风，以紫雪丹开窍息风清热。"碧雪丹"，疑为紫雪丹加青黛而成。

对下后的处理，案中提出："温病下后宜养阴，暑温下后宜兼和胃，盖暑必夹湿，而舌苔白滑故也。"由于暑温夹湿，不宜单纯用阴柔滋腻的养阴药物，防其助湿碍胃，略加苦辛温药如厚朴、半夏之属。辨别湿热多寡，吴鞠通常以舌苔为重。一般说来，以舌苔的黄白辨热之轻重，以舌苔的滑腻辨湿之有无。舌苔越黄热越重，舌白滑示热去湿存。舌苔越滑腻湿越重。"湿为阴邪，非温不化。"因此下后、善后处理，不可过于寒凉滋腻，湿固碍胃。

【选案二十】

周，五十二岁，壬戌年七月十四日。

世人悉以羌防柴葛治四时杂感，竟谓天地有冬而无夏，不亦冤哉？以致暑邪不解，深入血分成厥，衄血不止。夜间烦躁，势以胶固难解，焉得速功。

鲜芦根一两　丹皮五钱　荷叶边一张　羚羊角三钱　元参五钱　杏仁三钱　桑叶二钱　滑石三钱　犀角（水牛角代）三钱　细生地五钱

今晚一帖，明早一帖。

十五日。

厥与热似乎稍缓，据云夜间烦躁亦减，是其佳处。但脉沉弦细数，非痉厥所宜。急宜育阴退热而恋阳，复咸以止厥法。

生地三钱　元参三钱　麦冬（连心）八钱　生白芍四钱　桑叶三钱　羚羊角三钱　丹皮三钱　犀角（水牛角代）三钱　生鳖甲六钱

日服二帖。

十六日。

脉之弦刚者，大觉和缓。沉者已起，是为起色。但热病本应伤阴，况医者误以伤寒温燥药五六帖之多。无怪乎舌燥如草也。议启阴液法。

元参一两　丹皮五钱　桑叶二钱　犀角（水牛角代）三钱　天冬三钱　麦冬五钱　沙参三钱　银花三钱　生鳖甲八钱

日服三帖。

十七日。

即于前方内加：

连翘钱半　鲜荷叶边三钱　细生地六钱

再按暑热之邪，深入下焦血分。身半以下，地气主之。热来甚于上焦，岂非热邪深入之明征乎？必借芳香以为搜邪之用。不然，恐日久胶固之邪一时难解也。热邪一日不解，则真阴正气日亏一日矣。紫雪丹之必不可少也。

紫雪丹钱半，分三次服。

十八日。

厥已回。面赤，舌干黑苔，脉洪数有力。十余日不大便，皆下证也。人虽虚，然亦可以调胃承气小和之。

生大黄五钱　元明粉三钱　冲生甘草三钱

先用一半，煎一茶杯，缓缓服。俟夜间不便，再服下半剂。服前半剂即解黑便多许，便后用此方。

生白芍六钱　大生地一两　麦冬一两　生鳖甲一两

十九日。

大下宿粪如许。舌苔化而干未滋润。脉仍洪数，微有潮热。除存阴无二法。

生白芍六钱　沙参六钱　炙甘草三钱　麦冬六钱　丹皮四钱　牡蛎五钱
天冬三钱　大生地一两　鳖甲五钱

日服二帖。

二十一日。

小便短而赤甚，微咳，面微赤，尺脉仍见洪数象。议甘润益下以治虚热。少复苦味，以治不尽之实邪。且甘苦合化阴气而利小便也，按甘苦合化阴气利小便法，举世不知。在温热门中，诚为利小便之上等法。盖热伤阴液，小便无由而生。故以甘润益水之源。小肠火腑，非苦不通，为邪热能助，故以苦药泻小肠而退邪热。甘得苦则不呆腻，苦得甘则不刚燥，合而成功也。

炙甘草四钱　生鳖甲八钱　生白芍六钱　元参五钱　阿胶三钱　麦冬六钱
麻仁三钱　丹皮三钱　沙参三钱　黄连一钱

二十二日。

已得效，仍服前方二帖。

二十三日。

复脉复苦法，清下焦血分之阴热。

炙甘草五钱　生鳖甲五钱　麦冬五钱　生白芍六钱　阿胶三钱　丹皮五钱
麻仁五钱　天冬三钱　元参三钱

日服二帖。

【议案】

1.此案属暑温重症。由于误伤于辛温香燥而致热邪深入血分，厥、衄并见。先以犀角地黄汤合以清透、利湿、育阴以清热凉血止衄，继用紫雪丹开窍止厥而取效。出现苔黑干，便结后，以调胃承气汤缓通之。因化燥伤阴小便短赤，则以甘苦合化阴气法而利小便。此段甘苦合化阴气利小便法的论述，非常精彩。最后仍以复脉法收功。

2.此案服药剂量不拘常法。由于暑温热盛又易入心包和动风，所以嘱其"日服两贴两杯"。对温疫、暑温等重症患者，非常必要。但在使用下法时则十分谨慎入细。嘱其先服一半，且缓缓服之。不便则再服下半剂，便解则另立处方。充分考虑药后的不同情况，作出不同处理。这种认真、细致的医德医风，令人敬佩。

【选案二十一】

鞠通自医。丁巳六月十三日。时年四十岁。

先暑后风，大汗如雨，恶寒不可解。先服桂枝汤一帖，为君之桂枝用二两，尽剂毫无效验。次日用桂枝八两，服半剂而愈。

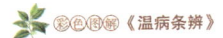

【议案】

1. 这是吴鞠通的自医案。文中提到"丁巳年""时年四十岁"。丁巳年是1797年，按虚龄上推，吴鞠通应生于1758年。关于吴氏的生卒年，有两说：一说为1736—1820年。另一说，即1758—1836年。两说相差22年。如按前说，那吴鞠通的另一著作《医医病书》和大量医案都是在吴氏去世以后完成的，无法解释。这一自医案，自报年龄，则为后一说提供了最可信的证据。

2. 发病时间是六月十三日（农历）。《素问·热论》云："先夏至日者为病温，后夏至日者为病暑，暑当与汗出，勿止。"夏至，约在每年的六月二十一、二十二日左右。从发病时间上看，应为暑病无疑。暑月气候炎热，人体腠理开泄，故里热盛而有汗出。"后风"，说明"风伤卫"。卫气行于表，司开合。伤

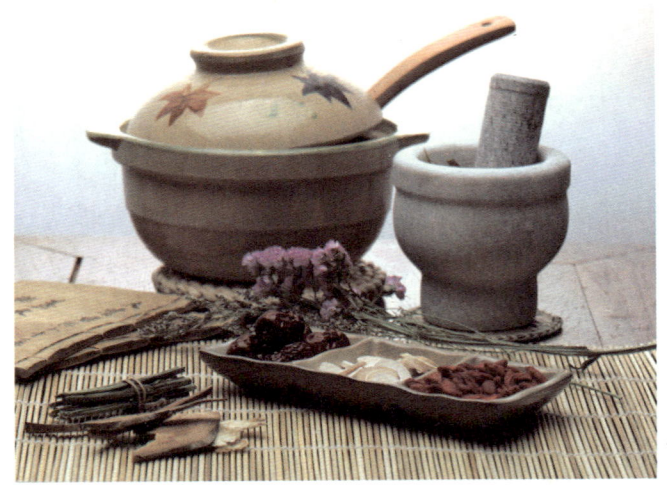

于风，使卫气的开合作用失常，既可以表现为无汗，也可以表现为汗出不止。《伤寒论》谓："病常自汗出者，此为荣气和，荣气和者，外不谐，以卫气不共荣气谐和故尔，以荣行脉中，卫行脉外，复发其汗，荣卫和则愈，宜桂枝汤。"说明桂枝汤是一加强调控营卫的方子。既可发汗，又可止汗，双向调节。所以此案用桂枝汤是有道理的。至于桂枝先用二两一剂无效，继用桂枝八两半剂而取效。是否可归结为桂枝汤的用量问题，难以判定。也算是另具一格吧。

3. 在《温病条辨》中，用桂枝汤处有四。一用桂枝汤在温病初期"初起恶风寒者，桂枝汤主之"。其理由：一是"非敢擅违古训也"，二是"虽曰温病，既恶风寒，明是温自内发，风寒从外搏，成里热外寒之证，故仍旧用桂枝辛温解肌法"。就这样桂枝汤成为该书第一方。但在《本论起银翘散论》文中，又称"本论方法之始，实始于银翘散"。